“北大医学”研究生规划教材

团体心理咨询与治疗

主　　编　官锐园
副 主 编　高　隽　鲁小华
编　　委（以姓名汉语拼音排序）
高　隽（复旦大学）
官锐园（北京大学）
何双智（北京大学肿瘤医院）
鲁小华（北京交通大学）
庞　英（北京大学肿瘤医院）
苏　英（北京大学）
隋双戈（深圳市春风应激干预服务中心）
周　婷（北京大学）
编写秘书　陈　晨（北京大学）

北京大学医学出版社

TUANTI XINLI ZIXUN YU ZHILIAO

图书在版编目（CIP）数据

团体心理咨询与治疗 / 官锐园主编. -- 北京 : 北京大学医学出版社, 2025. 6. -- ISBN 978-7-5659-3355-4

Ⅰ. R459.9

中国国家版本馆CIP数据核字第2025F5F810号

团体心理咨询与治疗

主　　编： 官锐园
出版发行： 北京大学医学出版社
地　　址：（100191）北京市海淀区学院路38号　北京大学医学部院内
电　　话： 发行部 010-82802230；图书邮购 010-82802495
网　　址： http://www.pumpress.com.cn
E-mail： booksale@bjmu.edu.cn
印　　刷： 北京溢漾印刷有限公司
经　　销： 新华书店
责任编辑： 孙敬怡　　**责任校对：** 靳新强　　**责任印制：** 李　啸
开　　本： 850 mm × 1168 mm　1/16　　**印张：** 10.75　　**字数：** 305 千字
版　　次： 2025 年 6 月第 1 版　2025 年 6 月第 1 次印刷
书　　号： ISBN 978-7-5659-3355-4
定　　价： 48.00元

本书由

北京大学医学出版基金资助出版

前言

著名团体心理治疗专家欧文·亚隆曾经说过："人们内心的困扰均源于人际关系的冲突，最好的解决之道就是利用团体的动力去化解。"而团体心理咨询与治疗，就是在专业心理咨询师的带领下，通过团体成员间的互动与分享，促进个体的自我成长和解决人际关系困扰的过程。与个体咨询相比，团体咨询的独特之处在于提供了一个相对真实的人际互动环境，每个成员都有机会在与他人的联结和交流中获得新的社交体验、增强自我认知、发展共情能力和解决人际关系问题的技能。

对于初次学习团体心理咨询与治疗的人来说，有的时候不免产生一些困惑，因为每个人所接触的团体可能非常不同，例如，有的是富有喜剧色彩的表达性艺术团体，有的是结构严谨的认知行为团体，有的是充满人际张力的动力学团体，还有的是好像没有领导者的人本主义团体。因此，不少人可能会问，到底什么是标准的团体心理咨询？需要掌握哪些基本技能才是一名合格的团体带领者？不同类型的团体有何特点和设置要求？

为了回答以上的问题，本书秉持知行并重的原则，从理论和实践这两个方面尝试对团体心理咨询与治疗做一个系统的介绍。在理论部分，我们梳理了团体心理咨询与治疗的历史、发展、理论基础及主要流派，深入解析了团体效力的相关理论，以及不同理论流派的团体特点，包括心理动力学团体、个人中心治疗团体、认知治疗团体和行为治疗团体等，以期为读者提供一个清晰的理论框架；在实践部分，本书以人群特征为基础，介绍了不同主题的心理团体设置，包括医务人员心理支持团体、慢性病患者心理干预团体、物质成瘾者心理干预团体、进食障碍患者心理康复团体、创伤后应激障碍患者心理干预团体、肿瘤患者心理治疗团体、孤独症谱系障碍儿童与家长支持团体，并且详细介绍了不同团体的带领模式与基本技术，包括团体组建、成员筛选、主题设定、过程引导、问题解决和效果评估等多个环节。这些内容展示了如何将理论知识应用于团体咨询实践的基本过程，希望能帮助读者掌握团体心理咨询与治疗的核心技能与策略。

本书旨在搭建理论学习与实践应用的桥梁，为心理学专业研究生、教育工作者、临床医学工作者和社会工作者，以及所有对团体心理咨询与治疗感兴趣的人士提供一本全面、系统、实用的教材，以便读者在掌握理论知识的基础上，学习开展有效团体心理咨询和治疗的基本规范与技能。

本书的编者都是在心理咨询和团体工作领域具有丰富理论知识和实践经验的专业人员，其中，我本人完成第一、二、四、五、六、七章的编写工作，鲁小华完成第三、九章，苏英完成第八章，高隽与我共同完成第十章，隋双戈完成第十一章，庞英与何双智共同完成第十二章，周婷完成第十三章。我的学生陈晨承担本书的编写秘书工作。尽管我们进行了多次审校，编写过程中仍有不少疏漏之处，敬请读者谅解，并请不吝反馈意见和建议。

随着社会对心理健康服务的需求不断提升，团体心理咨询与治疗的应用领域也在不断拓展。从学校教育到员工支持，从医疗服务到危机干预，团体心理工作正发挥着越来越重要的作用。我们希望通过这本书，能够促进团体心理咨询与治疗在专业领域的普及与传播，也能够激发更多人对心理健康工作的关注与投入。也愿每一位翻开此书的读者，都能从中获得启发与力量，在自我成长的道路上不断前行，在人际生活中拥抱更加美好的自己。

官锐园
2024 年 9 月 5 日
于北京大学医学部逸夫楼

目 录

上篇　理 论 篇

第一章

概　　论

◎ 学习目标

基本目标

1．能理解团体心理咨询与治疗的概念。

2．能比较团体心理咨询与团体心理治疗的异同。

3．能概括团体心理咨询与治疗的主要理论流派。

发展目标

1．能运用现有知识分析团体心理咨询与治疗的发展趋势。

2．能运用团体心理咨询与治疗的理论指导心理干预实践。

第一节　团体心理咨询与治疗概述

一、团体心理咨询与治疗的基本内涵

（一）基本概念

心理咨询也称为心理辅导，是通过人际关系，运用心理学方法，帮助来访者自强自立的过程。心理治疗则是治疗者与来访者之间的一种合作努力的行为，是一种伙伴关系；治疗过程是关于人格和行为的改变过程。

团体咨询是通过团体内人际交互作用，促使个体在交往中通过观察、学习、体验，认识自我、探讨自我、接纳自我，调整改善与他人的关系，学习新的态度与行为方式，以发展良好适应的助人过程。自 20 世纪 90 年代以来，团体心理咨询与治疗在教育、医疗卫生、军队、企业人员培训等领域得到较广范围的应用，对于处理人际关系问题、社会适应问题和多种心理困扰都是比较有效的方法。鉴于团体心理咨询和团体治疗在服务对象、目标等许多方面有明显的区别，但是又在理论、方法的使用上存在密切的联系，因此，在本教材中将两个概念并提，使用“团体心理咨询与治疗（grop counseling and psychotherapy）”来描述有关的理论和技术。

团体心理咨询与治疗是一种同时对 2 位以上来访者进行心理咨询与治疗的形式，主要是利用由群体形成的社交情境、成员之间的互动和团体支持的力量，增进咨询和治疗效果。团体咨询与治疗效率高、应用范围广，是当今发展最快的心理咨询与治疗的形式之一。

在团体咨询与治疗中，有两类理论是其主要依据。第一类是关于团体本身的有效性的理论，如团体动力学理论、人际沟通理论等，用以说明为什么人与人之间的沟通会产生改变的力量，以及如何利用人与人的互动来促成良好的改变；第二类是关于与心理治疗技术的心理治疗理论，如精神分析理论、行为主义理论、人本主义理论以及认知理论等，用以解释人的心理现象与个性成因，以及如何促成个体的良性改变。

（二）基本组织形式

从团体咨询与治疗的组织形式来说，团体咨询与治疗一般是由 1 名或 2 名带领者主持，根据团体成员问题的类型和性质来确定团体的规模，一般是 6 ~ 10 人。也有 3 ~ 5 人或多达几十人的团体。

心理咨询或治疗团体可以依据团体目标、成员特点、领导者理论背景、时间和地点等特点来分类。从组织形式角度来讲，团体心理咨询和治疗可以分为结构性与非结构性团体、封闭性和开放性团体。

1．结构性与非结构性团体 是依据团体辅导的计划性来分类的。

结构性团体是以解决某个具体问题为特征的团体，领导者根据团体所要达到的目标，设计活动引导成员在参与中学习，因此具有预定目标和活动方向，一般会有明确的时间设置、持续时间，每次团体活动都有具体的计划，按步骤进行。结构性团体是一种常用于心理障碍、心理问题干预的团体形式，如焦虑症认知行为团体、网络成瘾团体等。非结构性团体指的是领导者不预设也不主动引导，随着成员彼此自发性的互动，引发出各种可能的学习材料及方向。例如，比昂（W. R. Bion，1897—1979）1961 年提出的过程团体就是一种非结构性的团体：一群陌生人聚在一起，他们的任务是谈论此时此刻他们的行为、思想和感受，从而增强自我觉察，发现潜能，改善人际、完善自我。非结构性团体也有团体目标，如“人际探索”“敏感度”等，但实现目标的过程并没有既定的活动和教育内容，而是针对成员在团体中出现的情绪、行为或反应来开展工作，每次团体活动的讨论内容也没有既定的计划，主要取决于团体的发展阶段和成员的集体决定。

2．封闭性和开放性团体 封闭性团体是指在团体建设之初，团体成员的人数就固定下来，不再增加新的成员，但可以允许成员脱落。团体的所有活动都是由成员们共同参加和经历。通常封闭性团体有一定的时限，如 12 次、20 次或更多次数。封闭性团体的稳定性和连续性一般都比较好，成员有较明确的改变目标。

开放性团体主要是指允许新的团体成员在活动期间加入进来，新成员既可以替代那些离开的成员，也可以只作为新成员加入。该类团体由于人员的变动会减缓或者改变团体发展的进程，团体要处理新成员融入整体、旧成员之间动力关系改变等问题，从而可能会降低小组效率。通常开放性团体是持续时间较长的，团体咨询师可以主持同一个缓慢开放的团体长达几年。

（三）团体心理咨询与治疗的区别

虽然团体心理咨询和治疗所遵循的干预理论和方法存在很大程度的相似，但是在服务对象、团体目标、咨访关系以及专业培养等方面存在较大的差异。

1．服务对象不同 个体心理咨询的主要服务对象是那些精神无明显障碍，但在个人生活中遇到困难而需要心理帮助的人群；而心理治疗的主要服务对象则是有精神障碍或人格障碍的群体。

与个体心理咨询类似的是，团体心理咨询主要适用于各种人生发展问题的团体，如考试焦虑、异性交往问题、亲子关系、人际交往、情绪问题、婚姻家庭及工作压力团体等。团体心理咨询的服务对象主要是没有明显精神障碍的正常人，或者只是心理健康水平较低、产生了某些心理问题以至于无法正常生活，并希望得到帮助的人群，但是这些人群并没有病理性的人格障碍和精神疾病。心理咨询有时也针对临床治愈的精神疾病患者，以帮助他们发展自我成长和适应社会的能力。一般来说，当健康人群面对生活中的人际关系、自我发展、负性情绪及压力应对等问题时，都可以寻求心理咨询的帮助。此外，团体心理咨询的服务对象一般都要求具有一定的沟通能力、自我发展能力和自省能力。团体心理咨询周期较短，可以是 1 次至数次。

团体心理治疗则主要针对各种心理疾病和心理症状，如精神疾病、神经症、情绪障碍、行为障碍以及人格障碍等开展治疗。团体心理治疗的服务对象主要是某些神经症、心理障碍、行为障碍、心身疾病以及康复中的精神病患者等群体。团体心理治疗的服务对象一般缺乏某些适应社会的基本能力，也具有一定的人际信任和自我表达的能力。团体心理治疗一般费时较长，需要多次治疗，甚至需要几年的时间，有时还需要住院治疗。

2．目标不同 团体心理咨询在目标上是发展模式导向的，其目标是使人自我发展和自我完善；而团体心理治疗则主要是病理模式导向的，主要针对某些具体的目标而进行，如矫治某种行为障碍。

团体心理咨询的目标主要在于为个体提供人格发展的条件，促进人格的全面发展，帮助个体解决其在人生发展中所面临的各种压力和心理不适应，学会发掘自身的潜能，以更好地适应环境。

团体心理治疗的目标在于，矫正个体的心理障碍、人格障碍或行为障碍，改善其非适应性行为，促进其人格的重建，使个体能以比较适当的方式来处理问题、适应基本生活。

3．咨访关系不同 在个体心理咨询中，帮助者被称为咨询师（counselor），求助者被称为来访者（client），二者基本上是平等的咨访关系；而在个体心理治疗过程中，帮助者一般被称为治疗师（therapist），求助者被称为患者（patient）或病人，二者基本上是医患关系，具有指导与被指导的含义。与之类似，团体心理咨询中的团体领导者与团体成员的关系更为平等，而治疗性团体则更强调团体治疗师的指导性作用。

4．咨询师和治疗师的培训方式不同 除均接受团体理论和实践的基本培训以外，团体心理咨询师一般接受咨询心理学、学校心理学或职业心理学的专业训练；团体心理治疗师则还需要接受精神医学或临床心理学的训练。团体心理咨询师一般在学校、社区等非医疗机构开展心理咨询工作，而团体心理治疗师则多在医院和精神卫生中心开展心理治疗工作。

（四）团体心理咨询与治疗的联系

团体心理咨询与治疗在工作内容、理论依据和干预技术等方面也存在诸多的重合和联系。

1．工作内容有很多重合之处 无论在团体心理咨询还是在心理治疗中，求助者所面临的基本问题有类似之处，如情绪低落、行为偏差、人际关系困难，以及人格发展问题等。因此，咨询和治疗的工作内容很多时候是重合在一起的，有时在面对同一个来访者时，咨询和治疗的工作是相互渗透的，在称呼上也常将两者合在一起。

2．所依据的理论和使用的方法基本一致 团体心理咨询和心理治疗所依据的治疗理论基本上都是类似的。团体动力学理论、社会学习理论和人际沟通理论等团体效力理论，以及心理分析理论、人本主义理论、认知理论，以及行为主义理论等多种治疗理论都是团体咨询和治疗的主要理论依据。同时，团体心理咨询与治疗在实践过程中根据不同理论所使用的技术和方法也基本类似。

3．长期干预目标基本一致 虽然团体心理咨询和治疗的短期目标可能有较大的差异，但是长期目标基本是一致的，都是帮助求助者适应生活，以及获得人格的成长和改变。

4．都重视建立良好的咨访关系 团体心理咨询和治疗都强调与团体成员建立信任、支持性的咨访关系，并且鼓励成员之间建立良好的、互动性的、支持性的团体氛围，都认为良好的团体带领者 - 成员和成员 - 成员关系是帮助求助者心理改变和健康成长的必要条件。

二、不同心理治疗理论及其团体

（一）精神分析治疗理论与心理动力学团体

精神分析理论及其疗法产生于19世纪末，是由奥地利精神医学家弗洛伊德（S. Freud，1856—1939）创立的。精神分析理论认为，人的人格形成和行为主要受到无意识动机、冲突与压抑之间的矛盾、防御机制和童年早期经验的影响。精神分析治疗主要的治疗技术是自由联想、释梦、阻抗分析、移情分析、解释和修通等。精神分析的治疗目标是帮助求助者探寻症状背后的无意识动机，使之意识化，使其了解症状的真实意义，并促成症状的消失。其后的许多该流派的心理学家虽然支持个体内在动力的重要性，但是由于不支持弗洛伊德的性驱力理论而逐渐与其产生分歧，并且演化出多种理论流派，统称为心理动力学（psychodynamics）理论。

心理动力学团体主要是根据心理分析的理论，运用心理分析理论的基本技术开展团体工作。心理分析理论认为，人的心理过程是适应各种内在冲突的历程，注重从潜意识动力层面理解当前行为的原因。心理动力学团体的主要工作内容是揭示成员之间互动中的无意识过程，以及成员与领导者之间互动中的无意识过程，并通过解释和分析等方式来进行工作，以促进小组成员的自省。心理动力取向的团体咨询与治疗的目标在于，通过让成员重新体验早年生活的经验，使成员能意识到那些被压抑的情感如何影响到现在的行为，同时促进成员提高洞察力，激发成员矫治性的情绪经验，并实现人格的整合与重建。

（二）行为治疗理论与行为团体

行为主义（behaviorism）理论最初由华生（J. B. Watson，1878—1958）提出，他认为心理学应当研究可观察和测量的行为，强调重视引起此行为的外部刺激，并认为刺激 - 反应是解释行为的普遍公式。行为主义理论假设人的行为是通过强化和消退等原则而习得的，而非适应性行为也是通过后天的学习而获得的。根据这一假设，行为治疗理论认为，人们可以通过反应学习、操作学习和观察学习等行为来矫正其非适应性行为，并且逐渐习得适应性的社会行为。因此，行为治疗的目的在于，利用强化或消退原则使来访者模仿或消除某一特定行为，建立新的行为模式。

行为治疗团体的目标通常也是利用行为主义基本理论和团体的力量对来访者的非适应性行为进行工作，帮助他们学习新的、有效的适应性行为，从而能够有效应对生活中的各种环境刺激。团体行为治疗注重心理教育，教导和鼓励成员了解学习的重要性，尝试有效的调节方法。行为团体一般是以问题解决为中心，团体领导者会协助成员将问题行为细化为明确的、具体的和可测量的行为目标，然后使用相关的团体技术，如示范、行为预演、教导、家庭作业和回馈等，并且随时对团体成员的行为改变进行评估和调整。

（三）人本主义理论与会心团体

人本主义（humanism）心理学在20世纪50—60年代兴起于美国，以美国心理学家马斯洛（A. H. Maslow，1908—1970）、罗杰斯（C. R. Rogers，1902—1987）等人为代表。人本主义理论认为，人具有善良和良好发展的天然本性，任何人在正常情况下都有着积极的、向上的、自我肯定的成长潜力。如果人的自身体验受到阻碍、被压抑或者发生冲突，个体的成长潜力受到削弱或阻碍，就会表现为心理病态和适应困难。因此，心理治疗的核心是通过提供良好的支持性的人际关系环境，帮助来访者发展出健康的人格。罗杰斯开创的来访者中心疗法是人本主义疗法的主要代表之一。

来访者中心疗法主要是一种以关系为导向的治疗方法，因此并没有固定的操作步骤可以促进来访者的转变，而只有一些发生在此时此地的、允许来访者和治疗者去体验的关系和策略。后来，来诊者中心疗法发展为个人中心疗法，主要提倡非指导性、积极关注和共情技术等治疗方法。罗杰斯认为，在一个彼此尊重、彼此以诚相待的团体中，大家能够彼此感同身受地相互了解和相互支持，“自我实现”的动力就会出现。

“会心团体”是人本主义团体的主要形式，会心就是指心与心的沟通和交流，会心团体是一个统称，强调“以团体为中心”，鼓励成员间的语言交流、情感表达以及真诚支持，该类团体包括人际关系小组、敏感训练小组、个人成长小组以及人类潜能小组等。

（四）认知治疗理论与认知团体

认知治疗理论产生于20世纪60—70年代，最早由美国心理学家贝克（A.T. Beck，1921—2021）提出。认知治疗理论认为人的认知过程影响其情绪和行为，人们的负性情绪主要来源于对事件的错误的认知或假设，而改变了认知能够调节其负性情绪和行为。在此基础上，认知疗法通过认知技术来改变求治者的不良认知，从而改善情绪、矫正问题行为。认知疗法的主要工作重点是患者非功能性的认知问题，目标是通过改变患者对自己、他人或事件的看法与态度，来改善其过度焦虑、抑郁等的负性情绪和与之对应的问题行为。

认知团体是将认知疗法的技术整合于团体心理咨询与治疗，其目标主要在于解决成员的症状和不良行为，而不过于强调运用团体互动促进个体的自我成长。因此，认知团体主要是聚焦于“问题解决”方面，而不是在“过程”方面。同时，认知团体的重点主要放在个人改变方面，利用团体为成员提供更多的观察机会和提供建议的机会，从而增加了来访者的改变动机和学习机会，而不是以团体为中心，也不强调成员在团体中发展出的人际关系。随着认知团体的发展，不断将行为干预的内容纳入其中，逐渐纳入认知、情绪和行为的诸多干预要素，并演变为认知行为团体。

第二节　团体心理咨询与治疗的发展状况

一、团体心理咨询与治疗的产生与发展

团体心理咨询与治疗是在20世纪初产生，并在第二次世界大战时期得到迅速发展。

目前，团体心理咨询与治疗的理论流派众多，在人们的学习、生活、健康以及职业发展等各个领域都被广泛应用。

（一）心理治疗团体的起源与发展

团体咨询与治疗最初是以对躯体疾病患者的心理治疗为开端的。1905年，美国内科医生普瑞特（J. Pratt，1872—1956）首次以团体的方式来治疗结核病患者，他采用讲座、小组讨论互动、分享体验等多种形式让结核病患者在团体中讨论疾病带来的痛苦、治疗的经验，以及如何学习适应性的生活方式。普瑞特的结核病患者治疗团体可以说是团体咨询与治疗的雏形。

最早尝试将团体心理治疗的技术应用于精神病患者的是美国精神科医生兼牧师马施（L. C. Marsh），他于1909年把团体心理治疗的方式引入精神病治疗与康复工作中。

首次使用“团体心理治疗”这一术语的是维也纳精神病医生莫瑞诺（J. L. Moreno，1889—1974），他于1920年创编了一种团体心理辅导与治疗的新技术，称之为心理剧，并于1932年在他的一篇文章中首次使用了“团体心理治疗”这一概念。

将精神分析理论运用到团体形式的治疗中，并称之为“团体分析”（group analysis）的是美国精神分析学会的创始人之一布若（T. Burrow，1875—1950）。他认为精神分析理论中的一些现象，如“阻抗”和“移情”等现象，都出现在团体中。

第二次世界大战之后，团体心理治疗在欧美得到迅速发展。当时美国有数量众多的士兵出现心理问题，而个体心理咨询和治疗已经无法满足需求，因此团体治疗被迅速普及，很多军队医院都开展了团体心理咨询与治疗。其中，英格兰北场医院（Northfield Hospital）就是最早开展团体心理治疗的地方，比昂（W. R. Bion，1897—1979）在北场医院运用“团体动力”的技术帮助士兵有效应对战争带来的压力和心理创伤；后来，福克斯（S. H. Foulkes，1898—1976）也在这家医院开展团体心理治疗，并且创立了团体分析的疗法。20世纪50年代以来，团体心理治疗的主

流方向倾向于逐步分化，即根据不同的临床环境、心理问题发展出了各自特定的团体治疗方式，同时，各理论流派都在探索将自己的流派应用于团体治疗中。目前具有较大影响力的有认知行为团体治疗、存在主义团体治疗等。

（二）心理咨询团体的发展

20 世纪 30 年代，心理学家勒温（K. Lewin，1890—1947）针对团体过程提出“场论”（field theory）。该理论认为个人动力变化是与社会环境的力量密切相关的，并将所研究的团体区分为结构层面和功能层面两个层次。结构层面是指团体中的人员组成以及一些客观影响因素，如个体成员在团体中所处的位置、成员间的联结或彼此的依存情况，外界因素的影响情况以及团体的核心人物的特点等。功能层面则主要指团体内的潜在的相互作用和变化，如移动、张力、目标和力场等概念，团体变化则被认为是团体生活的根本特征。勒温于 1939 年发表了一篇文章——《社会空间实验》，首次使用了“团体动力学”的概念，认为团体中各种潜在动力的交互作用，以及团体成员间的相互依存关系，会对个体行为有巨大的影响。勒温还于 1945 年在美国麻省理工学院创办了“团体动力学研究中心”，并且推动了敏感训练团体（T- 团体）和美国国家训练实验室（National Training Laboratory，NTL）的成立。T- 团体主要是一些基础技巧训练团体，成员在这类团体中，通过观察、体验自己的行为以及行为给他人的影响从而获得有效的学习，而团体领导者在团体中还会以研究者的态度客观反馈自己所观察的成员互动，以促进成员的改变。国家训练实验室于 1950 年在美国教育协会中成立，为美国各个地区提供人际关系训练团体带领者，该类培训倾向于教育性的团体训练。

20 世纪 60 年代，人本主义心理学以及人类潜能运动得到了较大发展。美国人本主义心理学家罗杰斯等人创办的会心团体得到很大发展。会心团体也称为交友团体，主要是指以个人成长为主题的体验性团体，这类团体主要以正常人为对象，以帮助正常人应对生活常态压力和个人的成长为目标，强调成员之间进行真诚的沟通。会心团体在教育、心理、企业管理等多个领域得到应用和推广，美国各处都成立了以会心团体为模式的“成长中心”。

20 世纪七八十年代以来，各种类型的心理咨询团体，特别是交友团体得到广泛推广。我国台湾地区的团体心理咨询起步较早。团体心理咨询在大学尤为活跃，开展的团体种类繁多，有人际关系训练、自我肯定训练、朋辈辅导、会心小组、成长团体及社交技巧训练等。在我国香港地区，心理咨询与心理治疗在 20 世纪 70 年代开始发展，在 80 年代开始进入多元化发展阶段，除在大学设有心理辅导中心、为大学生提供团体心理咨询服务之外，还有很多社会机构为各种年龄阶段的人群提供团体咨询服务，服务模式有发展性、康复性、预防性及行为修正性等。

20 世纪 90 年代，团体咨询的理论和方法传到中国大陆，最初主要在高校运用于新生入学教育、自信心培养、人际交往及某些问题的心理治疗等方面。该类团体目前已经在学校、企业、精神卫生中心等机构得到运用和发展，同时还出现了很多关于团体咨询与治疗的相关研究。

团体咨询与治疗理论在中国的快速发展主要是在 21 世纪初，随着人们对团体心理咨询认识和了解逐渐增多，各学校、企业和卫生系统的培训工作更加活跃。各种团体治疗技术和方法在各地被尝试和使用。同时，团体心理咨询与治疗的形式也开始呈现多元的趋势，如存在主义治疗、认知行为团体治疗以及具有东方传统文化色彩的身心灵团体辅导模式等。2001 年，国家出台《心理咨询师国际职业标准（试行）》，将团体心理咨询作为心理咨询师必备的职业能力之一。2011 年 10 月，中国心理卫生协会团体心理辅导与治疗专业委员会的成立，标志着团体咨询与治疗已经在中国心理治疗领域成为正式的理论流派之一。

二、团体心理咨询与治疗的现状与趋势

（一）团体心理咨询与治疗的现状

1．团体心理咨询与治疗理论流派不断分化 目前，团体心理咨询与治疗的相关理论很多，

除了经典的心理动力学理论、行为主义理论、人本主义理论、认知理论，人际交互作用理论等也成为团体咨询与治疗的重要流派。

心理动力学团体也称为精神分析团体，主要是将动力性心理学理论和精神分析的技术应用到团体心理辅导与治疗中。行为主义理论是把行为疗法应用到团体心理辅导与治疗，通过改变不适应行为使症状缓解、消除。认知 - 行为理论是将认知疗法与行为疗法结合起来，以帮助求助者产生认知、情感、行为方面的变化。人本主义理论强调人的价值、人的向善的倾向，强调通过人际间的交互作用促进求助者的变化与成长。存在主义理论以存在主义哲学为基础，比较强调解决个体对死亡、存在性孤独、自由和无意义而产生的生存焦虑，鼓励人们承担起自我选择的责任。此外，心理剧、艺术治疗、内观治疗、身心灵治疗等也因不同的理论依据而呈现出自身独特的特点。当前还出现了以自我觉知训练、接纳与承诺疗法（ACT）、辩证行为疗法（DBT）等治疗技术为主要特征的团体干预。

2．团体技术不断整合 虽然各种团体咨询与治疗的理论在不断分化，但从治疗的角度，各流派在技术层面呈现出整合的趋势，并且已发展成一种运动。例如，会心团体中的真诚、共情、无条件接纳等技术已经成为各个理论团体的基础技术；动力性团体也会借鉴一些行为技术来促进成员的改变。这种技能与技术的整合也会带来理论上的发展，促进团体心理咨询与治疗技术的不断更新。

3．适用领域不断扩展 心理咨询团体目前在职业发展、同伴咨询以及个人成长方面不断得到强化和推广。贾烜与樊富珉（2011）曾针对中国 1990—2009 年这 20 年间的团体心理咨询领域所发表的研究论文进行综述，发现在中国开展团体心理咨询的领域主要是高校，其次是军队、戒毒机构、监狱和公安系统。学校团体心理咨询工作一般都在大学、中学和小学的心理咨询机构开展，学校团体心理咨询的目的是帮助学生解决各种成长性的心理问题或心理障碍，如学生生活适应问题、学习困难和专业发展问题、人际关系问题、情绪情感问题以及情绪和行为问题等各个方面。职业团体心理咨询主要涉及个体的自我职业能力发掘、职业兴趣探索等方面的内容。

治疗团体近几年在医院系统得到较快的发展，抑郁症、疼痛管理、精神病患者缓解期康复治疗等方面都有团体治疗的相关文献，主要以认知行为团体治疗为主体。同时，团体心理治疗也可以用于心身疾病患者继发的心理问题治疗，如癌症患者的支持性治疗；也可用于解决各种应激性及适应性问题，如创伤后应激障碍；也用于神经症或神经症性反应的治疗，如各种焦虑障碍的治疗；或者用于重性精神疾病患者缓解期的康复治疗；还可用于轻度的人格障碍患者，特别是针对人际关系敏感或有交往缺陷的患者效果更显著。

（二）团体心理咨询与治疗的发展趋势

从国内外研究情况看，团体咨询日益多元化，主要是发展性团体越来越多。在心理咨询团体中，多元文化的因素越来越多地被考虑进来，青少年同伴咨询项目也受到重视。团体心理治疗的形式和方法也趋于多样化，常见的治疗形式中，除了传统的精神分析小组、酒精 / 药品依赖治疗团体，还有游戏治疗小组、家庭小组治疗、躯体疾病患者自助团体等。此外，艺术疗法、心理剧、音乐疗法、运动疗法等团体治疗方法也有较大的影响。

目前，国内关于团体咨询的研究还多局限于效果研究。相比西方一些国家，我国对团体有效因素、领导者、团体过程等的研究还比较少，而这些方面也是我国团体咨询与治疗未来的努力方向。同时，团体心理咨询与治疗的本土化趋势也在呈现，一些东方传统身心康复的形式，如瑜伽、冥想、内观治疗等形式越来越多地应用到团体心理咨询与治疗之中。总的来说，未来团体心理咨询与治疗的技术与方法会更具体、更有结构性。

综合思考题

1. 团体心理咨询与治疗的发展历程经历了哪些重要阶段？
2. 团体心理咨询与治疗的不同理论如何解释治疗机制？
3. 团体心理咨询与治疗适用于哪些人群及心理问题？
4. 你认为团体心理咨询与治疗在中国的发展存在哪些问题和挑战？
5. 在信息化时代，网络团体心理咨询与治疗可能有哪些优势和挑战？

（官锐园）

第二章

团体效力的相关理论

◎ 学习目标

基本目标

1. 能概括团体凝聚力、模仿以及人际吸引规律的基本内容。
2. 能列举团体动力学理论、社会学习理论、人际沟通理论与人际交互作用分析理论的主要观点。
3. 能概括不同团体效力相关理论的应用特点。

发展目标

1. 能运用团体效力的不同理论，指导团体心理咨询的实践活动。
2. 能运用促进团体凝聚力的基本技术。

第一节　团体动力学理论

一、团体动力学的产生

团体动力学理论的主要代表人物是勒温（K. Lewin，1890—1947）。勒温是德裔美国心理学家、传播学的奠基人之一、社会心理学的先驱，也是最早将格式塔心理学原理用于研究动机、人格及团体社会历程的心理学家。他出生于普鲁士波森省的莫吉尔诺，1914 年获得柏林大学心理学博士学位。1932 年，勒温赴美任访问教授，次年移居美国。勒温于 1939 年在其发表的《社会空间实验》一文中首次使用了“团体动力学”这个概念，并于 1945 年在美国麻省理工学院创办了“团体动力学研究中心”。

二、团体动力学的主要内容

（一）场论

场论（field theory）这一概念最早出现于勒温 1938 年发表的《社会空间实验》一文中，“场”

一词是借用物理学上力场的概念，其基本要义是指，在同一场内的各部分元素彼此影响：当某部分元素变动，所有其他部分的元素都会受到影响。勒温认为，群体中的“场”是指个人在某时间所处的空间；并且把人的心理与行为视为一种场的现象，是人与环境的函数，可以用以下公式来表示个人与其环境的交互关系。

$$B=f\ (P\times E)$$

B：行为（behavior）；P：个人（person）；E：环境（environment）；f：函数（function）。

此公式的含义是，个人的行为（包括心理活动）会随其本人与环境的相互作用而发生变化。依据场论的观点，团体并非个体的简单集合，它不是由各个个体的特征所决定的，而是取决于团体成员之间的相互关系。因此，勒温认为，虽然团体的行动要由构成个体来执行，但是，团体具有较强的整体性，对个体具有很大的支配力。因而，一般来说，要改变个体应先使其所属团体发生变化，这样比直接改变个体更容易。勒温指出，只要团体的价值观没有改变，就很难使个体放弃团体的标准来改变自己的意见，而一旦团体标准发生了变化，那么由于个体依附于该团体而产生的那种对变化的抵抗也就会消失。

场论的基本特征可以概括为：①场是行为主体和环境相互作用而形成的有机整体；②每个场都是一个动力整体，具有自身独有的特征；③场的整体性由场内形成的关系特质来决定。

正如个人在其生活空间里形成心理场一样，群体及其环境形成更广范围的社会场。社会场中，各个群体的成员之间具有相互依存性的动力存在，构成群体的内聚力。一个人的地位取决于他在群体成员中的作用，而他的群体成员又同别的群体成员相联系。当成员间交流的障碍太大时，便产生瓦解力。群体构成一个力场，个体之间或吸引或排斥，产生内聚力或瓦解力。勒温的团体动力学研究对以后团体咨询和辅导心理学的发展发挥了促动性的影响。

（二）群体氛围

根据团体动力学理论，勒温开展了关于各种社会气氛与攻击性的问题、群体领袖领导风格类型与群体作业绩效关系等方面的研究。他以 10 ～ 11 岁的小学生为研究对象，将被试对象分为条件大致相似的 3 组，各组作业活动相同，但是各组组长的领导风格截然不同：分别是专制型、民主型和放任型。在专制型领导风格的团体中，团体的一切活动完全由领导个人决定，所有成员只能依令行事，不允许有任何异议。在民主型领导风格的团体中，一切活动由领导和团体成员共同讨论而后决定，在讨论过程中，领导以团体成员的身份参与，鼓励大家发表意见。在放任型领导风格的团体中，该型领导对团体不闻不问，完全由团体成员自行决定任务的执行和维持秩序。

勒温对这 3 种不同领导风格的团体进行研究之后，发现这 3 种类型的团体在团体氛围和工作绩效方面存在明显的差异。

在团体氛围方面，民主型领导风格下的团体成员多能彼此友好相处，注重维护集体的氛围，团体气氛融洽；而在专制型领导风格下的团体成员中，攻击行为较多，成员较多关注自我的感受。民主型团体成员对团体的满意程度与满足感要高于其他类型的团体。

在工作绩效方面，民主型领导风格的小组工作绩效最高，而放任型领导风格的小组工作绩效最差。当遇到“挫折时”，民主型团体成员多能团结一致试图解决问题，而专制型团体则彼此推卸责任或人身攻击的情况较多。此项研究对以后教育心理学和工业组织心理学的发展产生了积极性影响。

三、团体动力学理论在团体咨询中的应用

（一）团体凝聚力与团体效能

1．团体凝聚力的定义及特征　团体凝聚力（group cohesiveness）是指团体对其成员的吸引力和团体成员之间的吸引力，以及团体成员的满意程度。团体凝聚力是团体巩固与稳定的社会、

心理特征，对团体的存在、活动和效率有重要的作用。克瑞奇（D. Krech）等人认为，凝聚力强的团体有 7 个特征：①成员间的团结不是由于外部的压力，而来自于团体内部；②团体成员没有分裂为互相敌对的小团体的倾向；③团体具有较强的适应能力，并具有解决内部冲突的能力；④成员彼此之间有强烈的认同感，成员对团体有强烈的归属感；⑤每个团体成员都能明确团体的目标；⑥团体成员对团体的目标及领导者持有肯定的、支持的态度；⑦团体成员承认团体的存在价值，并愿意维护团体，使之继续存在。

2．团体凝聚力与团体效能 一个团体的凝聚力对于团体效能有重要的影响。首先，在统一的目标之下，凝聚力较高的团体能够尽快成为一个高度整合的团体，在短时间内完成自我调整和任务定向；其次，团体凝聚力能够提高团体的工作效率，表现为团体能够有效地解决问题、成员的满意度高。

3．团体凝聚力的影响因素 根据动力学理论，影响团体凝聚力的因素分为两大类，即团体内部因素及外部因素。团体内部的影响因素包括团体的规模、成员的相似性、团体目标、信息沟通状况、成员对团体的依赖程度、领导者与团体成员的关系、团体活动性质和方式、团体气氛等；团体外部的影响因素主要来自于团体间的竞争。当团体面临压力或威胁时，成员为保护团体的利益而相互配合、相互协调、一致对外，从而使团体凝聚力大大提高。团体动力学理论对团体心理咨询的贡献是，为团体咨询过程中团体气氛的创设、领导者的作用等提供了重要的研究成果。团体动力学的一些研究，如敏感性训练等，直接成为团体咨询的方法和技术，并被广泛应用于教育、管理和医疗等领域。

（二）团体领导者的作用和任务

团体动力学理论认为领导者的人格特质、技术以及经验等因素对于团体氛围的形成具有重要影响。根据团体动力学理论，团体领导者的主要任务首先体现在建立信任、安全的团体氛围，其具体任务如下。

1．创立和召集团体 在团体的最初阶段，若没有领导者，团体就与一般的社会群体没有差别，人们可能会按自己的喜好结成亚团体，会用自己习惯的行为方式对待他人，而且团体会因为无法满足所有人的需求而迅速瓦解。团体领导者在团体初期会通过建立小组目标将大家联系起来，并通过建立交往规则、促进真诚和开放、强调保密，以及以身示范等方法，帮助建立具有治疗功能的小组，并维持小组的存在。

2．进行成员的筛选和事前准备 由于目标、沟通能力以及个性特征等差异，不是任何一个人都适合参加团体。因此，团体领导者需要在组建团体时谨慎地筛选成员，避免那些个人目标与团体目标相差太远、个性特点会阻碍团体建立或发展，或者缺乏相应沟通能力的个体参加到团体中。同时，前期需要做好相应的文字材料、场地、时间协调等各种准备工作。

3．帮助成员建立积极、建设性的沟通模式 团体建立的初期，成员多数处于等待、探索、疑惑、期待的情形，而团体领导需要通过说明、建立规则和示范等方法，帮助成员采用真诚、积极和建设性的沟通方式进行彼此的交流，以帮助团体建立信任的气氛，进而促进团体凝聚力的形成。

4．预防成员的脱落，维系团体的完整性 团体最初的信任感、凝聚力的建立与否，是决定团体完整性的重要因素。团体领导者应当具有敏感性，应对于可能脱落的成员给予相应的关注、适时解答困惑或质疑，从而防止成员的脱落。

5．识别、阻止任何威胁团体凝聚力的力量 在团体中，某些成员连续的迟到、缺席，或部分成员组成亚团体等情形，都有可能会减弱团体的凝聚力。团体领导者应能很好地识别这些因素，及时消除那些威胁团体凝聚力的因素。

第二节　社会学习理论

一、社会学习理论的产生

社会学习理论（social learning theory）是一种在行为主义的“刺激 - 反应”学习原理基础上发展起来的理论，着重阐明人是怎样在社会环境中学习的。“社会学习”一词最早由米勒（N. E. Miller，1909—2002）和多拉德（J. Dollard，1900—1980）于 1941 年提出。社会学习理论用社会刺激（他人的行为）取代物理刺激，运用“刺激 - 反应”，以及“强化”等基本概念来解释人们的模仿行为。这一观点奠定了现代社会学习理论的基础。该理论的基本假设是：①作为一种行为，模仿行为与大多数的人类行为一样，也是学来的；②社会行为和社会学习也可以用一般的学习原理来理解。社会学习理论的主要代表人物是美国社会心理学家班杜拉（A.Bandura，1925—2021）。班杜拉于 1925 年生于加拿大；1947 年哥伦比亚大学毕业后考入依阿华大学读研究生；1952 年获博士学位；1953 年到斯坦福大学从事儿童心理研究；1964 年成为美国心理学会主席。20 世纪 50 年代末和 60 年代初，他在儿童攻击行为的系列性研究基础上，潜心研究行为矫正技术。班杜拉的主要著作有《社会学习与人格发展》《社会学习理论》《行为变化的社会学习理论》等。

班杜拉发展了社会学习理论的观点，他主张把依靠直接经验的学习行为和依靠间接经验的学习行为（观察学习）综合起来说明人类的学习行为。班杜拉认为，人的思想、感情和行为不仅受直接经验的影响，也受间接经验的影响；同时也强调行为与环境的交互作用和认知过程的重要性。此外，社会学习理论认为，观察学习和自我调节过程在学习行为中具有一定的重要性。社会学习理论的研究成果对团体心理咨询的贡献在于，可以利用社会学习理论来指导团体成员的学习，改变非适应性的行为模式。

二、社会学习理论的基本观点

社会学习理论认为，个人的行为不是由动机、本能或特质等个人内在结构决定的，也不是如早期行为主义所说的由环境力量决定的，而是由个人与环境的交互作用决定的。也就是说，人的行为受到内在因素与外在环境因素的交互作用影响，行为与环境、个人内在因素三者互相影响，构成一种三角互动关系。行为同时受到环境和个人的认知与需要的影响，人的行为又创造、改变了环境。个人的不同动机以及对环境的认识使人表现出不同行为，这种行为又以其结果使人的认知与动机发生改变。

社会学习理论还主张，人的大部分社会行为是通过观察他人、模仿他人而习得的。观察学习可以分为四个过程：注意、保持、动作再现以及动机激励过程。现代社会学习理论认为，人并不仅仅受到自己行为后果的影响，还受到观察他人所遇到的结果（替代强化），以及由个人对自己的评价、认识所产生的强化（自我强化）的影响。在观察学习中起决定性影响的因素是环境，如果环境发生变化，人的行为也会相应地变化。对榜样的观察是学习新行为的条件，人们只要控制这些条件，就可以促使社会行为向着社会预期的方向发展。

三、社会学习理论在团体咨询中的应用

（一）模仿的概念

模仿是指在没有外界控制的条件下，个体受到他人行为的刺激，自觉或不自觉地使自己的行为与他人相仿。模仿是指对外显行为的模拟，而不是模拟内隐心理。模仿的过程中，模仿者是主动的、自觉的。班杜拉通过人类的认知过程来研究人类的模仿行为，认为模仿不是先天的，而是在后天的社会化过程中逐渐习得的。

在团体咨询与治疗过程中，模仿正是个体发生改变的效应机制之一。在团体中，团体成员不仅可以交换认知的经验，还可以直接观察和模仿别人的行为举止。有时，团体成员会发现其他成员的某种行为模式具有良好的收益，虽然自己从未有过此种行为，也愿意尝试去模仿这种行为模式，以期获得类似的收益。而存在某些适应不良行为的组员向团体里那些适应良好的组员学习的方式之一，就是这种观察和模仿。

（二）团体领导者的作用与任务

社会学习理论认为，人们一般是通过对他人的行为进行观察和模仿来学习和形成一种新的行为方式，尤其是对人们在社会生活中的各类行为进行观察学习。攻击行为如此，适应行为也如此。因此，作为团体领导者，本身就是一个榜样。当领导者能够被团体所认同，并且能够成为心理适应不良个体的榜样时，将有助于改变其行为模式。

根据社会学习理论，由于领导者的权威作用，团体领导者自身就是被模仿的对象，因此，对团体领导者的个体训练和能力培养就显得格外重要，因为团体领导者的情绪觉察、共情意识、人际交往方式和适应方式等方面，都有可能成为团体成员的模仿目标。此外，由于人们的社会学习受到环境的影响，并且二者相互作用，因此，在团体中，团体领导者对于营造最初的人际环境具有重要作用。作为团体氛围的最初营造者，团体领导者若能够营造一种充满理解、关爱和信任的人际环境，则有可能使团体成员获得新的生活体验，从而导致个体行为的改变，并进而产生人际间的积极互动。

根据社会学习理论，领导者的主要任务在于以下两点。

1．以身示范　在团体中，领导者的一个基本角色是“具有示范作用的参与者”。在团体中，团体领导者需要通过社交技巧和以身作则等方式来塑造团体规范。有研究显示，当患者在观察到领导者自由地表达自己的想法，而并没有招致什么恶性后果时，就有可能鼓起勇气来表达自己的情绪。班杜拉研究发现，个体会根据观察和想象治疗师的行为，而做出比较适宜的行为反应，如克服某种社交回避，但同时也有可能模仿治疗师的方式进行攻击。因此，团体领导者应当对自己的情感和行为有足够的觉察能力和敏感性，有责任展示出真诚，成为关心他人的典范。而且应当能够有节制地、适当地表达自己的意见，而避免破坏性的互动关系的出现。

2．维系团体，塑造安全的人际环境　团体治疗有效的前提是团体领导者与成员之间的关系必须是持续的、正性的。这一点符合社会学习理论的主张，即个体的改变是在与环境的互动中实现的。团体领导者所塑造的安全、信任的团体环境，正是个体发生良性变化的基础。因此，团体领导者应当通过关注每一位个体的需要、预防成员脱落或迟到、及时讨论团体中出现的攻击现象等行为，来维系团体的存在，并且塑造利于个体良性改变的人际环境。

第三节　人际沟通理论

人际沟通（interpersonal communication）是指人与人之间运用语言或非语言符号系统交换意见、传达思想、表达感情和需要的交流过程。心理学研究表明，人们每天在清醒的时候有 2/3 以上的时间用于人际沟通。而如果人与人之间出现沟通不良的现象，则可能使个人无法传达意愿、团体无法工作、组织任务无法完成。人与人之间的冲突往往也是由于沟通不良所导致的。而团体成员互动的过程也就是人际沟通的过程，当成员运用生活中的沟通方式彼此交流时，会呈现出各自特有的沟通模式，以及此模式带来的人际问题。

一、人际沟通主要理论

人际沟通理论中，比较有影响力的是香农（C. E. Shannon，1916—2001）和韦弗（W. Weaver，1989—1970）提出的信息沟通模型。该模型指出，信息沟通过程至少有五个要素：信息源、传送者、通道、接受者和目的地。此外，香农和韦弗还提出了噪声是信息传送过程中的各种干扰和障碍。后来，该模型经过改造，又加入了反馈概念。

美国心理学家拉斯韦尔（H. D. Lasswell）在其1948年发表的《传播在社会中的结构与功能》一文中，以建立模式的方法对人类社会的传播活动进行了分析，提出了沟通的“五W模式”，即：谁（who）→说什么（says what）→通过什么渠道（in which channel）→对谁（to whom）→取得什么效果（with what effects）。

其中，“谁”就是传播者，既可以是个人，也可以是机构，是指信息的发出者；“说什么”是指所传播的信息内容，包括语言符号和非语言符号；“渠道”是信息传递过程中所必须经过的中介载体，如报纸、广播、电视等大众传播途径，电话、信件等人际传播媒介；“对谁”是指传播的最终对象和目的地，也称为受传者或受众，如读者、听众、观众等；“效果”是指信息到达传播对象之后，对其在认知、情感、行为各层面所引起的反应。“效果”是检验传播行为是否成功的重要依据。

近年来，沟通理论的研究主要集中在沟通过程，并出现了以下三个新特点。

①把沟通看作一个共有的社会系统，这个系统不仅可以包括两个或更多的人，而且可以包括这些人的期望与意向；②沟通是一个不断发展的动态系统；③言语沟通与非言语沟通是同一系统的组成部分，常同时发生，不只局限于某一孤立、单一的沟通形式。

二、人际沟通的渠道

根据沟通所使用的媒介的不同，人际沟通可以分为言语沟通及非言语沟通。言语沟通主要利用声音这个单渠道传递词语信息，所使用的词语是结构化的。非言语沟通主要通过声音、视觉、嗅觉、触觉等多种渠道传递信息，多数情况下是习惯性的、无结构的。

1．言语沟通 语言是人际沟通的主要手段，是不同个体之间彼此影响的最有效的工具。语言的功能在于沟通思想、交流情感。言语沟通不仅靠词汇和句子，还可以通过语音、声调和修饰性语气来表达。人类语言中，声调及语气是语言的组成部分，它有助于人们表达各种含意和意图，因此被称为副语言。在言语性沟通时，通常也会有一些基本规则：如一方讲话时，另一方应当认真倾听；一方应当等别人讲完话以后再讲话；不应轻易打断别人的谈话；言语沟通用词要文明得体等。

2．非言语沟通

（1）目光接触：是非言语沟通的重要方式。作为一种认识手段，目光接触促进两个人相互识别和建立关系。目光接触也可以控制、调整沟通之间的互动，当人们愿意相互交流时，接触的频率会非常频繁，而如果回避交往，则目光接触的频率会下降，甚至没有接触。此外，目光接触可以用来表达人的感情，研究发现，亲密伴侣之间比一般人之间有更多的对视行为。有的时候，目光接触也可用作提示或情感互动的手段。在一般的人际交往场合中，有时候人们用眼神接触来鼓励发言，或者进行情感交流，如团体领导者常会用注视某一成员的方式鼓励该成员表达自己的想法。

（2）面部表情：面部表情的研究有悠久的历史。最早可以追溯到达尔文的经典著作《人类和动物的表情》（1872年）。美国心理学家施洛斯贝格（H. Schlosberg）于1954年提出了第一个辨认面部表情的系统图——表情环，并找出了人们最容易辨认的六种基本表情：喜、惊、惧、怒、厌恶和轻蔑。面部表情常能传达丰富的信息，如微笑的主要功能是把喜悦或快乐传递给另一个人；悲伤的表情能够唤起身边的人安慰和陪伴的动机；惊恐的表情可以提示危险的存在，帮助他人尽早识别风险等。

（3）体态语言：也称为身体言语表现、动作语言等，是人际交往中一种传递情感、表达意图的主要方式。人们的头部、四肢和躯干的运动都富含丰富的情绪信息，如相互喜爱、相互关心的人相见时，常向前倾身体，相互靠拢，身体姿势也多处于放松、随意的状态；而当人们在面对不喜欢的人，或者对别人持反对、抵触的情绪时，常会不由自主地向后或者向一边扭转身体，四肢肌肉也常处于紧绷、僵硬等状态。因此，在人际沟通中，人们常会通过身体姿势和动作来判断对方的情绪和态度。而且体态语言在很多时候比言语沟通的时间更短，表达的情绪信息更直接、更准确。

三、人际沟通的特点及功能

1．人际沟通的基本特点

（1）沟通双方互为主体：人际沟通的双方都是沟通的主体，沟通过程中每一个参与者会对沟通效果产生巨大的影响。因此，良好的人际沟通都要求对方具有积极性，而不能把沟通伙伴看作是被动接受的某种客体。

（2）沟通能够调整双方的关系：人际沟通的双方同时扮演着发信者与收信者的双重角色，而沟通的好坏对于双方的关系质量具有直接的影响作用。双方在沟通过程中的相互影响会制约和调整双方的心理和行为，因此最终决定双方的人际关系能够更加亲密或者更加疏远。

（3）沟通的双方具备统一或相近的符号系统：符号及意义体系是保证沟通顺畅和达成相互理解的重要前提，如双方使用的语言符号不一致，就会出现沟通障碍。因此，人际沟通中使用的符号必须要达到形、声和意义方面的统一。

（4）沟通中可能出现社会性、心理性和文化性的障碍：由社会因素引起的沟通障碍主要是因为交流双方对彼此的社会性情境缺乏统一的理解，如处于和平环境的个体有时候难以理解处于战乱环境的人所感受到的恐惧和困难。由心理因素引起的沟通障碍主要是由个性心理差异造成的，如比较乐观开朗的人有的时候难以理解到内向谨慎的人所面临的心理痛苦。由文化因素引起的沟通障碍主要是因为双方风俗习惯、宗教信仰等不同而造成的，如不同民族的人有时候无法理解彼此生活习惯上的一些差异。

2．人际沟通的功能

（1）传递信息的功能：沟通可以帮助人们交流消息、知识、经验、思想和感情。英国作家萧伯纳曾经形象地比喻沟通的意义：如果你有一个苹果，我有一个苹果，彼此交换，那么每人只有一个苹果。如果你有一种思想，我有一种思想，彼此交换，每个人就有了两种思想，甚至是多于两种思想。因此，人际沟通能够很快地帮助人们完成信息传递，通过沟通获得的信息内容广泛，渠道直接，速度也很快。

（2）心理保健的功能：沟通可以满足人们与他人交往的心理需求，增进彼此的情感共鸣，从而在心理上产生归属感和安全感，增进心理健康。通常，当沟通顺畅、沟通渠道较多的时候，人们会体验到精神生活丰富而愉快；当沟通不畅、沟通渠道很少的时候，人们往往产生较多的烦恼和苦闷。社会心理学的实验研究证明，当人处于危急、孤独、焦虑的情况时，特别需要与人沟通，相互的沟通可以减轻焦虑和恐惧。

（3）自我认识的功能：沟通可以深化个体对自己的认识，使人更客观地评价自己，并帮助个体建立健康的自我形象。人对自己的认识是通过与别人相互作用而发生发展的。因为在沟通中，人们会以他人的反应和评价为参照，并且从与别人的比较中认识自己，与他人的沟通越全面，对自己的认识就越清晰。此外，人们还通过他人对自己的态度和评价，以及自己与他人的关系来认识自己，了解自己在他人心目中的形象、在社会中的地位，并参照别人的评价来客观地认识自己。

（4）人际协调的功能：沟通可以发展个体与他人的关系，协调各自的行为，保持融洽的关系。当遇到问题的时候，人们之间的相互沟通可以增进了解，化解误会，统一认识，最终齐心协力解决问题。随着沟通频率和深度的不断加强，人与人之间的亲密关系也得到发展，达成一种协调的人际关系状态。

四、有效沟通的步骤与人际吸引

有效的沟通主要包括四个基本步骤：注意、理解、接受和行动。

1．注意　沟通双方都对沟通过程表示出专注和关注。在沟通过程中，信息发出者关注到对方的个人性格、理解能力及兴趣等方面的特点，从而做好准备发出准确的、可理解的信息；信息接收者专注、认真地观察和倾听沟通者发出的信息。双方在沟通中对彼此信息的关注程度是有效沟通中必不可少的一环。

2．理解　沟通中双方能够准确掌握彼此发出的信息的含义。理解的过程包括信息发出者用对方可以懂得的语言和方式传达信息，信息接收者能够准确理解信息的含义，并且能够根据接收的信息，做出适宜的回应。这一理解过程是信息沟通有效的重要基础，只有双方能够彼此明白对方的意图和内容，有效沟通才能发生。

3．接受　当沟通双方达成相互的理解之后，信息接收方同意或遵循信息的要求，或者双方达成某个共识的时候，就完成了接受环节。当信息接收方能够理解沟通的信息和意义之后，会通过自我判断决定是否遵循信息的要求。在这个阶段，沟通双方是否愿意接受某个共识，取决于彼此信息提供的充分程度和准确程度、沟通双方的信任程度以及价值判断等方面的条件。

4．行动　是指沟通双方根据信息要求采取措施。只有在出现了相应的行动之后，沟通的有效性才能够得以最终体现。在行动阶段，双方仍处于沟通过程中，因此，行动的方向、性质和持续时间都受之前三个沟通步骤的影响。同时，行动也是评价沟通效果的重要标准。

五、人际吸引规律

人际吸引是指在人际沟通过程中所形成的对他人的一种特殊形式的社会态度。人们之间吸引或排斥的基本规律主要如下。

1．邻近吸引　在具有满足他人需要的情况下，交往双方空间距离越小、越相近，彼此间越容易相互吸引，如同桌、同窗、同办公室的人会有更多的交往机会，彼此成为朋友的机会也更多。

2．相似吸引　沟通双方在年龄、地位、社会角色、能力、兴趣和态度等方面越相似，彼此越能相互吸引，特别是价值观上的相似吸引更大。如人们会称自己的朋友是同道中人，对于与自己能力相当的人会产生惺惺相惜的好感。

3．互补吸引　当沟通双方的需要和满足能力正好成为互补关系时，会产生强烈的吸引力。如夫妻双方的性格、能力上相互取长补短，会相得益彰。

4．外表吸引　在沟通过程中，特别是初次接触时，一个人的外貌、衣着、风度等外在因素起到不可忽视的作用。通常那些漂亮、有气质或风度翩翩的人容易被人接纳。

5．人格吸引　具有持久吸引力的人是那些具有使人喜爱、仰慕并渴望接近的性格特征的人。如人们一般都喜欢真诚、热情、正直或开朗的人，讨厌自私、虚伪或庸俗的人。

6．能力吸引　人们容易被某些方面具有才能的人所吸引，如具有较高的沟通能力、智商或运动能力的人通常被人们所喜欢。有时，有特殊才能而又偶尔出现一些差错的人更有吸引力。

六、人际沟通理论在团体咨询与治疗中的应用

由于团体咨询就是人与人沟通的过程，所以人际沟通理论的研究成果基本都适用于团体心理咨询过程。

首先，在团体过程中，领导者需要表现出良好的沟通能力，能够在与成员沟通时准确地发出信息，自然地表达情感，并且表现出真诚、友好、尊重的体态语言。其次，领导者需要注意为成员提供较为充分的沟通渠道，不仅帮助成员练习语言沟通的技巧，还可以通过绘画、身体练习、

文字书写等多种形式促进成员之间的非言语沟通，以便更好地建立关系、激励士气以及交流信息。再者，当成员存在人际沟通困难时，团体领导者可以通过心理教育的形式让成员了解人际沟通的基本理论和技巧，促进成员人际技能的提升。尤其是当成员之间存在沟通问题时，团体领导者可以借鉴人际沟通的基本技术，鼓励成员之间利用多种沟通渠道进行充分的沟通，以帮助成员更好地解决人际冲突，获得人际关系方面的成长。

第四节 人际交互作用分析理论

一、人际交互作用分析理论的产生与发展

（一）人际交互作用分析理论的产生

当一个人与另一个人进行彼此回应时，存在一种交互作用，对这种人与人之间交互作用的研究称为人际交互作用分析（transactional analysis，TA）理论，又称为人际沟通分析。该分析理论（以下简称 TA 理论）是由 20 世纪 60 年代由美国心理学家埃瑞克·伯恩（E. Berne，1910—1970）创立的。伯恩 1910 年出生于加拿大，早期接受精神分析的培训；1943 年担任美国军队的神经科医师，开始用团体式的心理治疗法；1961 年出版了第一本有关沟通分析的书：《心理治疗中的交互作用分析》（*Transaction Analysis Psychotherapy*），阐释了 TA 理论的基本观点，1964 年出版《人间游戏》（*Games People Play*），受到广泛的关注，同年，在旧金山正式成立国际沟通分析协会（ITAA）。

在 TA 理论创立之初，该理论只是应用于心理治疗领域，其主要目的是促进个人的成长与改变。但由于 TA 理论通俗易懂，能用于指导人们的日常交往，因此很快得到了广泛传播。至今，TA 理论在很多国家仍不断得到发展和传播，不仅被用于心理治疗，而且被广泛应用于咨询、企业管理和教育等领域。

（二）人际交互作用分析理论的发展

第一阶段：自我状态阶段（1955—1962 年）

在 TA 理论的早期，伯恩指出，作为人格组成部分的自我状态存在三种类型，即父母、成人和儿童状态。在人际交往中，不同的人格状态对于人际交往的效果起到了重要作用，而且对人格状态的考察也可用于推论个人的成长历史，以及预测未来的行为。伯恩还将自我状态的理论应用在团体治疗中。

第二阶段：顿悟阶段（1962—1966 年）

在 TA 理论发展的第二阶段，伯恩发展了沟通分析和心理游戏的观点。伯恩认为，内在的自我以多种不同的方式和他人沟通，而有些沟通方式中含有一些未曾被揭示的个人动机，这些动机驱使人们在人际交往中以一种心理游戏的方式来操纵别人。因此，伯恩提出了沟通分析和心理游戏分析的概念。

第三阶段：技术处理阶段（1966—1970 年）

伯恩认为，每个人都会依据特定的方式来表现行为，就像在舞台上念脚本一样，扮演自己的角色，因此提出决定个人的“生活脚本”的概念。而对每个人的生活脚本进行解读的过程，可以帮助人们理解个体行为表现的原因，这种生活脚本的解读过程，被称为脚本分析。

第四阶段：精神自我阶段（1970 年至今）

伯恩在将人际交互作用理论应用到实际临床工作中时，开始注重人类潜能运动，将完形治疗、会心团体和心理剧等治疗技术整合到沟通分析工作中。在伯恩去世后，人际交互作用理论学派仍有较大的影响，有影响的著作有詹姆斯（M. James）和琼华德（D. Jongward）合著的《强者的诞生》，以及哈里斯（T. Harris）的《我好，你也好》。

二、人际交互作用分析理论的主要观点

（一）自我状态

人际交互作用分析理论认为，自我状态就是“一种思想和感觉的系统，而这一系统又可以激发另一种相关的行为型态”。每个人的“自我”可以划分为“父母”“成人”“儿童”三种状态，这三种状态在每个人身上都交替存在。伯恩选取“Parent（父母）”“Adult（成人）”和“Child（儿童）”三个英文单词的第一个字母，将该理论简称为人格结构的PAC理论。

1．父母状态（Parent） 是指在与人交往时以权威和优越感为标志，通常表现为保护、控制、指导、命令及批评等家长制风格。个体的人格结构中P成分占优势时，其行为表现为独断专行、擅用权威。在与人交往时，父母状态讲话的模式一般为指导性的、居高临下的，如：“你应该……”“你必须……”或“你不能……”。

2．成人状态（Adult） 表现为注重事实依据和进行客观理智的分析。个体的人格结构中A成分占优势时，其行为表现为理性、尊重事实或平等待人等特点。在与人交往时，成人状态的讲话模式一般为平等的、商量的口气，会通过寻找事实来处理数据，通过估计可能性和展开针对事实的讨论来更新决策，如：“你怎样看？”“我个人的想法是……”。

3．儿童状态（Child） “儿童”状态类似于儿童的行为特点，表现为依感觉行事，任性、服从或不成熟。个体的人格结构中C成分占优势时，其行为表现为感情用事、任性、依赖或逆反。在与人交往时，儿童状态的讲话模式一般是情绪化的、依赖性的或是逆反性的，如“我不喜欢……”“我就要……”或“我偏不……”。

在人际互动中，父母状态可能会导致强制策略的使用，儿童状态可能会使得互动过程情绪化较强，而成人状态一般尊重事实、情绪稳定，容易产生有效的沟通。

（二）沟通分析

沟通分析是指帮助成员分析自己与别人交往时的沟通模式。一般认为有三种沟通模式：互补式沟通、交叉式沟通和隐匿式沟通。

互补式沟通是指双方的互动和彼此的回应是适当的、符合期待的，是使沟通能够继续下去的一种健康的人际沟通模式。如双方都以成人对成人的自我状态进行沟通，或者一方为父母自我状态、另一方以儿童自我状态进行回应等。

交叉式沟通是指双方的互动和彼此的回应不是所期待的，常使沟通中断或者彼此产生冲突。如双方都以父母的自我状态进行沟通；或者一方为成人状态，而另一方却采用父母状态进行回应等。

隐匿式沟通是指双方各自以两种自我状态在与对方沟通，即表面呈现出一种沟通形式（如成人自我状态），其实是以另一种沟通形式在进行（如儿童自我状态）。这种隐匿式沟通也被认为是心理游戏的基础。

根据沟通分析理论，两个人在人际互动时会有多种自我状态的匹配。如父母-父母、父母-成人、父母-儿童、成人-儿童状态等。不同匹配类型的沟通模式所带来的交互作用有很大的差异。

1．P-P型（父母-父母型） 指在沟通中双方都采用父母状态的交流模式，都表现出控制、命令的姿态。而这种沟通形态容易导致沟通不畅，甚至产生冲突。如一方说：“你应该早就完成这个任务了。”另一方回应：“你应该考虑一下每个人的工作量，不应该随意安排任务。”

2．A-A型（成人-成人型） 指在沟通中双方能以平等、理智的态度讨论问题，并彼此征询意见。通常在这种沟通类型中，双方都能以理智的态度对待对方，是一种有效的沟通方式。如一方说：“你觉得完成这项任务有什么困难？”另一方回应：“只剩一个小技术问题，需要2天能够解决。”

3．C-C 型（儿童 - 儿童型） 指在沟通中彼此都采用任性、感情用事的方式进行互动。通常这种类型的沟通容易产生较强的情绪体验，可能开始很高兴，也可能很快出现争执和不快。如一方说："我最不喜欢工作磨蹭的人。"另一方回应："我最讨厌工作的时候有人说三道四。"

4．P-C 型（父母 - 儿童型） 指在沟通中，一方采取父母的沟通行为，而另一方采取儿童的沟通行为。在这种沟通类型中，由于一方采用保护和权威的姿态，而另一方采用任性或服从的行为，双方在有些时候会进行有效的沟通，如父母方式的一方可以很好地照顾儿童方式的一方；而有的时候，会因为儿童方式的一方出于对权威的叛逆而导致矛盾出现。如父母方式的一方说："你今天必须把工作做完。"儿童方式的一方可能会服从地回应："好的好的，我马上去做。"也可能会叛逆地回应："你说得容易，我可干不了。"

5．A-C 型（成人 - 儿童型） 指在双方的沟通中，一方采取理性的方式，而另一方采取任性或依赖的方式。在人际交流中，通常会有冲突，影响沟通的效率。如成人方式的一方说："你接受这项工作有没有什么困难？"而儿童方式的一方则可能回应："该我休假了，凭什么给我工作？"

6．P-A 型（父母 - 成人型） 指在双方的沟通中，一方表现为权威、强势，另一方则采用理性的方式。通常父母型的沟通者会对成人型沟通者的不服从感到不快，但也会认可其理性的沟通方式；而成人型的沟通者则可能会对父母型沟通者的支配行为感到不满。如父母型的一方说："你今天必须要完成这项工作。"而成人型的一方则可能回应："这个工作太复杂，我需要两个帮手，今天才可能完成任务。"

（三）心理游戏

"游戏"并不是指有趣的玩闹，而是一系列有意义的沟通模式。由于游戏具有隐蔽性和惩罚性的特点，交互作用分析理论的创立者伯恩使用"心理游戏"来表示人们那些暧昧的、隐蔽的，并且产生可预知的后果的沟通行为。而个体进行心理游戏的目的常在于获得一种心理上的安抚。

人们在进行心理游戏的时候常是非理性的、无意识的。心理游戏存在于人们的日常交往之中，而且可以由家族延续个人的游戏模式。不但如此，在不同文化、种族之间有各自的心理游戏的规则和模式。如母亲在孩子打碎了花瓶后，可能会首先问："是谁打碎了花瓶？想找揍吗？"孩子眨眨眼，回答："是小狗干的。"事实上，小狗并不在屋里，看起来孩子撒了谎。于是母亲大怒，立刻开始批评孩子撒谎的行为，并说孩子一直是一个不诚实的人。这种沟通过程可以看作心理游戏的过程，母亲最初的询问是在邀请孩子参加这个游戏，给孩子撒谎的机会，等孩子在母亲面前撒谎、犯错了，就可以按自己最初的判断责备和惩罚孩子。

在心理游戏中，人们通常不自觉地会扮演惩罚者、受害者或拯救者等心理角色。在社会交往中，心理游戏可以帮助人们建立友谊、维持亲密关系，同时也可能会带来一些人际困扰。

（四）安抚

安抚是指对另一个人表示认可或抚慰的行为。它适用于各种类型的认可或抚慰，例如人与人之间身体上的、语言的和非语言的接触。多数工作中，表示安抚的主要方法是语言的，如"你的表现真的很好"。行动上安抚则可能是轻拍背部、拥抱或有力地握手等。

从效果来说，安抚可以是正面的、负面的，或是正负面混合的。正面安抚有助于接受者产生良好的感觉，如家长对孩子说："你做得非常好了。"负面的安抚则可能产生身体上或感情上的伤害，使接受者降低对她或他自己的良好感觉，如有的家长会告诉孩子："行了别哭了，谁叫你天生就笨呢。"混合性安抚则包含两个方面，既有正性的内容，也有负性的成分，通常会给被安抚者造成情绪的困扰，如有的家长在体罚完孩子会说："胳膊还痛吗？我打你是因为爱你。"

（五）生活定位

在童年时代的早期，每个人都会形成一种与他人交往的态度和方式，这种与他人交往的态度、观点和方式往往贯穿于人的一生，除非经历了重大的变故才会改变，因此称之为生活定位(life position)。虽然一种生活定位往往会支配着一个人的交互作用方式，但是在特定的交互作用中，其他立场也会不时地展现出来。也就是说，一种生活定位居统治地位，但并非是所采取的唯一的生活定位。

根据人际沟通分析理论，一个人看待自己和他人的方式形成了 4 种可能的生活定位。

1．我不好，你好 这种生活定位的人会认为自己是不好的，而他人是好的。这种态度常形成于早年的生活经历。由于幼年时的弱小而受到同伴欺负、父母的贬义性评价等原因，会产生自卑感，认为自己不如他人，而经过不断的强化，个体会产生很强的贬抑性的自我观念。在与人交往时，也常会表现出不敢主张自我的权利、过于顺从，出现人际冲突时常会自责，从而也会产生压抑、抑郁的情绪体验。

2．我不好，你不好 持这种生活定位的人不仅认为自己不好，他人也是不好的。这种对自我和他人的消极认识，可能源于幼年受到忽略、歧视等经历，或者源于养育者持续给予的负面反馈。该类个体既对自己缺乏信心，同时也对他人缺乏信任，在与人交往时会表现出退缩和不信任，也常会富有攻击性或自我放弃。

3．我好，你不好 持这种生活定位的人，常认为问题和冲突都是别人造成的，而自己是正确的。这种生活定位的人容易表现出比较强的攻击性，在交往中一般也采用较强的防卫态度，常处于偏执、愤怒的状态。

4．我好，你也好 这种生活定位表现出有益的自我接受和对他人的尊重，最可能导致建设性的沟通。与其他 3 种生活定位相比，“我好，你也好”的生活定位在心理上更为成熟和有效。

（六）生活脚本

生活脚本的概念由伯恩等人提出，是指确立于早年生活的规划，即童年时期形成的对自己的人生计划，经过父母的强化，从生活的经验中得到证明，并且经过选择而达到高潮。尽管心理学理论普遍认为一个人的童年经历对成年后的个体有较大影响，伯恩更进一步认为童年对个体具有决定性的意义，因为一个人在童年期就做了关于一生的决定，而不只是受外力的影响。在童年期，儿童因为自己的弱小和对父母的绝对依赖，会在与父母和环境的互动中逐渐产生关于自己是否安全、他人是好的还是坏的、我要怎样保护自己等的想法和决定。伯恩认为，生活脚本可以分为赢家脚本、输家脚本和非赢家脚本。赢家脚本是指把自己定义为一个能够快乐、满意地实现自己的人生目标的人。持赢家脚本的人无论事实的成功与否，都能够对自己的努力给予认可，对自己做出乐观而积极的评价。而输家脚本则是把自己定义为“一个无法完成人生目标的人”，尤其是认为自己在实现目标过程中不可能快乐和满意。输家脚本的人可能会因为没有完成目标而苦恼，也会因为完成目标过程中的艰辛而痛苦，从而总能将自己定义为一个失败的人。还有一种非赢家脚本，这是一种类似于中庸的选择，即在生活中不去冒太大风险，有时成功、有时失败，但是生活没有大起大落，是一种相对平静和稳定的生活方式。尽管生活脚本是个体童年的决定，但是伯恩认为，生活脚本是可以改变的，人们通过自我觉知和选择，可以有意识地改变自己的生活脚本。

（七）早年决定

早年决定是指“一个人在幼年时为自己的生存所做的结论”。早年决定是个人生活脚本的基础，与情绪性经验有很大的关联。早年决定会持续影响后来生活的选择和行为。个体的早年决定可能有：“不要存在”“不要做你自己（的性别）”“不要长大”“不要变得重要”“不要做小孩”“不要成功”等。这些早年决定并不是儿童意识到和主动选择的，多是从父母或重要他人的行为态度中所得到的结论，可能是在不同情境中经常被告知的某些规则。人际交互作用分析理论认为，提高个体对那些导致目前困扰的早年决定的觉知能力，有助于消除那些早年决定的负面影响。

三、人际交互作用分析理论在团体咨询与治疗中的应用

人际交互作用分析理论着眼于人与人之间的互动、沟通和研究，非常适用于团体咨询，该理论既可以解释一般团体中的人际互动过程，也作为一种团体治疗技术在团体中应用。

在人际交互作用团体中（简称TA团体），成员可以观察到他人的变化与示范，逐渐了解自己的人格结构，并学会如何与他人沟通。也有研究者专门开展TA团体，TA团体属于关注认知改变的治疗性团体，治疗者处于中心的位置，主要担任向导的角色，团体的形式多是轮流对每一个当事人展开治疗。治疗者的任务也多是鼓励当事人利用自己的内在资源进行自我治疗，而不是不断寻求别人的帮助。TA团体治疗的程序主要有四个步骤：第一个步骤是明确自己要改变的目标，并且明确团体领导者和成员需要共同分担的责任；第二个步骤是进行自我状态的分析，如鉴别和分析自己习惯化的自我状态、沟通模式、常用的心理游戏以及生活脚本等；第三个步骤是重新选择和重做决定；第四个步骤是鼓励成员将小组中的改变运用到生活中去。

综合思考题

1．影响团体效力的要素有哪些？

2．团体凝聚力与团体效能之间有何关系和相互作用？

3．社会学习理论对于团体心理咨询与治疗的实施有何指导意义？

4．根据人际沟通理论，团体领导者应如何促进团体成员之间的有效沟通？

5．人际交互作用分析理论对促进团体效能有何指导作用？

（官锐园）

第三章

心理动力学团体

◎ 学习目标

基本目标

1. 能概括心理动力学理论主要观点。
2. 能说明心理动力学团体的团体目标与干预过程。
3. 能概述心理动力学理论的发展历史与趋势。

发展目标

1. 能运用心理动力学基本理论设计团体方案。
2. 能运用心理动力学的基本治疗技术。

第一节　心理动力学理论概述

一、心理动力学理论的产生与发展

（一）心理动力学理论发展概述

心理动力学（psychodynamics）也被称为精神动力学，是一个分支复杂的理论流派，其主要观点是，人的行为主要是由本能和生物能量而驱动产生的，行为的目的是试图解决个人需要和社会要求之间的冲突。该理论流派最早起源于弗洛伊德的精神分析学理论。精神分析学理论假定症状是产生于本能情感的压抑，而症状是大量能量转换的结果，因此本能和能量是产生行为的动力源泉。弗洛伊德认为，潜意识中的本能欲望是决定人的行为的根本动力，而一个人的人格特质和行为也主要取决于个体的动力状态。以精神分析学理论为代表的动力学派在 20 世纪 60 年代得到了巨大发展，出现了很多理论流派和学说。随后的精神分析学家不断改革和发展精神分析学理论，精神分析的手段也被不断改革并应用于临床治疗。这些以动力学理论为基础的心理治疗方法统称为心理动力学心理治疗。

在弗洛伊德之后，该领域产生了很多有影响力的代表人物，如荣格、阿德勒、霍妮等，不过他们的心理动力学理论与传统的精神分析学理论已经相去甚远，当代心理动力学理论已经不再认为内驱力为影响行为的根本因素，而更强调个体与社会环境互动的重要性。

最早将心理动力学理论应用于团体治疗的心理学家是沃尔夫（A. Wolf），他从 1938 年开始从事团体心理动力工作，提出团体心理动力的重点应当是与其他个体发生相互交往的成员个体。在当代，让团体治疗真正具有影响力的是美国心理学家亚隆（I. Yalom），他所运用的存在主义团体治疗模式，成为当今团体治疗理论与实践的重要组成部分。

（二）心理动力学理论主要代表人物

心理动力学理论的流派众多，本章主要简介早期有影响力的代表人物，以及与团体治疗有关的代表人物。

1．弗洛伊德（S. Freud，1856—1939）　奥地利人，精神科医生及精神分析学家，精神分析学理论创始人。弗洛伊德在 19 世纪末、20 世纪初发展起来的精神分析学理论，是心理动力学派的最早期理论。1884 年，弗洛伊德在与另一名精神科医生布洛伊尔合作治疗一位名为安娜的年轻癔症患者时提出了自由联想的疗法。1895 年，弗洛伊德发表了《歇斯底里研究》一书，该书为弗洛伊德的精神分析学的创立奠定了理论基础。弗洛伊德在研究中第一次使用了“精神分析学”这个概念。1897 年，弗洛伊德在对自己的梦进行解析的基础上创立了自我分析法，并于 1900 年出版了《梦的解析》一书，极大地扩大了精神分析学理论的影响力。此后，通过对乱伦恐惧、情感矛盾等许多现象的研究，弗洛伊德于 1913 年出版了《图腾与禁忌》一书，提出三个重要的发现：第一，梦是无意识欲望和儿时欲望的伪装的满足；第二，俄狄浦斯情结（恋母情结）是人类普遍的心理情结；第三儿童具有性爱的意识和动机。这些发现为精神分析学奠定了基础。弗洛伊德对心理学的最重大贡献是揭示了人的潜意识过程，提出了人格结构理论、人的性本能以及心理防御机制理论。

弗洛伊德虽然主要聚焦在个体层面的工作，但他也关注了团体心理，他的著作《团体心理学和自我的分析》（*Group Psychology and the Analysis of the Ego*）分析了勒庞提出的团体心智，并分析了教堂和军队这两种团体。虽然他最终还是继续聚焦个体心理的研究，并没有过多涉猎团体心理，但他的理论为后续团体心理学的发展提供了坚实的基础。

2．阿德勒（A. Adler，1870—1937）　奥地利人，精神病学家和“个体心理学”的创始人。主要著有《自卑与超越》《人性的研究》《个体心理学的理论与实践》和《自卑与生活》等书。受到叔本华的生活意志论和尼采的权力意志论的影响，阿德勒对弗洛伊德学说进行了改造而提出个体心理学的理论。该理论强调意志的实现过程对人的重要意义，认为人类的一切行为都受“向上意志”的支配，即一个人生来就有一种内驱力，希望获得一种优越感，而人格发展有一个自卑与超越的过程。阿德勒提出创造性自我的概念，认为人格的形成与个体独特的生活风格相一致，尽管环境和遗传为人格提供了基本材料，但一个人可以按照自我的方式来组合这些成分。这一观点不同于弗洛伊德所认为的“人是早期童年创伤的产物”的观点。阿德勒的理论将最初弗洛伊德生物学特征的本我理论转向社会文化特征的自我心理学，对后来西方心理学的发展具有重要意义。

3．荣格（C. G. Jung，1875—1961）　瑞士人，心理学家和精神分析医师，是“分析心理学”的创立者，曾担任第一届国际精神分析学会的主席。著有《转换的象征》一书。荣格认为，人格分为自我、个人潜意识和集体潜意识三部分，指出集体潜意识是在种族进化和人类历史发展中所积累的心理上的沉淀物，由遗传的神经模式决定。集体潜意识具有相当大的影响力，当它们在意识中不能表现时，就会在梦中、幻想中以象征的形式出现。荣格还提出“原型”的概念，认为原型是经历许多世代一直保持不变的经验累积于心的结果，是一种对世界某些方面进行反应的先天倾向。虽然不是每个人都具备本民族所有的原型，也不是每个人所具备的原型都对个体产生同等的效应，但是某些原型在人的发育成长过程中起着至关重要的作用。荣格还提出人类存在的几种原型的主要表现形式，如人格面具、阴影、阿尼玛以及阿尼姆斯等，这些潜意识的原型在人格中起主要作用，而非弗洛伊德所主张的本能论。

4．霍妮（K. D. Horney，1885—1952） 德裔美国心理学家和精神病学家，是社会心理学最早的倡导者之一。主要著作有《女性心理学》《我们的内心冲突》《当代的神经质人格》《精神分析新法》等。霍妮解释了人的基本焦虑，指出个体自出生后会因所在环境中缺乏安全和温暖而形成无助感和恐惧感；而人的基本敌意则是来源于父母采用不当的教养方式所导致的、儿童对父母的一种敌意。这些基本焦虑和敌意虽然始自个体幼年，但起因却是个体与他人的社会关系，并非弗洛伊德所强调的性欲力为基础的本能论。关于人格，霍妮认为自我意象构成了人格的主要内容，自我意象代表个体对自己的看法，而由于个人生活经验不同，存在着三种不同的自我意象：现实自我，指个体在具体某时刻的身心特征的综合，代表个体当前的实际面貌；真实自我，指个人可能通过成长和发展而达到的状态，代表个体人格发展的内在潜力；理想化自我，指个体脱离现实而凭空虚构的自我意象，设想自己具备所有的完美特征，代表自己想成为完美个体的要求。当一个人完全受限制于理想化自我时，就总会以“我应该怎么样”来支配自己的思想和行为，从而过于苛刻地对待自己。霍妮认为理想化自我是一种心理异常现象，属于神经质性格，其治疗方法是帮助个体重新评估自己、认识自己，学习从真实的自我中发展自己。霍妮的理论对动力学派的临床治疗产生很大的影响。

5．勒温（K. Lewin，1890—1974） 德国人，1890 年出生于普鲁士，犹太中产家族，教育背景是医学、生物学和心理学，他最初对行为学感兴趣，后来转向格式塔心理学。24 岁参军，他于 1921 年 31 岁时在柏林大学教书，1930 年受邀到斯坦福大学做访问教授，后留在美国，效力于美国战事，提出了“场域理论”，并在麻省理工学院（MIT）创立了团体动力研究中心。勒温运用格式塔心理学来研究团体行为，认为团体是一个整体，每个成员都有彼此交互的影响，形成团体动力，包括内聚力和瓦解力、吸引或排斥，而团体及其环境形成社会场。勒温的团体动力学研究以及开发的训练团体（training group，T- 团体）对团体咨询理论与实践的发展起到了促进作用。

6．比昂（W. R. Bion，1897—1979） 英国人，出生于印度，最初学习历史，而后学习医学，再之后研究心理分析。比昂是客体关系学派的代表人物，也是团体动力学的先驱，被列为“过去 100 年对精神分析产生重要影响的作家和理论家”。他在团体作为整体的动力领域做出了重要贡献，影响了团体咨询和团体关系会议的发展。团体关系会议的模式将团体工作延伸到了组织发展与诊断的领域。

比昂 1932 年到塔维斯托克，那时他还是新手咨询师，他接受了英国心理分析学会的训练，1937—1939 年接受分析师李克曼（J. Rickman）的心理分析，1946—1953 年继续接受了梅兰妮·克莱因（M. Klein）的心理分析。在 1940—1960 年期间，他专注于团体过程的研究，著有《团体中的体验》(*Experiences in Groups*)。比昂提出的团体作为整体的理论，以及基本假设团体，都是后来发展起来的团体关系会议的重要理论基础。

7．亚隆（I. Yalom） 1931 年出生于美国，父母是第一次大战后移民美国的俄罗斯人。亚隆是精神病学家，也是存在主义心理治疗的代表人物之一，美国团体心理治疗权威，与弗兰克尔（V. Frankl，1905—1997）和梅（R. May，1909—1994）并称存在主义治疗法三大代表人物。受到存在主义哲学、人本主义心理学和精神分析心理学等理论的影响，亚隆根据多年的临床经验、实证研究以及哲学文献的丰富资料，深入地讨论了死亡、自由、孤独和无意义所带给人们的焦虑和痛苦，并提出了“终极关怀”的概念，开创了“存在心理动力学”的心理治疗理论。著有《存在心理治疗》《团体心理治疗的理论与实务》《住院病人团体心理治疗》《日益亲近》和《会心团体：最初的事实》等。此外，亚隆还撰写了多部心理治疗小说，如《给心理治疗师的礼物》《诊疗椅上的谎言》《当尼采哭泣》《生命的意义》《爱情刽子手》《叔本华的眼泪》等，并屡次荣获欧美小说和非小说文类奖项。亚隆的重要贡献还在于开创了亚隆模式的团体治疗，因其开展的团体工作和发表的著作所产生的影响力，团体治疗已经发展为心理学治疗领域的主要流派之一。

二、心理动力学理论的主要观点

动力性团体的工作围绕三个层面，即将个体 - 人际 - 团体作为整体，伴随着团体咨询师的动力性人性观。

最早的心理动力学理论认为，人的心理过程是适应各种冲突的历程，注重从潜意识层面解释当前行为的原因。尽管心理动力的治疗方法最初用于患者与心理治疗师一对一的关系，但其理论观点对动力取向的团体治疗也有重要的意义。后期的团体治疗师提出了团体作为整体的理论观点，将动力性治疗的理念推进到了个体嵌入团体中的团体心理。具体表现在以下几个方面。首先，在团体中，带领者着眼于每一个成员及其与其他个体相互交往的过程（process）；其次，心理动力团体带领者通过营造安全的团体氛围，成员自由互动，从而形成微型社会，成员得以有机会重新体验早年家庭关系的气氛；最后，在这种气氛中，带领者帮助团体成员回顾并且探索那些影响现在行为的、可能被压抑或忽略的情感，进而促进来访者洞察自己非适应性心理问题的发展根源，并且激发来访者自我矫正的情绪体验。

（一）弗洛伊德精神分析主要理论

1．人性观　弗洛伊德的人性理论认为，人无法主宰自己的命运，个人的行为主要受过去经验的影响。人类的行为主要取决于非理性力量、潜意识动机，以及生物本能的驱动力，即性的内驱力和攻击的冲动。弗洛伊德认为，6 岁以前的性心理事件会影响成年人的行为。在对人性的评价上，弗洛伊德认为人基本上是消极、负面取向和机械的，人类的所有行为都是由享乐和避免痛苦这两个原则来决定的，是由本能驱动的。

本能是指生物体内固有的驱动力，由身体的刺激状态而产生的一种心理能量。人同时具有生存的本能和死亡的本能。生存的本能主要是性驱力，死亡的本能即攻击驱力。弗洛伊德认为，性与攻击力是决定人类行为的重要因素，人类所面临的最大挑战就是如何驾驭性驱力和攻击驱力。

2．人格及人格发展　弗洛伊德认为，人格包括本我、自我、超我三部分。本我（id）主要包括所有与生俱来的本能，它受“快乐原则”的支配，以降低紧张、逃避痛苦和寻求满足为目标；自我（ego）是个体的意识和理性部分，根据“现实原则”，以理性思考的方式调节本我与超我，使个体既能满足个人需要，同时又能适应现实生活；超我（superego）由良心和理想构成，受“道德原则”的支配，多来自父母的教导，以监督和管理个体的行为，使其合乎社会规范与道德标准。弗洛伊德认为，人格适应不良的原因在于自我弱小或不够强大，本我、自我和超我三者之间难以平衡，个体的需求不能通过合理的方式获得满足。

弗洛伊德非常重视人在幼年时期的生活经验对人格的影响，他将人格发展分为五个阶段，即口唇期、肛门期、性器期、潜伏期和生殖期。口唇期是指个体从出生到 1 岁左右的时间，这期间的主要事件是吸吮乳汁、获取营养和快感。而个体在此期间可能会产生的焦虑来源则是定时进食期间的等待、断奶造成的焦虑等，其应对焦虑的方式常是吸吮手指。在此期间，个体的自我开始发展。肛门期是指个体 2 岁到 3 岁的年龄阶段，这期间的主要事件是进行排便训练，也就是说父母开始训练儿童定时、定点排便，并且开始产生双方的冲突，儿童的人格特质开始形成，如肛门驱逐型人格表现出不爱干净、大方、随便和做事缺乏条理的个性特点；而肛门保护型人格则表现出整洁、小气、刻板、做事有条理的个性特点。性器期是指个体 4 岁到 5 岁的年龄阶段，这期间，男孩开始发展出恋母情结，女孩开始发展出恋父情结，同时，由于开始理解道德的约束，超我在此期间发展起来。潜伏期是指个体 6 岁到 12 岁的年龄阶段，在此期间，个体主要开始学校生活，习得知识和社会规范，自我和超我都获得更大的发展。生殖期是指从青春期到衰老。在此期间，个体开始有成熟的性关系，并能够进行有创造性的活动。而在此阶段容易出现的人格发展问题有固着和退行。固着是指停留在早先的比较原始的人格发展阶段。退行是指当个人面临危机或受挫时，很有可能退回到先前的人格发展阶段。

3．潜意识理论　弗洛伊德学说最大的贡献就是提出潜意识的概念及意识的层次论，这成为了解人的行为及人格问题的关键。弗洛伊德认为人的意识有三个层面，即意识、前意识和潜意识（也称为无意识）。

意识是指人能随意想到、清楚觉察到的主观经验，具有逻辑性、时空规定性和现实性等特点。

前意识位于意识和潜意识之间，由那些虽不能即刻回想起来，但经过努力就可以进入意识领域的主观经验所组成。它起到检查功能，不允许那些使人产生焦虑的创伤性经验、不良情感以及为社会道德所不容的原始欲望和本能冲动进入意识领域。

潜意识指储存了许多经验、希望、冲动及记忆，在知觉不到的状态下运作的心理功能，包括本能和一些不被意识所接纳和控制的需求、动机、冲动和事件。潜意识虽不能被意识到，但在一定程度上主宰着人的精神活动和行为。这些被压抑的本能和欲望，往往以心理障碍或心理疾病的形式表现出来，成为心理疾病的致病根源。

4．焦虑心理　分析理论认为，焦虑是推动我们做某些事的一种紧张状态。焦虑的产生是本我、自我和超我相互争夺有限的心理能量而相互冲突的结果。焦虑又可分为现实性焦虑、非现实性焦虑（神经性焦虑）和道德性焦虑。现实性焦虑是人们觉察到真实生活中存在的危险或压力事件时所产生的内心的紧张、不安和恐惧，如人们对战争、死亡等事件感到的焦虑。非现实性焦虑是一种心理层面的焦虑，是由于担心失去对本我控制而产生的潜在危险所引发的，如惊恐发作的患者总是担心自己会出现惊恐发作，从而产生巨大的心理焦虑。道德性焦虑是由于意识到自己的思想行为不符合道德规范而产生的良心不安、羞耻感和有罪感，如青春期手淫可能会导致道德性焦虑。

5．自我防御机制　当本我、自我与超我存在冲突时会产生焦虑，而自我以常规方式未能消除焦虑时，则转而采用非理性的方法来缓解焦虑，从而达到自我保护、免于发生身心疾病的目的，如自我防御机制。弗洛伊德提出：首先，自我防御机制是在潜意识层面进行的，因而具有自欺的性质，是一种潜意识层的自卫；其次，自我防御机制往往具有否定或歪曲事实的特点，其作用在于保护自我，不至于由焦虑而导致疾病的发生，在防治心理疾病中有积极的作用，但没有道德上的欺骗含义。正因为自我防御机制有这种积极作用，所以每一个人，无论是普通人或神经症患者，都常用自我防御机制来抵制疾病的发生。但每个人会根据发展的层次和焦虑的程度而选择不同的自我防御方式。常见的自我防御机制如下。

（1）压抑（repression）：将引起焦虑的思想观念和欲望排遣到潜意识中去。

（2）否定（denial）：个体拒绝承认引起自己痛苦和焦虑事实的存在。

（3）投射（projection）：把自己内心中不为社会接受的欲望冲动和行为归咎于他人。

（4）退化（regression）：当人感受到严重挫折时，放弃使用成人的行为方式，而使用原先比较幼稚的方式去应付困难和满足自己的欲望。

（5）转移（displacement）：个体的本能冲动和欲望不能在某种对象上得到满足时，将其转移到其他对象上。

（6）反向作用（reaction formation）：用相反的行为方式来替代受压抑的欲望。

（7）合理化作用（rationalization）：个体对自己的不良行为或遭受的挫折给予一个似乎合理的、自己能接受的解释。

（8）升华作用（sublimation）：将本能冲动转移到为社会赞许的方面。

（9）补偿作用（compensation）：当个体因本身生理或心理上的缺陷致使目的不能达成时，改以其他方式来弥补这些缺陷，以减轻其焦虑，维护自尊心。

（10）认同作用（identification）：是指一种无意识的，有选择性地吸收、模仿或顺从自己所敬爱和尊崇的他人的态度或行为倾向。

（11）固着（fixation）：是指心理未完全成熟，停滞在某一性心理发展水平的现象。

6．阻抗与移情　阻抗是指个体不愿意把被压抑或否定的潜意识内容带到意识中来体验。在团体过程中，也可把阻抗看作团体成员拒绝处理潜意识内容，使得团体无法取得进展的行为。沃尔夫认为，团体成员出现阻抗时，常表现为对团体毫无反应或拒绝参与，如总是迟到或缺席、漠不关心的态度、表现出不信任、行为上不合作等行为，以此来逃避个人探索。

移情是指在心理治疗中，来访者将自己过去生活里对重要他人的感情、态度等，不自觉地转移向治疗者。移情分为正移情和负移情，正移情是指将积极的情感，如爱恋、依赖等情感转移到治疗者身上。负移情是指将消极的情感，如厌恶感、憎恨、敌意等转移到治疗者身上。移情的出现，在心理治疗中是有价值的。移情的出现使成员重新经历以前不敢碰触的情感，通过移情动力能协助成员从此时此刻的经验中去领悟过去对现在的影响。通过对移情的解释和分析，使成员能够去化解那些曾使他固着、妨碍情绪成长的内在矛盾，以便能对其固有的行为模式进行改变。

（二）亚隆存在主义心理治疗的主要观点

亚隆从存在主义的立场来解释心理疾病的产生和发展，并论述了治疗师如何理解和运用四个“生命的终极关怀”——死亡、自由、存在的孤独和无意义——来进行有效的临床工作。亚隆认为，人们之所以产生心理问题是由于对终极关怀的觉察而导致了内心的焦虑，并由此引发防御机制。当这些防御机制被过度使用时，则造成适应不良而导致更大的焦虑，于是个体被迫使用极端的方法来保护自己，却引发防卫崩溃或失控，从而出现精神病理性思维、情绪和行为。亚隆认为，个体对存在的既定事实，即存在哲学中所谓“终极关怀”的觉察和恐惧，会作为内部冲突力量而引发焦虑。亚隆提出人类的四个终极关怀的内容，分别是死亡、自由、存在的孤独和无意义。

1．死亡　亚隆认为，死亡和生命是同时存在的，而并非有先后顺序。死亡一直就存在于生命的表层之下，对个体的经验和行为都有巨大的影响。死亡是焦虑的原始来源，也是精神病理的基本来源。当人们了解到死亡不可避免，又产生想要延续生命的渴望时，这两种想法之间的张力就构成了“存在冲突”的核心。人们通常发展出两个基本的防卫信念来对抗死亡带来的焦虑，分别为独特性信念和终极拯救者信念。独特性信念是指在潜意识中相信自己是一个例外，可以免除生老病死等自然规律的限制；终极拯救者信念是指在潜意识中相信有一个拯救者会永远保护自己免于死亡。

2．自由　从存在主义的角度，亚隆认为，自由是指缺乏外在的结构。人们在日常经验中常认为自己缺乏自由，而事实正好相反。作为个体，没有一个人的生活是被事先设计好的，每个人要为自己生活的设计、选择与行动承担完全的责任，每个人都是自己的创造者。当人们发现自己面临无所依靠的处境，又渴望获得结构和倚仗的时候，二者产生的冲突会成为焦虑的重要来源之一，这种焦虑被称作“无根”（groundlessness）焦虑。个体会通过无意识地寻求规则、权威和神圣的使命等方式来避免觉察到这种焦虑的存在，从而避免对自己的生活承担责任。

3．存在的孤独　这是一种人与世界的分离。这种孤独与一般意义的人际孤独和孤独感不同，指的是个体与任何其他生命之间彼此的隔离，是一种存在意义上的孤独。个体意识到自己的存在孤独，却又渴望与外在世界接触，并成为整体的一部分，这两者之间所形成的张力就造成存在的冲突。对抗这种存在的孤独最主要的力量是人际关系，而如果个体对孤独的恐惧和焦虑过于强烈，就会在建立关系的过程中，把他人当作被利用的工具，但这种利用行为恰恰会导致关系的失败，从而引发更大的孤独感和焦虑。

4．无意义　从存在主义的角度，亚隆认为人类面临一种困境，即一方面需要意义，如需要目标、价值或理想，另一方面又意识到地球和宇宙中没有人类所追求的“意义”，因此会导致存在的动力冲突而产生焦虑。个体为逃避这种焦虑，则可能会产生虚无主义、无所谓态度或者强迫性冲动等多种防御机制。

（三）心理动力学理论导向的团体整体观

弗洛伊德所著的《团体心理和自我的分析》对勒庞（Le Bon）的团体心智（group mind）概念进行了描述，并对教堂和军队两种特殊团体进行了分析，这也对应了“弥撒亚”和“战或逃”这两种基本假设团体。但弗洛伊德后期并没有对团体产生兴趣，而是继续在个体精神分析领域探索。

在团体治疗领域，有两种团体整体观，以福克斯（S. H. Foulkes，1898—1976）和比昂（W. R. Bion）为代表。两者的理论都是在战争年代产生，福克斯最初学习格式塔心理学，在维也纳受训于精神分析学派，有10年个体咨询的经验，1930年已经是认证的精神分析家，后来成为心理学取向的社会心理学家，1941年开始团体工作。比昂是学历史出身，后来学医，先是作为社会学家研究团体，之后在1951年成为精神分析学家。

1．福克斯的团体整体观　福克斯认为，个体进入团体是为了治疗，团体是个体互动的基础，激发个体的社会互动，缓解个体的社会疏离，并可以激活集体无意识。团体是背景（background），个体是前景（foreground），当团体成为一个自由流淌的实体（entity）时，团体便会有助于打破身处其中的个体的防御与阻抗，释放个体的束缚，从而深入探讨个体问题。他的团体整体观更为强调个体在团体内和与团体间的嵌入，研究个体如何与团体建立关系。福克斯的观点已经带有系统观的思想，认为个体嵌入在团体中，团体则嵌入在更大的组织中。

2．比昂的团体整体观　比昂的思考更社会化，而少个体化，更关注团体，认为个体嵌入团体是为团体服务的，团体作为整体有其自身的问题，比昂称之为“团体神经症”（group neurosis）。比昂关注集体无意识层面，通过团体成员解决团体整体的问题。比昂在研究小团体完成任务的过程时，发现团体在朝向完成任务的过程中总是会遇到困难，因此，他提出“工作团体”（work group）和“基本假设团体”（basic assumption group）的概念，前者指朝向既定目标工作的团体，后者指以某种预期方式偏离工作方向的团体，通常是团体共享的无意识的幻想或假设影响了团体全体成员的功能，使团体偏离了既定的目标。他提出了三种基本假设，分别是依赖（dependency）、战斗 - 逃跑（fight-flight）以及配对（pairing）的基本假设。

（1）依赖基本假设：此类团体的特征是，团体是为了得到带领者的支持而见面的，它依赖于带领者的滋养，包括物质和精神方面的，以及保护”。因此，团体成员表现出不足和不成熟的一面，无法为团体做贡献。与此同时，他们表现出，好像带领者是全能的、无所不知的，是一个可以用魔法解决全部困难和问题的人。但下一刻又会表现出对带领者的失望，转而寻找另一个带领者，随即陷入失望的循环中。

（2）战斗 - 逃跑基本假设：此类团体的特征是，团体攻击或逃避团体外的某些事情或人，而偏离了当下的此时此地。团体在幻想中创造出危及团体的外部“敌人”，并执着地和这个“假想敌”战斗，从而回避处理团体内的问题和冲突。

（3）配对基本假设：此类团体的特征是，成员们聚在一起是为了两个人可以配对，创造一个新的、尚未出生的带领者。这种“希望的”创造行为本质上是性的，尽管他们的性并不重要。处于配对假设团体的特点是希望有一个救世主诞生，将他们从焦虑和恐惧中解救出来。

（四）团体动力学理论

团体动力学产生于20世纪30年代的美国，奠基人是德国心理学家勒温（K. Lewin）。勒温早期在柏林研究格式塔心理学，格式塔的整体观是勒温心理学的基础。勒温认为，每一个整体都具有其自身的独特意义，整体的性质决定着部分的特征，而部分的性质则依赖于它在整体中的关系、位置和作用。

1932年，勒温移居美国，在康奈尔大学任教，在这期间，他更新了他关于人类行为的心理模型，该模型认为，在任何时间点上，团体都存在于社会和心理的力量之中。这些力量彼此相互作用，充满动力。这些互动决定了团体和个体的行为。他认为，团体生活将影响一个人的社会态度和社会地位，影响一个人的安全感和自信心；团体能够塑造一个人的生活期望和目标，影响到一个人的是非观念或价值观等。沙利文（H. S. Sullivan）曾经说过，是人使人们生病，也是人使人的病好起来。这句话进而可以理解是人与人之间的互动使人们生病，也是人与人的互动使得人们好转。进而可以理解为，是团体使人生病，也是团体使人好起来。

1933—1935 年，勒温在进行一系列的团体行为研究时提出并创立了团体动力学，他强调团体是一个动力团体，应把它作为一个整体来研究。他所研究的主要是小团体。他在 1939 年发表的《社会空间》一文中，首次使用了“团体动力学”这一概念，指的是对团体中各种潜在动力的交互作用、团体对个体行为的影响、团体成员之间的人际交往和人际关系等做的研究和探讨。

1945 年，勒温在美国麻省理工学院成立了团体动力研究中心，有很多工作人员和学生。当勒温 1947 年去世的时候，该中心搬到了密歇根大学，继续进行有关团体的科学研究，在 20 世纪 50 年代和 60 年代进行了大量的团体理论和实践的研究，包括 Festinger（1954、1957）的社会比较理论和不协调理论，Schachter（1951、1959）的沟通分析、团体凝聚力和归属感分析，Thibaut 和 Kelly 的交换理论（1959）、Back（1972）的团体分析等。

勒温提出的团体动力学的概念既指团体中团体和个体的行为和互动，也指对这些动力进行研究的科学学科。1968 年，卡特莱特（Cartwright）和赞德（Zander）正式提出了团体动力学的概念，认为团体动力学是探索和研究团体本质的知识、团体发展的规律，以及团体与个体、与其他团体和更大的机构之间的关系的一个领域。时至今日，团体动力学涉及领域广泛，包括团体与个体、团体的结构、团体中的权力、领导力、影响、冲突、决策制定、团体任务与目标、团体间关系、团体氛围以及团体中的改变等。

第二节　心理动力学取向的团体咨询与治疗

心理动力学团体的一个重要工作是揭示成员之间互动中的无意识过程，以及揭示成员与带领者之间互动中的无意识过程，并通过对无意识过程的工作，促进小组成员的自省。因此，心理动力学团体的目标是通过营造一个支持性的氛围，鼓励个人在团体中获得领悟性的成长，帮助个体从冲突中找到和谐，从压迫的自我中获得解放和成长，学习自我尊重和尊重他人等。

一、心理动力学团体的目标与过程

（一）团体目标的设定

心理动力学团体的治疗目标主要在于重建来访者的性格与人格系统，这一目标是通过使潜意识冲突进入意识层面，经过强化自我的过程，使行为更符合现实，最终通过对个体人格结构的修正、学习新的行为而重建人格，而不仅限于解决当前的困扰问题。

在心理动力学取向的团体中，咨询与治疗的目标则在于通过为成员提供一种重新体验早年家庭关系的气氛，使成员能意识到那些影响现在行为的、被压抑的情感，促进成员提高洞察力，激发成员矫治性的情绪经验，并实现性格与人格的重建。心理动力学团体本身是以一种象征性的方式再现成员的原生家庭，使每个成员在团体中能重新体验自己的早期体验。

（二）团体过程

心理动力学团体主要依据的理论是弗洛伊德的心理动力学理论、团体整体观和团体动力学理论。传统心理动力学理论认为，心理治疗过程的核心是动力和情感过程的解释，在此过程中能够实现自我领悟和人格改变的治疗目标。而心理动力治疗过程也主要集中于解释过去经验、讨论和解决个体在潜意识层次上发生作用的心理防御和阻抗。现在的团体治疗过程越来越多关注团体不同阶段的发展过程，团体过程中呈现的个体 - 人际 - 团体整体层面的动力，个体过去的经验在当下的呈现和矫正，个体当下的经验向未来迁移的过程等。

心理动力学理论取向的团体治疗主要运用自由联想、解释、领悟和修通等技术，重现和解释过去的经验，以解决在潜意识中发生的防御和阻抗，从而消除意识与潜意识之间的冲突，重新构建一个自我和谐的人格体系。

二、心理动力学团体带领者的角色与任务

（一）带领者角色

在心理动力学团体中，不同的团体发展阶段，带领者的角色也有所不同。在初创阶段，带领者的角色主要是交流促进者和保护者，主要任务在于创造一种接纳性的宽容气氛，以增进团体成员的互动。带领者应当采用客观、温暖而不偏不倚的态度，目的是促进成员投射与移情作用的发生。而在团体的工作阶段，尤其是当团体中出现各种阻抗与移情现象时，带领者的角色主要是反馈者和协助者，要及时澄清和解释它们的意义，并协助成员勇敢面对并妥善处理。

一般心理动力治疗师的角色不是非常主动的，虽然也会在内心很活跃地运用各种技术，如倾听、共情、理解、假设等，但是通常心理动力治疗师的主要工作是等待小组成员自行探索，而不是为治疗设置时间表。此外，心理动力治疗师一般也不过多表露自我，而是给团体成员更多机会去探寻自己的目标。

亚隆认为，治疗师与来访者应当是一种旅伴的关系，心理治疗可以视为治疗师与来访者共同的旅程。因此，在团体中，治疗师要与来访者有真实的关系，以促进来访者内心的变化。真实的关系表现在，治疗师必须首先关心来访者的成长，而不是关注治疗师自己的个人需要。此外，治疗师给予来访者的关爱应当是无法破坏的，而不是期望对方给予对等的关爱。

（二）带领者任务

心理动力学团体带领者的主要任务如下。

1．促进交流　在团体中，带领者需真诚、直率和起到简单明了的示范作用，在团体摇摆不前时，也应当能够保持乐观的态度。带领者必须注意团体中的个别差异，鼓励成员自由地表达自己。为促进团体成员的相互交流，可以通过一些具体的设置，如使用一些引导活动促进成员之间的联结、要求成员设定个人目标等。同时，在促进交流的过程中，带领者还有保护者的功能，即要保护团体成员互动过程中的自尊和隐私，这需要设立团体规范来保护每个成员的利益。带领者还要能够创造一种鼓励成员自由表达自我问题的气氛；此外，带领者需要能够设定团体的边界，鼓励成员彼此在团体内交流，而减少团体外的社交性交往。

2．提供反馈　穆兰和罗森保（1978）认为，分析式团体是一种“人生的片段”，它在许多方面重复了原生家庭的情况。因此，在动力学团体中，团体带领者一般很少实施结构性的干预，一般组织的也是异质性团体，以增强团体作为一个微缩社会的可能性。在这样较少结构性、较多异质性的团体中，团体成员有机会去重新体验到家庭情景中所产生的矛盾和冲突。而带领者则更多通过提供反馈的方式，让成员有机会了解自己与其他团体成员和带领者之间的各种家庭式的关系，进而利于自我探索。在反馈过程中，带领者也可以通过适当的自我暴露和树立榜样的方式，协助成员逐渐理解其现实行为的潜意识决定因素，将潜意识上升到意识层面。

3．澄清引导　在提供反馈的基础上，带领者还需要帮助成员澄清问题、引导成员进行讨论。带领者可以给予成员较大的空间，让成员来决定团体的方向和个人的参与程度，带领者只是协助澄清个体的自我冲突与防御机制的特点。采用这种领导行为时，带领者应客观判断、精确解释，而且要协助成员勇敢面对和处理自己，甚至整个团体中出现的阻抗现象。

4．鼓励支持　心理动力学团体的一个重要目标是促进个体积极地改变，而提供支持性的咨询与治疗是带领者的一个重要功能。在团体出现建设性改变时，带领者可以逐渐撤除某些主导性功能，而转为鼓励成员间互动，以促进成员独立改变的可能性。此外，也要鼓励团体成员对自我和团体行为中的微妙层面进行关注，通过询问、澄清协助他们在更深的层面上进行探索，进而以

支持性的方式鼓励他们探索自我和提升人格的可能性。

三、心理动力学团体基本治疗技术

团体的心理动力学技术和方法主要是关于小组成员的自由联想、梦、移情与阻抗等现象的动力分析与解释。此外，还有再现成员原生家庭的相关技术、此时此地的过程性技术等。

1．自由联想　是由来访者在未经思索的状态下自发性地说出内心的话，以获取潜意识冲突线索的方法。团体过程中，自由联想是鼓励成员揭示被压抑或潜意识内容的过程，以便能达到对自己心理动力更深刻的洞察。成员们常被要求报告自身的经验，团体保持充分开放，允许其他成员说出任何内容。这种方法还可以促进团体的整体性和对团体历程的积极参与。

2．梦的解析　也是探索潜意识的方法。弗洛伊德对梦进行了研究，他认为潜意识中的本能冲动在睡梦中得以表现，就构成了梦境。梦是愿望的达成，梦表达了个人隐藏在潜意识中的需要、矛盾冲突、愿望、恐惧和被压抑的经验。表露自己的梦，对于分析和理解混乱的思想情感和行为背后的原因是十分重要的。当在团体中公开并讨论梦时，成员对隐藏在它背后的动机和未解决的问题可以获得新的认识，从而产生一定领悟和自我觉察。在梦的解析和讨论中，成员们还可以学习到用一种具体的方式来应对那些他们过去无法面对的情感和动机。

3．移情的处理　在处理移情方面，治疗师使用的技术主要有以下三种。

（1）分析移情：若不能识别移情的发生，带领者则很难完全了解团体的进程，因此，在团体中，带领者要随时关注移情的发生，并能够及时分析移情产生的原因及性质。通常，因为带领者的特殊身份，带领者在团体中出现时，常会使成员产生对权威的移情，这种移情可能会通过谈话的气氛、主题，成员的座次、姿态等呈现出来。例如，当带领者出现时，成员会立刻停止正在讨论的话题；先来的成员通常会坐得离带领者较远等。而不同个性特点的成员所表现出的移情也很不同，如具有一些攻击性或偏执的成员可能坐在治疗师的正对面，并且经常质疑或反对治疗师；而依赖性较强的成员则常坐在治疗师的旁边，也很少挑战治疗师。重视和觉察成员的不同移情特点，既有利于带领者理解整个团体的进程，也有利于理解不同成员在团体中的发展特点。

（2）促进移情的产生：在较早的心理动力学团体治疗中，带领者常比较节制，通过不过多暴露自己的个人信息和想法来促使成员移情的产生。不过，近年来心理动力学理论的带领者也会强调与成员的互动。亚隆（2005）认为，带领者真实的人格、对自我潜意识的觉察以及反移情，都可能在与成员的互动中呈现出来，而团体成员与真实带领者的互动，能激发出来访者真实的移情和情绪体验，因此，近年来的团体带领者也常会主动而自在地与团体成员互动，呈现自己真实的一面。

（3）解释移情：在分析性团体中，对移情的发生进行识别与解释一直是治疗师的重要工作内容之一。对于团体成员中出现的移情，带领者需要能够及时地识别，并且在适当的时机下予以表达和解释。

4．阻抗的处理　在心理分析理论中，阻抗主要是指个体不愿意将潜意识中被压抑和否认的内容提升到意识层面。在团体中，阻抗也可以被理解为成员们不愿意解决潜意识中存在的一些问题，从而出现妨碍团体发展的一种现象。成员之所以出现这种阻抗现象，是因为害怕接触到潜意识中令自己感到高度焦虑的部分，从而采取了自我保护措施。

有一些阻抗是表现在团体建立之初，如有些人一开始就不愿加入团体，或者表现出要脱离团体。还有些成员会表现出不投入的情形，如只是像旁观者一样看其他成员的活动，而从不表露自己的想法；或者只是不断叙述过去的经历，而回避在现实中对自我进行探索。在团体过程中，也有很多阻抗的表现形式，最常见的行为有经常迟到或缺席，总是表现出自我感觉良好或无动于衷，总是一言不发或滔滔不绝，或者表现得非常理智，从不表露情感，在团体中对别人表现出过分的关心和热情，表现出不信任他人、不合作以及言语攻击等，还有的成员完全按照社会化的模式在团体中与他人交往，不表露个人的特点。

导致团体成员产生阻抗的原因有很多，主要有：担心团体的安全，担心个人隐私被暴露；认为自己独自“占有”治疗师的愿望不能满足；为在团体中可能又会重新体验令自己感到冲突的人际关系而感到焦虑，如在其他成员的交往中，可能会因为某个成员的特质很像自己原生家庭的成员，从而再次体验到原生家庭中的某些冲突；潜意识中固着的一些防御方式；担心难以从团体中那些自身也有问题的人身上获得帮助。

阻抗是精神动力团体中经常出现的一种现象，处理阻抗的方式如下。

（1）自由联想的方法：通过自由联想让来访者无保留、不受限制地表达自己的想法。当团体成员分别进行自由联想、曾经有过的体验再次呈现的时候，阻抗就会表现出来。可以借此来观察、分析和解释阻抗。

（2）带领者的示范作用：在团体中，为了帮助成员消除阻抗，团体带领者对成员之间表现出的合作和互动予以鼓励、支持。

（3）从此时此地发生的阻抗现象入手：从团体的此时此刻进行分析，通常也会产生很好的效果。通过分析此时此地的阻抗行为，还可以帮助成员意识到为防止焦虑而采取的自我防御模式。

（4）及时处理成员的负面情绪：团体成员的失落和愤怒等情绪对成员自身和团体都具有一定的破坏作用，因此，团体领导者要及时觉察、反馈和处理团体成员的负面情绪。

（5）利用团体的力量：当团体成员之间建立起较好的信任时，可以利用团体的力量来引导成员认识自己的阻抗，同时，团体的支持会帮助成员放下自己的过度防御。

总的来说，对于阻抗的处理原则是，带领者和团体成员达成共识，并一起去认识问题、解决问题。

5．解释 是一种用于分析自由联想、梦、阻抗、移情等的治疗技术。在团体中，解释的方法有带领者的提示、认同、澄清、界定、联结和比较等。解释的目的是揭示症状背后的潜意识动机，指出成员行为中所防御和逃避的成分，促使成员对其潜意识冲突获得领悟，从而产生矫正性体验，并引发行为的改变。解释的内容包括：将表面的现象翻译成其深层所要表达的内容，翻译梦中或口误等现象的象征性意义，或者揭示来访者在处理冲突和痛苦情感时所使用的防御机制。在团体中，团体带领者会利用解释的技术帮助团体成员发掘自己行为的潜在意义，在适当的时机帮助成员解释自己的情感、行为或反应，从而产生新的洞察和领悟。

四、心理动力学取向团体的应用

（一）心理分析取向的团体

1．团体特点

（1）团体注重发掘成员的移情、阻抗等体验：在心理分析取向的团体中，成员之间的关系会与他们在各自家庭成员之间的关系有相似之处。不过，团体中建立这些关系是在一个相对安全的、对所期望的结果具有建设性的团体环境中产生的，因此，具有更多的治疗意义。团体参与者有许多机会体验对其他成员和团体带领者的移情，他们可以在团体中理解、修通这些情感，并因此增加他们的自我了解。团体成员能够有机会接触和面对自己的防御机制和阻抗，并因此产生更深入的领悟。同时，观察其他成员同样的矛盾冲突，能促发他们改变自己不良防御机制的动机，并明白他们并不是孤立无助的。阻抗也可能在成员之间互相袒露的气氛中得以消除。

（2）团体互动过程是干预的重点：在心理分析团体中，由于团体成员会与其他成员互动，成员对带领者的依赖性相对个体咨询有所下降，同时可能会更真实地展现实际人际关系中的自我。团体成员间的相互动力打破了团体成员要与团体带领者建立一种排他式关系的理性化期望，并且从他人的经验中发现存在普遍性的苦恼，这些过程会带给成员更丰富的自我体验。

（3）强调情绪的体验和反思：在安全的团体氛围中，成员可以了解到，一些强烈的或负面的情绪是可以表达且是可以被接受的，而这些情绪可能是他们以往不敢表达的，甚至是压抑在意识之外的强烈的情绪。在团体环境中，团体成员有许多机会了解自己与团体带领者和成员之间的交互作用，了解和反思自己情绪体验的真实含义。此外，团体中所分析的情绪体验不仅来自历史回忆，还可以是团体同伴之间交往过程中的体验。

2．团体过程

（1）第一阶段：个人成长回顾阶段。该阶段主要是了解成员生活中每一发展阶段需要的满足状况、挫折和危机状况，寻找人格冲突和心理障碍的根源。成员可以回顾自己过去在人格发展的每一阶段的情况，并探讨与现时心理问题的联系。主要内容有：成员在人生的各个发展阶段存在着哪些挫折和危机，这些经历与成员现在的心理问题有何联系，成员如何处理自己生活中的危机等。在团体成立之初，成员尝试与他人建立关系，或者尝试袒露自己时，通常会体验到焦虑。这种焦虑被看作是团体中的每个成员所要承担的风险之一，但同时也是一个产生建设性改变的信号。因此，让成员在小组中体验到一定程度的焦虑是非常有价值的。

（2）第二阶段：自由联想和梦的分析阶段。此阶段的主要内容是带领者引导团体成员进行自由联想、阐述梦等活动，促进成员彼此揭示其内在的情感，减少防御，激发成员洞察潜在心理冲突的能力，对当前的问题和过去经验之间的练习产生顿悟。

（3）第三阶段：解释和修通阶段。在此阶段，团体带领者帮助成员解释其自由联想、梦、阻抗或移情的潜在意义，帮助成员自发消除阻抗和改变旧有反应模式。应当是在适当的时机下，解释的内容应当属于那些来访者在当前阶段能够接受的范围，由浅入深地进行。解释既可以针对个别成员，也可以针对整个团体。

（4）第四阶段：扩展阶段。在解释和修通阶段，成员已经获得自我修通、自我和谐的体验，因此，在扩展阶段主要鼓励团体成员在团体之外发展自己的自主性。可以鼓励他们在没有带领者的情况下自行见面，促进成员发展出更多的自主决定和自我实践。

（二）亚隆人际关系团体

1．团体特点　在人际关系团体中，治疗师不作为权威而出现。治疗师的任务在于协助团体建立支持性、凝聚力高的团体氛围，并且促使形成有活力的小组交往模式，作为一名相对透明的参与者融入团体之中。“相对透明的参与者”一方面是指治疗师把自己在小组中的情绪、困惑和思想等方面及时与成员分享，将自我融入小组之中，同时将技术整合其中；另一方面也指治疗师给成员充分授权，相信成员和团体自身的力量，而减少自己对团体的扰动和引导。治疗师作为透明化的榜样，在团体互动中表现出强大的包容性，这一行为有利于团体安全和支持性氛围的建立。

亚隆人际关系团体可以有不同的治疗目标，如心理问题、情感问题或人际问题治疗小组，可以是同质的小组，即由相同心理问题或共同目标的团体成员组成。比较适合参加团体的成员通常具有的特征为：有人际交往能力、有表达自己感受的能力、具有改变现状的动机、有改变的能力、对参与团体治疗抱有积极的预期、有承受焦虑和压力的能力、有控制自己的冲动的能力、具有体验安全感与信任感的能力、有能够接受帮助和给予他人帮助的能力，以及能够遵守团体治疗的设置等。人际关系团体不适合精神病患者，有自杀倾向、严重暴力倾向、严重社会适应问题、严重退行、药物依赖人群，无法认同团体治疗设置者，以及智力低下、有严重躯体疾病患者等成员。

2．团体过程　围绕团体的人际功能和任务功能在不同阶段的表现，Tuckman 于 1965 年提出了团体发展的四阶段，即形成期、暴风骤雨期、规范期和工作期，后来又进一步发展，形成了五阶段理论。

第一个阶段是形成期，指的便是成员与带领者以及其他成员建立关系的阶段，同时探索团体的任务界限，何种行为在团体中可以被接受。在此阶段，团体成员处于自我定位、试探、犹豫、寻找意义或者寻找可以依赖的力量等情形中，并渴望得到认可和接纳。此阶段，治疗师需要为团体设定一些团体规范，如鼓励成员能自由而真实地表达自己的感受、及时反馈等，同时治疗师也会鼓励成员彼此进行互动，而不是只对治疗师讲话。在此阶段，治疗师会选择简要说明团体治疗的目标和方法，或者介绍几项团体规则，如保密和坦诚原则等。此后，治疗师可以建议成员进行自我介绍，也可以保持沉默，等待小组成员自发开始沟通。

第二个阶段是暴风骤雨期，这个时期团体内出现冲突，源于团体成员的差异性，成员彼此之间以及与带领者之间，逐渐出现敌意。这个时期，团体表现缺乏统一，成员对于团体任务出现情感反应，对于人际关系和团体任务都有些抗拒。团体带领者此时的工作是帮助成员体验自己内心的真实感受，领悟到自己强烈的依赖的渴求。此外，当治疗师没有满足他心中的权威形象时，会因此而产生不满。治疗师的任务则是拒绝扮演传统的权威角色，不为成员提供答案和解决之道，其工作是敦促团体去探索和利用自身的潜能和资源。同时，治疗师仍应采取真诚、真实的态度，及时觉察团体成员在“此时此刻”出现的情感波动，不压抑成员的情感，并帮助他们觉察到自己的情绪变化以及共同讨论情绪背后的真正原因，促进成员的自我领悟。

第三个阶段是规范期，这个时期团体发展出了凝聚力，成员接受了彼此的差异，并能够表达个人观点，团体成员的自我表露、信任感和亲密感都在不断增加，成员开始分享自己真正的治疗动机，敢于表露自我的负性经历和情感，能够放下自身的阻抗。角色和规范就此形成。成员开始寻找最有效的在一起工作的方式。

第四个阶段是工作期，成员适应了自己在团体中的角色并发挥角色功能，团体还可能会继续出现紧张或冲突，但是团体成员已经有能力承载这些冲突，并且在解决过程中实现自我的改变和成长。团体的人际功能支持着团体的任务功能。

第五个阶段是分离期，这个阶段是后期加上的，也是经过对后续很多有关团体发展的研究进行分析之后加上的，就此形成了团体生命的循环模型。在这个模型中，分离是团体生命中很重要的议题。有些短期性团体会提前设定结束日期，团体结束的时候，带领者会提前提醒成员已经临近治疗结束，提醒他们考虑要如何结束团体。在准备结束的时候，可以利用几次聚会分享团体中的经历、体验和彼此的变化，帮助成员处理分离的不愉快或各种不舒服的感受。

而对于未设定结束日期的团体来说，团体可以结束的标志是团体对于成员来说已经不是那么重要了。也就是说，当团体成员的问题得到解决、成员真正好转的时候，对于团体和治疗师的依赖就越来越少了。当无论团体带领者在场或不在场，成员的表现相同的时候，就是结束治疗的最好时机。

综合思考题

1．心理动力学团体治疗的核心理论基础是什么？
2．心理动力学团体中，移情可能以哪些形式表现出来？
3．心理动力学团体中的投射和认同现象如何影响成员间的互动？
4．心理动力学团体的领导者需要具备哪些核心能力？
5．针对团体中的阻抗现象，领导者应如何识别并处理？

（鲁小华）

第四章

个人中心治疗团体

◎ 学习目标

基本目标

1．能概括个人中心治疗理论的主要观点。

2．能说明个人中心疗法的团体目标与干预过程。

3．能概述个人中心疗法的发展历史与趋势。

发展目标

1．能运用个人中心疗法理论设计团体干预方案。

2．能运用个人中心疗法的基本干预技术。

第一节　个人中心治疗理论概述

一、个人中心治疗理论的产生与发展

个人中心治疗理论主要来源于人本主义心理学和存在主义哲学观点。个人中心治疗是美国心理学家卡尔·罗杰斯（C. Rogers）于20世纪40年代创立的一种心理咨询与治疗的方法，目前已经成为心理治疗领域中的主要理论流派之一。个人中心治疗并不局限于心理咨询与治疗过程，也被广泛应用到治疗以外的领域，如以人为中心的教育、亲子关系与人际关系培训，以及国际关系的研究等。

随着罗杰斯的人本主义理论的发展，个人中心治疗主要经历了三个阶段的发展历程。

在20世纪30、40年代，罗杰斯提出了"非指导性治疗"。在《问题儿童的临床治疗》（1939）一书中，他提出：人有积极改变自己的巨大潜能，因而心理治疗的任务在于启发和鼓励这种潜能的发挥。在《咨询和心理治疗：新近的概念和实践》（1942）一书中，罗杰斯主张在咨询和心理治疗中采用非指导性疗法。非指导性治疗方法强调治疗师本身的态度和个人特质，并指出治疗关

系是决定治疗效果的最重要因素。

在20世纪50年代，罗杰斯提出“来访者中心治疗”。在《来访者中心治疗：它的实践、含义和理论》（1957）一书中，罗杰斯提出“自我理论”，并提出“来访者中心治疗”，强调把患者视为自己问题的主人，认为患者具有解决自己问题的能力。因此，以患者为中心的治疗师只起到一个促进者的作用，通过提供一个非评论性的气氛，即不对患者的行为提出正确或错误的评判，以便不从心理上威胁和打扰患者，从而帮助、促进其发展自我意识，加深对自己的了解，最终自己找到解决问题的方法。该疗法强调在治疗过程中以来访者为中心，强调在治疗过程中关注来访者本身的世界观，而不仅是澄清来访者的感受。

到20世纪60、70年代，“来访者中心治疗”发展为“个人中心治疗”。罗杰斯强调，每个个体都有自我发展、自我治愈的能力和潜力。这一名称的转变意味着该理论和方法已不再局限于有心理问题的个体，而是扩展到从事教育、工业、组织管理等各领域的普通人群中。同时，罗杰斯将“个人中心治疗”扩展到团体中，提出团体咨询的目的不是治疗，而是促进个人的成长，包括了解自我、增强自信。在会心团体中，强调团体中的人际交往经验，注重此时此地的情感问题，以及强调有意义的人际关系等。

二、个人中心治疗理论的主要观点

（一）人性观

在人性观方面，罗杰斯反对精神分析理论对人性的悲观消极的看法，他认为人性是积极的、乐观的，人性的发展和生物进化一样，具有建设性的方向，人们基本上是诚实的、善良的、可以信赖的。

在人的生存动机方面，罗杰斯认为，人类行为的基本动力来源就是实现倾向，这种基本动力是正向的、充满建设性与创造性的。罗杰斯总结自己所观察到的现象，发现个体无论在何种环境下，都有一种自我实现的倾向，即使是在不利的或充满阻力的环境下，个体仍会努力朝向成长或发展的方向前进。同时，罗杰斯认为，人具有自我实现的内在动力，能够依据我们对现实的知觉来构建我们自己。他认为保护每个人的价值和个人的尊严，是维持这种实现倾向的重要条件，并且相信人最基本的生存动机就是全面发展自己的潜能，不断成长和实现自己。

在个人的成长过程中，罗杰斯认为心理环境是非常重要的。一个人能够健康地成长，最重要的心理环境是有积极的、亲密的人际关系。对于儿童而言，最重要的心理条件就是父母能给予“无条件的正向关爱”。儿童需要有人对他/她无条件的爱，即使孩子的表现不如父母所期待的那么好，父母也不会撤回对孩子的爱。

基于人的自我实现的需要，罗杰斯认为心理治疗的目标应当是“将一个具有潜能的人的能力发掘出来”，以帮助其实现自我。罗杰斯认为，只要人与人之间无条件地、真诚地相互尊重和关怀，个体就能够调节自己的经验，使自我更趋于理性自我，更完善和更成熟。因此，在心理治疗中，治疗师应当对来访者采用真诚和无条件积极关注的态度，以提供来访者自我成长所需要的心理环境。

总的来说，罗杰斯认为：人是理性存在的，能够对自己负责，而且有正面的人生取向；人具有追求美好生活的本性；人具有建设性和社会性的特点，是值得信赖的、可以合作的；人有潜力去有效地解决生活问题；人是有能力自我导引并迈向自我实现的。

（二）人格理论

罗杰斯人本主义思想的人格理论认为，人有自我实现的倾向，有积极关注的需要。该理论主要强调了以下几个观点。

1．自我实现的倾向　罗杰斯认为，人类所有行为都受自我实现倾向的制约和引导。人类同其他生命有机体一样，都有一种与生俱来的、自我成长和自我发展的需要。自我实现倾向使人的自主性和自我满足感增强，提高个人成长的动机。自我实现的程度主要体现在以下四个方面。

（1）对经验的开放程度：凡是能维持或增强积极自我评价的经验，就是积极的经验，这些经验可以导致满意感；凡是减弱自我评价的经验则被理解为消极的，并要避免。自我实现倾向通过机体评估过程引导人们采取积极的行为方式。通过机体评估方式的反馈，个体可以调节自己的经验，朝向自我实现。

（2）对自己的信任程度：对自我的潜能的认识和信任，决定了个体是否敢于探索和实践，并且有足够的信心去努力奋斗以满足其自我实现的需要。

（3）自我评估的内在动力：自我实现倾向是人格结构中唯一的动机因素，其他一切动机都归属于这种自我倾向之下。因此，如果个体具有足够的自我评估的动力，自我实现的可能性就会增大。如果人处在一个不受批评与威胁的环境中，并且能够客观地审视自己的问题，他就能对未来做出建设性的抉择。

（4）继续成长的意愿：自我实现的倾向引导一个人愿意朝向普遍积极和健康的方向发展自己的行为。只有在反常与特殊的环境下，那些不良倾向才会出现。因此，考察一个人是否具有自我成长的意愿，也是评估其自我实现程度的指标之一。

2．积极关注的需要　罗杰斯认为，所有人都有一种希望获得积极关注的需要，这种需要包括要求获得他人或自己的欣赏、接受、尊敬、同情和爱。起初，这些积极关注来自于其他人，特别是父母、老师与朋友等重要他人。随着自我的逐步发展，这种积极关注更多地来自于本人，也就是说个体逐渐学会尊重自己、接受自己和欣赏自己。

无条件积极关注是罗杰斯强调的一个概念。无条件积极关注是指对一个人做的所有事情都采取积极看待的态度，即使是客观上消极的行为，也因为它是这个人的一部分而给予正向的态度。这种无条件积极关注在父母对孩子的养育过程中非常重要。父母在养育过程中如能对孩子表现出持续的、无条件的积极态度，会有利于孩子健康人格的发展。若父母对孩子采取有条件的积极看待，即只有当孩子达到了父母既定的标准后才表现出积极的看待，若孩子犯了错误、行为违背了父母的期望，父母就给予消极的看待，在这种情况下，孩子可能会只是为了获得父母的积极看待，而采取违背自己意愿的行为，压抑了内在兴趣和潜能，孩子的自我实现倾向也会受到干扰和压抑。

3．现象场　罗杰斯认为，人们虽然生活在一个客观现实的环境中，但实际上，他们更多的是生活在自己的主观经验世界之中。罗杰斯称这个主观经验世界为“现象场”。正因为主观感受的不同，针对客观世界的同一个事物、同一个事件，每个人因为其观察的方式不同、解释的方式不同，所体验到的内容和感受也是不一样的。因此，每个人的现象场都是独特的，而这个主观的世界才是每个人真正的现实生活，因为他的行为、思想、感受直接由这个主观世界来决定。这也解释了为什么不同的人对同样的刺激、同样的事件会做出不同的反应。

根据现象场理论，罗杰斯做出了一个推论，即对一个人来说，只有自己才能真正地、完善地了解自己的经验世界，别人永远不可能像当事人自己那样好地了解自己。最了解当事人的是他自己，也只有靠他自己的力量，才能透过自我觉察，来为自己探索出最适当的行为。从这个推论中，罗杰斯提出，心理治疗过程应由来访者主导治疗思想，而治疗师的目的是要理解来访者内心的参考架构，因此应当把重点放在帮助来访者探索对自己和世界的知觉方面。

4．自我概念的形成　罗杰斯理论中的“自我”是指对自己心理现象的知觉、理解和评价，是个人意识到的自我。自我概念是在个人与环境相互作用的过程中形成的。影响自我概念形成的因素有：重要人物、童年期得到的关注以及价值条件。

（1）重要人物：是指个体早期生命中最亲密接触的人，通常是父母。个体在童年早期通过与生命中的重要人物交流，逐渐产生自我概念。

（2）童年期得到的关注：一个人积极自我概念的形成与其童年早期是否得到积极的关注有

关。父母的关注、爱抚、认可、尊重和喜爱等态度会使儿童感到愉快和满足，儿童真实的自我就能得到表现，积极的自我概念则容易形成。

（3）价值条件：指父母或重要养育者的关注常是有条件的，如只有儿童的行为符合父母的价值观念时，父母才会给予肯定和关爱，否则就会受到批评或惩罚。当儿童感受到父母的爱是在某种价值条件下才产生的时候，会对自我的价值也产生怀疑，认为自己只有在某种条件下才是有价值的。而当父母能提供无条件的关爱的时候，儿童会获得基本的满足并能够自我成长。

自我概念形成过程中的常见问题是自我不协调。当价值条件反复出现的时候，儿童就会将它内化为自我结构中的一部分，成为指导其行为的准则。但当这种价值条件与儿童的自我意愿不一致的时候，儿童常会选择去迎合父母或他人，回避或压抑真实的自我，自我的不协调状态便会渐渐出现。因此，父母应当意识到自己的行为对孩子的自我产生的影响。当儿童有了过失的时候，父母可以批评、指正孩子的行为，但是仍然需要表达对孩子的爱与关心，使孩子能够意识到是自己的行为错误，而不是自己不再被爱。

关于自我，罗杰斯还提出“理想自我”的概念，即个人所希望的自我形象。理想自我和真实自我之间的差距能够作为一个人心理是否健康的指标。二者差距太大，会使人焦虑不安，二者差距的缩小会使人感到幸福和愉快。

（三）个人中心治疗理论

个人中心治疗理论反对将人看作病理性的存在，也反对把人看作机械的、反应性的行为总和，而是强调人是天生具有潜能的，趋向于自我实现的，主张关心人的价值和尊严，而且在治疗中用“来访者”替代了“患者”这一称呼，以维护求助者的尊严，并且表达了对求助者的尊重。

1．核心观念　个人中心治疗理论的核心观念主要有以下三个方面。

（1）以来访者为中心，而不是以咨询师为中心。个人中心治疗理论认为，心理治疗应把重点放在来访者身上，帮助来访者自我探索，发现自身的问题及挖掘自身的潜能，通过助人自助的方式让来访者不断获得自我概念，形成健康的人格。咨询师的工作主要是提供适宜的环境，设身处地地为来访者着想。

（2）把心理治疗看作一个转变过程，而不仅是一个治疗过程。

（3）在心理治疗中使用非指令性技巧，而不是指导和教育。

2．个人中心治疗有效的重要条件　罗杰斯认为，人有理解自己、不断趋向成熟，产生积极的、建设性的发展的巨大潜力，因而心理咨询与治疗的任务在于启发和鼓励这种潜能的发挥，促进其成熟、发展。明显而正向的人格改变只会发生在关系中，在个人中心治疗理论中，以下六个方面是促进来访者的人格发生建设性改变的重要条件。

（1）治疗师与来访者之间有心理上的接触：治疗师在治疗关系中是一位完整的人，与来访者建立真挚、和谐的关系。

（2）来访者正处于身心不一致的冲突状态：来访者正处在一种不和谐的、脆弱或焦虑不安的状态，也可能处于一种无助、无力和未能做出决定的不稳定状态。而这种不稳定状态正是改变的必要过程。

（3）治疗师的积极反馈：治疗师在关系中是整合的、真实的，并且真诚地关心来访者本人，对来访者做出积极的回应。这种积极的反馈和回应可以有效地促进来访者的人格改变。

（4）治疗师的无条件积极关注：治疗师对来访者提供无条件的尊重或正向关怀，不做评判性的总结或评论，仅仅去接纳和关注。

（5）共情：也称为同理心，指治疗师不是从自己的观念和立场来看待对方，而是站在来访者的立场上，深入感受和理解对方的主观感受和世界观，并且能将这种深入的理解和体会传达给来访者。

（6）沟通：通过与来访者的语言和非语言的交流，让来访者能够体会、感受到治疗师对自己的尊重、理解和接纳。

3．个人中心治疗理论的贡献与限制 罗杰斯认为，人是具有善良和良好发展的天然本性的，并据此提出通过一个良好的支持性的人际关系环境帮助来访者发展出健康人格的治疗观点，从而创建了个人中心疗法。其贡献如下。

（1）个人中心疗法倡导非指导性、积极关注和共情等治疗技术，这些治疗技术在某种程度上揭示了所有有效心理治疗的共性，以至于在这一技术观点出现后，其他各流派的心理治疗方法都对这种观点给予了认可和重视。

（2）个人中心疗法更多地关注了来访者的自我指导能力和自我负责能力，同时，也从根本上改变了治疗师与来访者的关系，即由原来的治疗与被治疗、指导与被指导的关系，转变为共同探索、共同成长、共同体验的平等关系和陪伴关系。

（3）个人中心治疗理论对指导治疗师如何与来访者建立关系、如何帮助来访者改变等方面都有着积极的意义。

由于个人中心疗法一直强调个人的成长潜力，从而不鼓励治疗师的指导和心理教育，因此，该疗法有时也表现出一定的不足，具体表现如下。

（1）个人中心治疗体系排斥诊断或评估，不对障碍进行分类和评估，因此，当面对一些严重心理障碍来访者时，治疗师承担了过多的风险，并且不一定会实现治疗目标。

（2）由于个人中心疗法不鼓励使用具体的治疗技术和策略，使得治疗师在使用这一疗法时缺乏可操作性，容易陷入被动，令来访者感到迷茫。

（3）个人中心疗法一般只强调个人的感觉和感受，忽略个人与他人、社会环境互动过程中的具体问题，难以帮助来访者学习有效的社会交往技能和培养现实适应能力。

第二节 个人中心取向的团体咨询与治疗

20 世纪 60 年代，罗杰斯将个人中心治疗理论从个别咨询扩展到团体咨询，在协助人们成长和改善人际关系方面发挥了重要作用。他假设在一个彼此尊重、彼此以诚相待，大家能够感同身受、相互了解的环境下，“自我实现”的动力就会出现。因此，罗杰斯发展了“会心团体”的形式，会心就是指心与心的沟通和交流，团体的目标主要是促进个人的成长、了解自我、增强自信以及寻求有意义的人际关系等。会心团体包括人际关系小组、T- 小组、敏感训练小组、个人成长小组、马拉松小组、人类潜能小组等多种形式。这些小组的名称虽然不同，但是本质上是相同的，该类团体都是强调“以集体为中心”，鼓励语言交流、情感表达和真诚支持。因此，在一些正常发展的群体中，会心团体也被视为发展性团体咨询，或成长性团体咨询。

一、个人中心团体目标与过程

（一）团体目标

个人中心团体的目标在于，通过让成员在培养出信任、关爱、自由和安全气氛的小组中进行自我探索、体验、表达和反馈等活动，继而扫除个人成长和发展中遇到的障碍，实现个人的成长。

（二）团体发展阶段及特点

根据团体发展的特点，活动过程经历三个阶段：相互了解和接受阶段；工作阶段；活动结束阶段。

1．相互了解和接受阶段

（1）自由活动时期：在第一次会面的时候，大家都不熟悉，比较拘谨，对这个团体还没有归属感和安全感，小组还没有形成，各位成员都按照自己对小组的期望、对自己的定位方式来参与，表现出一种自由的活动状态。

(2) 拒绝个人的表达和探索时期：此阶段的小组刚刚建立，成员彼此之间虽然有交流活动，但都属于较浅层次的、无关痛痒的话题，成员还没有对小组建立足够的信任，也不愿暴露自我。同时也在探索自己在小组中的位置以及谈话方向等。

(3) 只分享以往的经验时期：在这个阶段，团体成员开始愿意有一些分享活动，但一般只是讲述自己的一些过往经历，讨论的是彼时彼地的心情或经验，并不去涉及现在，成员彼此之间也没有开始真正的心与心的交流。

(4) 表现消极情感时期：当成员开始相互熟悉，彼此感受到相互的距离或敌对时，有的成员开始表露出一些消极的情感。这种情感的出现可能来自于团体成员之间，也可能是对团体领导者的消极情感。有时，成员在暴露自己隐私时有一种焦虑和不安全感，所以会通过表达消极情感来进行自我防御，并检验团体的安全度。消极情绪的表达有时候是最先出现的感受。

2．工作阶段　在这个阶段，团体中的友好、信任和接纳的氛围建立起来，成员之间的关系基本稳定，彼此对对方产生兴趣和情感，愿意深入探索自我，也愿意关注他人，是成员开始寻求改变的阶段。帮助成员学会体验、分享、反馈和改变，是这个阶段的主要目标。这个阶段主要有 7 个发展时期。

(1) 表达个人及自我探索时期：在这一时期，由于团体的氛围比较友好和温暖，团体成员也渐渐彼此信任和接纳，成员开始分享与个人有关的各种信息，也开始尝试探索自我。

(2) 表达对他人的即时感受时期：在这一时期，成员开始能够倾听其他成员，对他人的意见、看法或行为能够开始表达自己的感受，包括正面的和负面的感受。这也是团体开始能够深入的阶段，即每个人开始关心团体中的他人，愿意针对一些问题展开深入的讨论。

(3) 团体发展出治疗潜力时期：这是一个很重要的时期。经过前面几个阶段的了解和互动，成员之间开始有更深入的交往，彼此真正地关心对方，愿意相互提供帮助，并且小组开始探索解决问题的办法。

(4) 个人的自我接纳时期：经过一系列自我的表达和探索，以及感受其他成员的真诚和反馈，成员开始对自己有新的认识，并且开始接纳真正的自己。

(5) 突破伪装时期：成员只有在充分接纳了自己的时候才可以和他人没有顾忌的相处。这一时期团体的特点主要是成员都卸下面具，开始享受充满诚实、真挚和开放的关系。

(6) 提供与接受反馈时期：成员开始学习如何与他人真诚相处，学习在倾听中理解他人，能够将自己的感受解释、反馈给他人，并且能够坦然接受他人对自己的反馈。

(7) 面质时期：在安全的团体氛围中，成员能够真实表达在倾听之中发现的矛盾，帮助叙述者明白自己的冲突，面对自己最真实的想法。这一时期可能会有一些冲突和矛盾，但已经是成员之间深层次交流的一部分，而且这些争执会深刻地激发成员的自我体验，并且使成员朝向自我改变的方向发展。

3．活动结束阶段　是成员开始体验到分离、学习将小组经验向团体外发展的阶段。帮助成员实现互助和扩展是这个阶段的主要目标。

(1) 将互助行为延伸到团体之外的时期：在此时期，成员不仅在团体之中可以相互关心和帮助，在团体之外也可以建立友好的关系，这样有利于在团体结束后，成员之间进行相互监督和支持。

(2) 发展出基本真实亲密关系的时期：在这一阶段，由于成员之间能够真诚对待和相互理解，团体成员在改变的时候得到最有力的支持。因此，团体成员之间的关系不再只是小组内特有的关系，而是真实的人际关系，大家可以感受到彼此之间的亲密和相互的共情，而且能够表达这种亲密的感受。

(3) 行为改变的时期：作为团体发展的最后一个时期，团体成员已经不局限于自我探索和接纳，也开始发展自我改变的行为，朝向自我实现的方向来改变自己。成员之间会彼此给予积极的关注，相互鼓励。团体成员之间也会讨论改变过程中的困难、不足以及解决的办法。

二、个人中心团体领导者的角色与任务

在会心团体中，领导者的角色显得尤为独特。有一种说法称会心团体的领导者是不掌舵的船长。也就是说，在会心团体中，领导者虽然是不可或缺的，但是却并不主导团体的方向和进程，而是依靠团体来发展出自己的目标和方向。

团体领导者在团体中的任务主要如下。

1．表明自己对团体的信任态度　根据罗杰斯的观点，治疗师的态度比知识、理论或技术更重要，因为态度更能促进成员的人格改变。团体领导者只有信任团体的力量，才可能克服组建团体之初的焦虑感，承受团体给予领导者的巨大压力，将成长的机会返还给团体。因此，会心团体的领导者应当首先充分理解和接受人本主义思想，相信人们的自我成长的潜力和需要，才有能力胜任团体领导的角色。

2．让团体自己发展出目标和方向　作为团体的领导者，常被认为是团体目标的制定者和倡导者。但是，在会心团体中，团体领导者却需要通过努力让团体成员意识到自己的责任和自由，并且通过成员之间共同努力来探索出团体的目标和方向。因为每个人基本都习惯了遵循规则，而很少有创造规则的经验，因此，在团体里尝试发展出自己的目标的过程中，成员会产生很大的焦虑，并且可能会对领导者进行攻击和质疑。此时团体领导者需要有足够的耐心和力量，来帮助团体忍受焦虑、接纳焦虑，从而实现小组的成长。

3．保持团体活动的无结构性　正是由于需要由小组成员自己发展出方向和目标，会心团体的活动内容才是无结构性的。无结构性表现为没有预先设定的内容和发展过程，也没有预先设定的小组目标和成员分工，领导者只是参与者，并不主导团体的发展方向。领导者也不会去问成员的过去经历，不介入成员的行为，不评价成员的想法或计划，不为成员决定治疗的间隔次数和期限，也不会提出诱导性及刺探性的问题。

4．真诚地面对小组及小组成员　由于小组的无结构性和发展的非可控性，领导者能履行的任务是使用自己的真诚，通过真诚地表达自己的感受、真诚地对待小组的需要和每个成员的需要。一方面，为小组成员间的交流进行示范，另一方面，用真诚来催化小组成员间的互动，以帮助小组成员形成真诚交流的模式，达成小组的改变和成长。

5．真实地接纳小组和小组的成员　在小组中，领导者不仅要真诚地对待小组，还需要能够接纳小组和成员，无论小组和成员表现出怎样的行为，甚至是对领导者的攻击和挑战，领导者都需要能够采用接纳的态度来面对小组的纷争和动摇，并与小组成员一起体会在团体中自己的感受。

6．共情　也称同理心，指能够设身处地地站在他人的位置上来考虑问题和体验他人的感受。共情既是一种情感上的共享，又是一种认知世界的分享。也就是说，领导者一方面能够尽力去体会成员所拥有的情感和情绪，另一方面又能深入到团体成员的内心，去体会成员的态度、动机和价值认同等主观世界。共情的运用既需要团体领导者自身具有较高的共情能力，又需要领导者会运用共情性行为来表达自己对他人的理解、对他人情绪的感知。充分的共情是会心团体对领导者的一个重要要求。

三、个人中心团体的基本原理与技术

罗杰斯所创立的会心团体，虽然名称和目标不同，但都强调团体中的人际交往经验、注重此时此地的情感反应。团体咨询的目的不是治疗，而是促进个人的成长。因此，会心团体也被视为发展性团体或成长性团体。

（一）会心团体的基本原理

日本咨询心理学家国分康孝认为，会心团体之所以有效，主要基于以下六个原理。

1．自我知觉　成员在小组中被引导着体验自己此时的感情，知觉到自己的情感、需要、行为和观念的变化。这种自我知觉不同于自我洞察，更强调此时此刻的体验，而这种体验对于成员的自我领悟非常重要。

2．情感表达　会心团体会鼓励成员将觉察到的真实的自我表达出来，尤其是真实的情感。自我情感是一种忠实反映现实的体验，表达真实情感通常也是促进小组互动的重要过程。在生活中，人们常因为不会表达情感而用一些变形的表现方式，扭曲了自己的真实情感，从而导致彼此的误解。因此，鼓励表达自己的情感可以让人们对自己有新的体验，可能促成新的改变。

3．自我肯定　会心团体鼓励成员表达自己的真实感受的过程，也是在鼓励成员坚持真实自我的过程。在用语言的或非语言的形式坚持真实自我的过程中，成员也获得了一种自我认可、自我肯定的体验，而这种体验引导着成员朝向自我成长的方面。

4．接受他人　会心团体中，成员一方面通过自我努力来表现真实的自我，另一方面也理解他人所做出的努力。学习对他人所表达的真实情感做出积极的反应，这个过程也是接受他人、认可他人的过程。领导者在团体中对每一个成员的倾听，也是一种接受他人的表现。小组成员由于领导者的示范作用，学会倾听和关注，增强接纳他人的能力。

5．信任他人　会心团体中，人们通过相互接纳而开始彼此信任，建立良好的互动关系。能够相信他人行为的一贯性，与他人建立良好的关系，是成员人际交往能力提升的表现。

6．完成角色　个体的真实自我必须通过现实中的各种社会角色来表现。因此，会心团体鼓励成员表现真实的自我，也允许成员将现实角色中所塑造的自我在小组中呈现，并且通过成员的互动和交流，帮助成员在现实中完成真实自我与各种社会角色自我的整合。

（二）个人中心疗法的主要技术

个人中心疗法主要是一种以关系为导向的治疗方法，因此并没有固定的操作步骤可以促进来访者的转变，而只有一些发生在此时此地的、允许来访者和治疗者去体验的关系和策略。治疗者不是理智地澄清来访者所关心的问题，而是直接关注来访者的感受或内心深处所关心的问题。因此，个人中心疗法的技术实际上就是促进来访者心理成熟、人格成长的技术。

从可操作性来说，个人中心疗法主要使用三种技术。

1．真诚、一致　在心理治疗过程中，治疗师应是一个真实的、统一的人。治疗师不必刻意隐藏自己，也不必过分压抑自己的感受。在治疗过程中，治疗师可以真诚地感受自己，也可以在适当的条件下真诚地表达自己。

2．无条件积极关注　无论来访者表现出何种行为、何种情绪，咨询师都会对来访者投入积极关注的情感，不做评价地、无条件地接纳他，令来访者体验到一种尊重、安全，从而可以自由地思考与行动，不必再受以前形成的观念的限制，从而达到扩展经验的目的。

3．共情　也称同理心，咨询师对来访者的情感及内在世界能够感同身受，并且能够把这种感受反馈给来访者。可以让来访者感到被理解、被接纳，愿意深入地探讨自己的问题，同时也有利于来访者了解自我的真实情感，更深入地剖析自我，能够触及真正的自我。在实践中，治疗师的共情性行为可以帮助来访者关注和珍惜他们自己的个人经验，能够以新的眼光看待早期的经验，以及修正他们对自己、他人或外在世界的知觉，进而增强其自我选择和采取行动的信心。

个人中心疗法的这三种基本技术都是围绕着与来访者建立开放、信任的相互关系而进行的，目的是帮助来访者达到自我了解和促进自我成长。其中最重要的是，咨询师对来访者通过言语或非言语行为所表露出来的情感活动给予准确、及时的理解和反馈，从而帮助来访者了解对自我的情感和需要。

以人为中心的治疗主要被用在个别治疗和团体治疗中，原则上适用于所有能够进行语言沟通的人。个人中心治疗强调治疗关系，而治疗关系的核心是治疗师的真诚、一致，无条件积极关怀和接纳，正确的共情和理解。在构建有治疗作用的治疗关系方面，治疗师需要考察自己是否能让来访者感到自己值得信任、可靠，以及是表里一致的；能将自己的感受清楚地传达给对方；能对他人有积极和正向的温暖、关心、喜爱、欣赏及尊重等态度；有足够的力量，能将自己与他人相区分；有足够的安全感，能够允许对方拥有他自己的独特性；能完全进入来访者的感受和个人意义的世界里，并像他一样看待这些感受和意义；能接纳来访者向治疗师呈现出来的每个方面；能较敏感，留意来访者的举动而不致使对方感受到威胁；能帮助来访者解除外在评价的威胁；能视来访者为一个正在“形成过程”之中的人。

综合思考题

1．个人中心治疗团体的核心理论基础是什么？

2．领导者如何通过共情促进团体的凝聚力？

3．个人中心治疗团体中，领导者如何平衡非指导性态度与团体目标的实现？

4．领导者如何通过无条件积极关注促进团体成员的成长？

5．在个人中心治疗团体中，如果领导者无法做到真诚一致，可能引发哪些问题？

（官锐园）

第五章

认知治疗团体

◎ 学习目标

基本目标

1．能概括认知疗法的主要理论观点。

2．能概述认知治疗团体的目标与干预过程。

3．能举例说明认知治疗团体的基本技术。

发展目标

1．能运用认知治疗的理论设计团体干预方案。

2．能运用认知治疗基本技术。

第一节　认知治疗理论概述

一、认知治疗理论的产生与发展

认知疗法是根据人的认知过程影响其情绪和行为的理论假设，通过认知技术改变求助者的不良认知，从而矫正心理问题并提高行为适应性的心理治疗方法。“认知”是指一个人对一件事或某个对象的认识和看法，包括对自己、对他人以及对环境的认识和对事情的见解等。由于知识水平及环境背景的差异，人们对同样的问题往往有不同的理解和认知，而心理障碍患者常存在一些失调性的认知模式。而认知疗法的主要着眼点在于改变患者失调性的认知模式，通过改变患者对己、对人或对事的非适应性的看法与态度来改变所呈现的心理问题。正如认知疗法的主要代表人物贝克所说：“适应不良的行为与情绪，都源于适应不良的认知。因此，认知疗法的策略，在于重新构建认知结构。”

在治疗方法方面，除了贝克提出的认知疗法（cognitive therapy，CT），作为认知疗法研究的另一个重要代表，艾利斯（A. Ellis，1913—2007）提出了理性情绪疗法（rational emotive therapy，

RET)，并后续发展成为理性情绪行为疗法（rational emotive behavior therapy，REBT）。梅钦鲍姆（Meichenbaum）提出了自我指导训练法等。后来的认知疗法多与行为疗法相结合，整合为认知行为疗法。当前，认知行为疗法通常是指一系列通过认知和行为技术来改变求治者的不良认知，从而矫正不良行为的心理治疗方法。

（一）贝克的认知治疗理论的发展

贝克最早是一位精神分析流派的治疗者，后来，他对来访者的自动思维产生了兴趣。自动思维是指某些特定的客观刺激会引发个人独特的想法，并继而引发一系列相应的情绪反应。受到心理学观察方法、结构理论、深层心理学和行为主义某些理论的影响，贝克提出了认知治疗理论。他在 1976 年出版的《认知情绪和困扰》一书中提出，人们的行为、情感是由对事物的认知所影响和决定的。贝克认为，多数负性情绪的产生并不是诱发事件或不良刺激的直接后果，而是经过认知加工，在歪曲或错误的思维影响下导致的。错误思想常以自动思维的形式出现，也就是说，这些错误思想常是不知不觉地、习惯性地产生和影响着人们，因而不易被认识到。

贝克提出了情绪障碍的认知模型，比较完整地解释了其认知理论。该模型认为，若要了解那些困扰我们情绪的本质，必须把焦点放在那些引发情绪反应的想法上。情绪障碍的认知模型含有两个层次，即浅层的负性自动性思维和深层的功能失调性假设或图式。浅层的“负性自动性思维”是指与不愉快的事件有关的，突现于意识之中，而不是经过周密推理而产生的想法。负性自动性思维的内容可能是对当前所经历事件的消极解释，也可能是对未来的消极预期，或是对过去消极事件的解释与体验，而这些负性自动性思维是导致消极情绪的原因。深层的功能失调性假设或图式则是从童年开始的，通过生活经验建立起来的认知结构或图式。图式是指一些包括内在信念的认知结构，是比较稳定的心理特征。图示包含了人们对自己和世界的假设，能够指导个体对信息的过滤、区分、评估和编码，并指导个体通过对旧信息的回忆，及借助图式进行判断与推理来影响对新信息的知觉，并继而支配行为。然而，有些图式是僵化的、极端和消极的，因而就表现为功能失调性态度，从而在指导行为时，出现适应不良的问题。因此，在调节情绪的时候，应该着力于改变其消极自动化想法以及相应的个人图式。

根据对认知理论的阐释，贝克也发展出了认知治疗方法。他认为，认知疗法对来访者的改变是通过检验当事人的信念来完成的，而提问、哲学式辩论等技术是为了帮助来访者从不同的方面来检验信念。在达成来访者改变的过程中，贝克强调治疗师与来访者的合作关系，他认为这种合作关系是来访者能够积极参与治疗、实行自助的重要基础。在这种合作关系中，认知疗法帮助来访者通过自己的努力寻找到事件的新意义，而不是由治疗师给其灌输替代性信念。治疗师在诠释来访者对现实的歪曲信念时，主要是帮助来访者了解其建构现实的认知功能存在紊乱，以此让来访者明白，心理障碍的发生主要是源于自己信息加工系统的功能受损。贝克认为，咨访沟通可以帮助来访者通过内省而得到治疗，而来访者自己推论的过程，也是内省的过程。

认知疗法可以用于治疗许多心理障碍，如抑郁症、焦虑症、神经性厌食症、性功能障碍、药物依赖、恐怖症、慢性疼痛，以及精神病的康复期治疗等。尤其是对单相抑郁症的成年患者来说是一种有效的短期治疗方法。

（二）艾利斯的理性情绪疗法的发展

艾利斯早期也是精神分析取向的心理治疗师。1955 年，艾利斯基于自己临床的工作，提出了理性情绪疗法（rational emotive therapy，RET）。这种疗法认为，心理治疗师应当帮助患者理解，是自己的个人信念（包括信仰）导致了情感上的痛苦。如“我必须完美”或“我决不能失败”等观念会影响人们的很多情绪和行为。

艾利斯的理性情绪疗法的理论又称为 ABC 理论，A 是指外来的生活事件；B 是指个体对该事件的想法、解释和评价；C 是指由对事件的信念或解释（B）而导致的情绪和行为的结果。艾利斯认为，人们自身的信念或看法（B）才是引起人的情绪和行为反应的直接原因。而那些导致自己产生过度负性情绪的信念，艾利斯称之为“不合理信念”，并且认为当调整这些不合理信念，使之成为理性的想法时，来访者的负性情绪就可以得以调节。

在此基础上，艾利斯提出了理性情绪疗法的整体治疗模型，即不仅包括 ABC 理论，还包括 D（disputing）和 E（effective）两个部分。D 是指对非理论信念的干预方法与非理性信念辩论；E 是以有效的理性信念替代非理性信念、异常的情感和行为，即治疗的效果。

后来，艾利斯将行为主义的技术结合到理性情绪疗法之中，发展出了理性情绪行为疗法（REBT）。其基本治疗方法为：向来访者解释非理性信念与负性情感或异常行为之间的联系；帮助来访者识别非理性信念及其后果；对非理性信念进行辩驳，指出其不合理所在；以适应性的理性信念代替先前造成困扰的非理性想法；运用行为技术帮助来访者学习运用这些改变思维的技巧。

二、认知治疗理论的主要观点

（一）贝克认知治疗理论

1．基本观点　早期，贝克提出了抑郁症的认知模式，认为在非内源性的单相抑郁症中，患者有一种由压力事件诱发的认知弱点。这种认知弱点包含一些功能不良的信念，而这种功能不良的信念是早期的学习经验建立的。这些功能不良的信念也称为图式。这种图式是内隐的，只有当个人被与图式相应的生活事件所触动的时候，才能表现出来，平时则不被个体所觉察。而抑郁症患者的认知弱点主要包含了对自我、世界和未来的消极观念的图式。诸如“我是没有价值的”“我不值得被爱”“我是无助的”等想法都是导致抑郁的想法，而这些想法多是从生活经验学习而来。而当个体的消极图式激活以后，会改变正常的认知功能，如损害知觉、推理及记忆等功能。

后来，贝克重组了自己的抑郁症理论，用人格模型、功能不良的信念、生活压力事件来解释非内源性抑郁症。贝克假设，有几种类型的人对生活压力事件较敏感，提出两种与抑郁症有关的人格，分别是社会依赖性人格与自律性人格。社会依赖性人格的特点在于依赖积极的社会互动以获得满足，这类人如果罹患抑郁症，前兆是社会关系的中断。自律性人格的特点在于，需要成就、行动或者自由，不愿意受他人控制，这样的人可能会在追求自己的目标时受到挫折而罹患抑郁症。

贝克认为，有情绪困扰的人倾向于用一种认知扭曲的方式来解释生活事件，而心理问题的产生也是源于这种心理过程。在贝克的抑郁理论中，“认知扭曲”的概念是指具有逻辑谬误的认知，是一种将信息的解读偏向负性的机制。常见的认知扭曲如下。

（1）随意推断：指没有充足及相关的证据便任意下结论。

（2）选择性概括：指根据整个事件的部分细节或一时的情况做出结论，而不考虑事件的前后关联和整体背景的重要意义。

（3）过度引申：指仅根据个别事件，不考虑其他情况，就对自己或他人做出关于能力、智力和价值等整体素质的普遍性结论。

（4）过分夸大和贬低：指过度强调或轻视某种事件或情况的重要性。

（5）个人化：指将无关事件都与自己相关联，即使没有任何理由也认为某事件是与自己有关的。

（6）乱贴标签：指根据过去的不完美或过失来决定自己真正的身份认同。

（7）两极式思维：指思考或解释时采用全或无的方式，或用“不是……就是……”的方式极端地分类。

2．认知疗法的基本步骤　认知疗法的重点在于矫正来访者的认知扭曲，以此帮助来访者改变其情绪、行为及心理障碍。认知疗法的主要步骤如下。

（1）帮助来访者认识思维与情感、行为之间的密切联系。

（2）帮助来访者觉察、认识歪曲或错误的想法与假设，并检验这些想法。

（3）帮助来访者改变歪曲的想法，发展更适应的思维方式和内容。

认知疗法主要是根据人的认知过程能够影响其情绪和行为的理论假设，通过认知技术来改变求助者的不良认知，从而矫正并适应不良行为的心理治疗方法。

3．认知疗法的基本技术 认知疗法对心理障碍的治疗重点在于减轻或消除功能失调性认知，同时帮助建立环境适应性的行为功能；鼓励患者监察内在因素，即那些导致障碍的思想、行为和情感等因素。认知治疗者会教导来访者通过评估来辨认自己的认知扭曲，并通过双方的合作，使来访者学会分辨自己的想法和现实之间的差距，进而了解认知对感觉、行为，甚至环境中事件的影响力。治疗师会训练来访者去观察、辨认并监控自己的想法与假设，特别是那些负面的自动思维。来访者在治疗中学习如何成为自己的治疗师，并尝试应用认知疗法的技术，如为自己的那些负性想法寻找现实证据、寻求不同的解释或依据，并进而发展出适应性的解释和信念。贝克提出的认知疗法技术主要如下。

（1）识别自动思维：自动思维是指在某些外部事件发生后或面临某些特定环境时，个体在自己没有意识到的情形下产生某种想法，这种想法也导致了个体某些特定的情绪反应。大多数人并不能意识到在不愉快情绪之前会存在着这些想法，因为这些想法已经构成他们思考方式的一部分。在认知疗法中，治疗师首先会帮助个体识别自动思维，尤其是识别那些引发愤怒、悲观和焦虑等负性情绪的特定的思维。治疗师可以采用提问、指导想象或角色扮演等形式来帮助来访者发掘和识别这些自动思维。

（2）识别认知扭曲：焦虑和抑郁症患者往往采用消极的方式来看待和处理一切事物，他们的想法往往与现实不符，并带有消极的倾向。一般来说，这类患者容易出现的认知扭曲有：任意推断、选择性概括、过度引申、夸大或贬低、全或无思想等。多数患者一般比较容易识别自动思维，但在识别认知扭曲的时候却相当困难，因为有些认知扭曲难以界定和评价。因此，为了识别认知扭曲，治疗师会记录患者不同的自动思维以及相应的情境，然后帮助患者分析自动思维，识别认知扭曲。

（3）真实性检验：识别认知扭曲以后，与患者一起来检验这些认知的真实性，被称为真实性检验。检验真实性的过程，也是挑战来访者的认知扭曲，促使其更正错误信念的过程，所以也是认知疗法的核心。治疗师通常会鼓励来访者将其自动思维作为假设，到真实环境中去验证自己的想法是否属实。通常，来访者会发现，这些消极认知和信念与现实并不相符，由此会开始质疑自己的错误信念，并且产生改变。

（4）去注意：许多来访者的痛苦源于他们认为自己是人们注意的中心，自己的一言一行都会受到他人的评论。因此，他们会因为担心他人的负性评价而紧张不安。治疗师需要帮助来访者了解到，他可能不那么受人注意。例如，某一来访者认为，他一上公交车，所有人都会看他，因此他感到苦恼，连买票的时候都紧张得说不出话。相应的治疗计划是让来访者记录坐公交车时看自己的人数，结果可能会发现，几乎很少有人会看他，从而修正自己的错误信念。

（5）监测痛苦或焦虑水平：许多来访者，尤其是焦虑症患者常认为，他们的痛苦或焦虑会一直不变地存在，而事实上，情绪是有波动的。如果来访者认识到自己的痛苦或焦虑有高峰和消退的过程，那么就能够了解自己并非总是处于无法控制情绪的状态，从而建立调整负性情绪的信心。因此，认知疗法的一种常用技术是鼓励来访者对自己的痛苦或焦虑水平进行自我监测，以使来访者认识自己情绪波动的特点，并增强调节情绪的信心。

4．认知疗法的贡献与不足 认知疗法的贡献在于，贝克从理论上提出了情绪困扰认知模型，并由此发展了认知疗法，通过挑战当事人的假定和信念等方法，创建了有效治疗焦虑症、恐怖症和抑郁症的新方法。认知疗法提供一种有结构、有重点，以及积极、主动的治疗取向，焦点放在当事人的内心世界，是一种以现在为核心及以问题为导向的结构性治疗法，可以在相当短的时间内有效地治疗抑郁与焦虑，并且能通过临床研究加以证明。贝克在理论上的主要贡献之一是将心理治疗带到能进行科学探讨的领域。在临床应用方面，认知疗法对抑郁症、非精神病性抑郁，以及由躯体疾病或生理功能障碍伴发的抑郁状态都有较好的疗效。认知疗法还可用于神经性厌食、性功能障碍、酒精成瘾、焦虑障碍、社交恐惧、人格障碍、偏头痛、考试前紧张焦虑、情绪易激惹，以及慢性疼痛等患者的治疗。不过，对于那些严重精神病或精神病性抑郁症的患者，由于他们的认知功能受到严重损害，则不适合采取认知疗法。

认知疗法的不足在于，认知疗法一般只强调认知的力量，对当事人既往经历的重要性缺乏重视，也缺乏对情绪因素的重视，因此，有的来访者难以接受这种过于技术导向的治疗方法。也有研究者认为，认知疗法对治疗关系重视不足，且只着重减少症状，并未探索造成困扰的背后原因，因此疗效难以持久。

（二）理性情绪疗法

1．基本观点　理性情绪疗法（RET）的基本观点是，人的思想、情绪和行为之间是交互影响、相辅相成的关系，但思想（认知）起主导作用。可以这样看它的作用过程：生活中发生了一件事，人对这件事有自己的理解或解释。这种理解或解释，就是艾利斯所说的“自我谈话”。“自我谈话”是个体情绪与行为的预测指标，即一个人怎样理解某件事情，他就会按自己的理解对那件事情做出相应的情绪和行为反应。理性而符合实际的理解会产生良好的情绪和行为，非理性而过于极端的理解会导致不良的情绪和行为。心理症状的根源就是人的思想（理解、认识、自我谈话）存在问题，这些思想问题的本质是“不合理”或“非理性”。艾利斯认为，人具有“理性与非理性、合理与疯狂的双重性”，人的心理问题的产生是不合逻辑的思考或不合理的观念所导致的，因此咨询的主要目标就是帮助来访者认识到自己可以通过更加理性的思维，实现更加有效率的生活。理性情绪疗法是一种通过改变来访者的错误认知推理方式，从而消除来访者负性情绪的方法。

2．理性情绪疗法的基本原理　主要有以下三点。

（1）认知是情绪和行为反应的中介，引起人们情绪和行为问题的原因不是事件本身，而是人们对事件的解释（想法和信念）。

（2）认知与情绪、行为之间是相互联系、相互影响的，负性认知是情绪或行为障碍迁延不愈的重要原因，因此打破认知与情绪、行为之间的恶性循环是治疗之关键。

（3）情绪障碍患者往往存在重大的认知曲解，一旦认知曲解得到识别和矫正，患者的情绪障碍必将获得迅速改善。

依据上述原理，治疗者所扮演的角色常是积极的教导者的角色，治疗者主要通过“教导”（teaching）和“驳斥”（disputing）两类技术来完成具体的咨询与治疗操作。

3．理性情绪疗法的治疗过程及主要方法　该疗法是以改变患者的认知为主要治疗目标的。即改变患者的不合理信念和思维方式，以合理的信念和思维方式取而代之，从而达到最大限度减少由不合理的信念给人们情绪带来的不良影响。治疗过程一般可分为心理诊断、领悟、修通和再教育四个阶段。

（1）心理诊断：在治疗的最初阶段，治疗师在与患者建立良好的关系以帮助其建立自信心之后，需要将患者所关心的各种问题的性质及患者对其所产生的情绪反应进行分类和评估。当治疗者确信自己已经找到了患者核心的ABC（事件、信念、结果）之后，就可对这一阶段工作做总结，即对患者的问题做出诊断。然后，在此基础上同患者一起制订治疗目标。

（2）领悟：治疗师在这一阶段要引导患者学习理性情绪疗法的理论，强化他们进行治疗的动机。在这一阶段，治疗师要帮助患者达到五个方面的领悟：一是人类情绪并非偶然发生的或基于某种神秘力量而产生的，它的产生是基于科学的规律及与其相关的事件；二是向患者强调人的观点、信念和人生哲学在引发其情绪和行为反应过程中所起的重要作用，使患者认识到信念是引起情绪与行为的直接原因；三是帮助患者找出造成情绪与行为障碍的不合理信念；四是使患者认识到自己对所患心理障碍负有完全的责任，促使其积极参与心理治疗过程；五是帮助患者认识到，如果某些想法是不合理的，就是可以放弃的，只有改变自己的不合理的信念，才能消除情绪障碍。

(3) 修通：这是对患者存在的不合理信念进行讨论或辩论的阶段，也是治疗的关键阶段。这一阶段，治疗师主要采用辩论的方法去动摇患者的不合理信念，使他们认识到那些信念是不现实、不合逻辑，也是没有根据的。同时帮助患者区分什么是理性信念，什么是非理性信念，从而能有意识地用理性信念来应对生活事件。治疗过程中还可以采取其他认知行为疗法，如给患者布置认知改变相关的家庭作业，或进行放松训练，以强化治疗效果。

(4) 再教育：这是巩固治疗效果并结束治疗的阶段。这时治疗师要帮助患者巩固在治疗过程中所学到的知识和技能，以便能更熟练地采用合理的方式去思考问题，使其在脱离治疗情境之后仍能理性地思考和面对生活，更少地受非理性信念的困扰。

4. 理性情绪疗法与认知疗法的异同 在临床治疗方面，理性情绪疗法和认知疗法都具有高度的结构性，均是通过让当事人转变固有认知的方式来进行治疗，也就是让来访者逐渐了解到自己想法的不合理性，或者认识到自己的想法是对现实的错误解释，从而促进情绪、行为等方面的变化。理性情绪疗法与认知疗法的不同之处在于：

(1) 理性情绪疗法指导性更强，多会通过面质与教导等方式进行；而贝克认知疗法则强调运用苏格拉底式的对话，协助来访者自己去发现错误的观念。

(2) 理性情绪疗法不十分重视治疗关系。如艾利斯认为，治疗师更多的是扮演教师的角色，虽然良好的治疗关系可能有益处，但艾利斯并不认为温暖的治疗关系是必要的。而贝克则强调治疗关系的重要性，认为治疗关系是认知疗法的基础，若治疗师能表现出真诚、尊重的态度，与来访者建立信任与支持的关系，则有利于治疗的成功。

(3) 理性情绪治疗师的角色更为主动，治疗师担任催化剂与向导的角色，指导当事人了解其信念会影响其感受与行为。认知疗法中，治疗师与患者主要是合作关系，促使当事人去体验矫正性的经验，使对方在认知上产生改变，并能学会一些新技能。

第二节 认知取向的团体咨询与治疗

一、团体目标与领导者角色

(一) 认知治疗团体目标

认知治疗团体的目标是结合团体互动的力量，通过纠正来访者的功能失调性的认知而调节负性情绪、矫正不良行为。认知治疗团体将传统团体方法与认知疗法相整合，其重点主要聚焦于问题解决，而不是在治疗过程方面。同时，认知治疗团体的重点主要放在个人方面，而不是团体或团体中发展出的人际关系，因此，团体认知疗法相对于个体认知疗法的优点，主要是为成员提供了更多的观察机会和提供建议的机会，从而增加了来访者的改变动机和学习机会。由于认知疗法认为，改变不合理认知是治疗的关键，因此，在团体治疗中对个人的认知内容和认知风格的关注大于对团体关系的关注。这种疗法更适合于改变动机很强的患者，而且适合于那些症状比较典型和单一的患者。

(二) 认知治疗团体领导者的角色

认知治疗团体领导者具有多重身份，包括心理治疗师、教育者和指导者，也包括咨询师、社会工作者和精神病学家。认知治疗团体领导者的角色主要有心理教育者、团体凝聚力促进者和指导者。

1．心理教育者　由于秉承“治疗是一种学习改变的过程”的理念，认知治疗团体会采用心理教育模式帮助来访者学习新知识和新技能。这种教育模式的特点在整个治疗过程中都能体现。团体治疗师的任务之一就是让来访者了解到认知对情绪和行为的影响作用，同时，认知过程中对信息的错误解读是导致情绪困扰的一个原因。在认知治疗团体中，团体领导者会通过心理教育的形式，让来访者了解自己对于环境、自我或他人的不良认知模式。

心理教育是指治疗师向团体成员介绍心理问题相关的知识、自我帮助的技能，以及与成员分享相关信息和资料的过程。在心理教育中，治疗师通常会将介绍知识、传达信息作为基本的目标，而暂时不去关注来访者的具体问题。一般心理教育有时间限制和结构性。例如，在 1 个小时的团体中，心理教育最多占用 5 ~ 10 分钟，且通常采用简短、趣味性的形式介绍某个重要概念或相关理论。心理教育可能只在 1 ~ 2 个治疗单元使用，也可能在每个治疗单元都使用。进行心理教育之后，治疗师通常也会布置家庭作业，内容一般包括自我的认知觉察、行为记录，或者是对某个问题行为的自我监测。治疗师通常会发放一些表格，由成员回去填写。一般心理教育技术更适合于规模较大、时间有限的团体，这样有利于保证较高的干预效率。单纯使用心理教育技术也会有一些局限性，由于心理教育缺乏互动，团体成员可能缺乏足够的时间去探索自己特有的自动思维模式，因此对情绪和行为模式缺乏自我觉察的机会，尤其是对于改变动机不高的成员，心理教育或布置家庭作业的形式常达不到预期的效果。

2．团体凝聚力促进者　团体凝聚力主要是指一个团体或组织在为实现目标、完成任务的动态过程中团结起来、保持密切一致的倾向性。贝德纳（1974）认为团体治疗中的凝聚力主要是指个体卷入、温暖团结的氛围和被接纳的个人感受。亚隆（2005）将团体凝聚力定义为，团体成员被团体及其他成员所吸引的程度。在凝聚力较好的团体中，成员通常有亲密感、认同感和较高的投入度，也容易发生积极的改变。因此，激发团体凝聚力是团体治疗师的重要任务。虽然认知团体更倾向于任务取向的团体，不过也非常重视团体凝聚力的培养，会采用各种手段来促进成员之间情感的表达及互动。

3．指导者　认知治疗团体领导者在团体中会比较主动，对成员的指导性较强，有的时候治疗师还像一个教练。团体领导者通过实际的指导帮助来访者发展更理性、更具有建设性的认知模式，通常会运用冥想、想象放松、自信心练习等技术，帮助来访者进行情绪应对、问题解决以及行为矫正。在针对某一个具体的心理问题，或者一个具体的症状时，治疗师会根据相应的干预方案，有步骤地指导成员练习思维决策或演练某种行为模式。

家庭作业是认知治疗师作为指导者时常用的工具，认知疗法鼓励使用以练习为主的家庭作业，因为来访者常很难改变形成已久的认知习惯，如果他们只是认识到需要改变，还不足以发生真正的变化，需要进行不断的行为练习。有时成员会抱怨家庭作业难度太大，或者难以坚持，其中的问题在于，来访者在认知层面没有预计到改变的困难，而是只想舒适地达成改变，而这种认知会降低他们完成家庭作业的动机。因此治疗师要保持警觉，并且积极引导关于作业完成情况的讨论，也可以通过团体互动来进行家庭作业的设定。除了由治疗师单独复习和计划家庭作业，有的时候也可以让团体共同思考可行的作业练习和问题，以创造性地解决现实的困难。治疗师充分利用团体成员之间的动力和集体智慧制订比较符合实际的家庭作业，也能增强他们继续参与团体的动机。治疗师还可以运用多种手段促进成员的改变，如运用录像、记录单等形式来记录和强化成员的进步。

二、认知治疗团体的应用

（一）抑郁症患者认知团体

1．团体特点　贝克（1979）认为，抑郁症患者存在负性认知三联征，即对自身的负性评价、对以往经历以及未来的负性评价，并由这些负性认知引发抑郁情绪和行为。认知治疗团体对抑郁症患者是一种比较有效的治疗方法，不过抑郁症患者的负性自我认知风格、普遍性的悲观主义态度，以及对他人帮助的消极态度等特点，使得他们对于团体的建立和发展有一定的阻碍作用。

与个体认知疗法一样，抑郁症患者团体认知疗法的基本目标是修正抑郁症患者的非理性信念和功能不良的信息加工过程。基本的治疗技术包括监控家庭作业、识别自我的情感和认知模型、认知重建以及行为激活等。治疗师也与团体成员去讨论他们的负性信念的合理程度，以帮助他们意识到自己认知模式的问题所在。

抑郁症患者认知团体一般也是结构性的，同时也是以问题解决为主的治疗模式。治疗师会比较主动地提出问题、质疑或建议。在认知治疗团体中，治疗师的任务主要是指导成员学习进行自我监控、尝试改变不良行为，并且帮助成员掌握自我情绪觉察和调节的具体方法。

2．团体过程 抑郁症认知治疗团体一般为 12 周，在团体开始之前会有诊断评估和入组前准备。在第 1 次团体活动时，会测量各成员的抑郁程度，介绍成员，建立小组规则，讨论各自的期望和自我目标，介绍认知理论和技术，训练成员学习自我监控的方法，并且布置作业。在第 2 ~ 10 次会面时，会继续评估成员的抑郁程度，回顾以往的家庭作业完成的情况，讨论各自的状况以及介绍相关的认知理论，并且再次布置作业。在最后的两次活动中，一般会重复测量抑郁的情况，讨论各成员所取得的进步，讨论在小组结束时自己的期望，最后会评估团体成员的变化情况。

（二）广场恐怖症患者认知行为团体

1．团体特点 广场恐怖症是焦虑症的一种，是指对开阔的场所或公共场合所产生的超乎正常的恐惧，其主要症状是当患者进入公共场合或某些特定场合时出现的严重的紧张、不安，出现明显的头晕、心悸、胸闷、出汗等自主神经反应，并产生逃离该场所的强烈愿望和行为。根据认知行为理论，广场恐怖症存在一个特定的认知 - 行为模型：具有某些人格特质（如敏感、胆小、易紧张等）的个体，在某种特定情境下（如在众人面前出丑、被嘲笑或空间拥挤等），产生了强烈的、难以控制的焦虑症状，并且产生了对这种焦虑症状的恐惧情绪。为避免这种恐惧情绪的出现，个体产生回避行为，而种种回避行为进一步强化了恐惧感、回避行为和敏感性。广场恐怖症团体治疗的目标在于短期内消除成员的症状，长期目标则是帮助成员建立和运用自主情绪调节的技术。

广场恐怖症认知行为团体，主要通过让个体成员在团体中感受到普遍性和凝聚力的方式来帮助成员建立改变自己的勇气和信心，通过认知技术结合行为训练的方式帮助成员逐渐摆脱回避性行为和恐惧情绪。团体通常由 1 名治疗师对 3 名成员构成，也可以是广场恐怖症患者的同质性团体，若成员的教育背景和社会地位相近，则效果更好。

2．团体过程 广场恐怖症认知行为团体可以是连续的 2 周培训，成员每天都进行训练；也可以是每周 1 次的训练，持续数周；有的时候治疗师也会把两者结合起来，即在连续 2 周的培训之后，再进行每周 1 次的训练。

该团体的最初阶段是帮助成员了解症状，用广场恐怖症程度量表评定症状，介绍治疗目标。在最初的团体会谈中，各成员介绍自己的情况。此外，治疗师会介绍一种常见的对恐怖症状的负性认知，如认为恐怖症状是非常愚蠢和病态的。这种负性认知会加重来访者的恐惧和回避行为。治疗师还会从认知行为的角度介绍惊恐发作的理论模型，以及有效的认知应对策略。

在第二阶段的团体单元中，治疗师会帮助团体成员学习到应对焦虑的基本技术，如“坚持待在症状里”，即忍受焦虑、不逃避。还会使用角色扮演的方式，让成员重新体验焦虑，并尝试运用治疗师介绍的应对技术。

在第三阶段，当团体成员已经能在角色扮演中应对自己的焦虑情绪时，则会进行一个短时间的实地练习，即到那些能够引起来访者惊恐发作的真实环境，让来访者进行练习。而练习成功的标志是虽然仍有焦虑、恐惧的症状，但是来访者已经能够应对这些症状，并且不再逃避环境，而是可以采取与环境相适宜的行为。

综合思考题

1．认知治疗团体的核心理论基础是什么？

2．认知治疗团体中，领导者如何通过认知重构帮助成员改变负面思维模式？

3．认知治疗团体的领导者如何平衡指导性态度与团体成员的自主性？

4．认知治疗团体如何通过行为实验促进成员的认知和行为改变？

5．认知治疗团体中，如果某成员缺乏动机或参与度低，领导者应如何进行干预？

（官锐园）

第六章

行为治疗团体

◎ 学习目标

基本目标

1．能概括行为疗法的主要理论观点。

2．能概述行为治疗团体的目标与干预过程。

3．能举例说明行为治疗团体的基本技术。

发展目标

1．能运用行为治疗的理论设计团体干预方案。

2．能运用行为治疗基本技术。

第一节　行为治疗理论概述

一、行为治疗理论的产生与发展

行为疗法是在行为主义心理学的基础上发展而来的一个心理咨询与治疗派别。20 世纪初，美国心理学界出现了行为主义心理学思潮。1913 年，美国心理学家华生（J. Watson）发表了《一个行为主义者眼中所看到的心理学》一文，宣告了行为主义心理学的诞生。从 20 世纪 20 年代至 50 年代的长达 40 余年的时间里，行为主义思潮在心理学界一统天下。行为主义疗法不只由一位心理学家创立，而是由许多人依据行为主义理论开发出来的若干种治疗方法的集合。其理论基础主要包括俄罗斯生理学家巴甫洛夫（I. P. Pavlov，1849—1936）的“条件反射”理论，美国心理学家桑代克（E. L. Thorndike，1874—1949）和斯金纳（B. F. Skinner，1904—1990）等人的“操作性条件反射学习”理论，以及班杜拉（A.Bandura，1925—2021）的“社会学习”理论等。

（一）刺激 - 反应理论——早期行为主义理论

行为主义理论最早的代表人物是巴甫洛夫。他在研究狗的消化过程时，发现了应答性条件作用，即经典的条件作用。在研究狗分泌唾液的过程中，他发现狗不仅在食物出现时流出唾液，当那些每次与食物伴随出现的其他刺激物单独出现时狗也会流出唾液，从而提出“条件反射”的概念。经典的条件反射原理有这样几个基本现象：一是条件反射的形成和建立，指的是条件刺激（如铃声）取代非条件刺激（如食物），形成特定的刺激 - 反应关系，如铃声伴随食物出现一段时间后，铃声单独出现时，狗也分泌唾液，这时表明条件反射已经形成；二是泛化，这是人或动物把学习得到的经验扩展运用到其他类似的情境中去的倾向，如狗可能对与铃声相近的其他声音也产生分泌唾液的行为；三是消退，这是指条件反射建立之后，若总是重复给予条件刺激物（如铃声），而不再提供非条件刺激物（如食物）时，反应的强度就会下降，最后不再出现条件反射。即，若多次给予铃声，而不再伴随食物出现，重复多次后，狗再听到铃声也不会分泌唾液。这种现象被称为消退。

桑代克是对刺激 - 反应理论进行实验性研究的首批学者之一，他用迷箱的方法研究动物的学习行为，从而提出学习过程是遵循“尝试与错误”的方式进行的。他将猫的“尝试与错误”学习过程归结为四个步骤：第一，以各种不同的反应进行试探（如乱跳、乱抓、乱撞门，或乱咬箱壁等）；第二，发现了正确的反应（抓到绳子）；第三，选择了正确的反应或减少了错误的反应；第四，经过多次的练习将正确的反应保留、固定下来。在动物实验的基础上，桑代克认为学习是一种渐进的、反复尝试的过程，学习的实质在于形成情境与反应之间的联结。并认为刺激与反应之间是因果关系、是直接的联系，而不需要任何中介。他把联结的观点运用到人类的学习上，认为人类的思想、行为和活动都能分解为基本的单位刺激和反应的联结。虽然人的学习是有意识的、以认知为媒介的，但是人与动物学习的本质区别仅在于简单与复杂、联结数量的多少。

斯金纳继承并发展了桑代克和华生的理论，他通过大量的动物实验，训练动物形成“按压踏板”“啄按钮”等主动性行为，从而提出了操作性条件反射理论。斯金纳认为人的学习行为可分为两类，一类是应答性行为，另一类是操作性行为。应答性行为是由已知的刺激所引起的反应，可写成公式 S（刺激）→ R（反应行为）。例如，婴儿见到食物会笑是一种应答性行为。操作性行为与应答性行为不同，它是由个体自身发出的行为，而没有已知的刺激。因而，操作性行为亦称为自发性行为，可写成公式 R（反应行为）→ S（刺激）。例如，儿童会偶尔收拾房间是一种操作性行为，而受到妈妈表扬，则是行为后的一种刺激。此后儿童为了得到妈妈的表扬，可能会经常收拾房间。以上两种学习行为对生物体的生存和发展是同等重要的，但斯金纳更强调操作性行为，并总结出操作性行为的四个强化原则：①正性强化原则，指某种具体行为的后果是积极的，就能增加该行为再次出现的概率。如儿童收拾房间，其后果如果是受到妈妈表扬，则可能会不断重复此行为。②负性强化原则，指某种具体行为若可以避开某种不愉快的后果，就会增加该行为重现的概率。如儿童为了躲避学校同伴的欺负，会出现反复逃学的行为。③惩罚原则，指某种行为可以导致某种不愉快的后果，个体为了避免这种后果会减少做出这种行为的概率。惩罚不同于负性强化，它的不良刺激是发生在反应行为之后。如儿童砸碎玩具被父母严厉批评，则此后儿童会减少砸玩具的行为。④强化消退原则，指在反应之后，如果不继续给予强化，反应行为就会逐渐消失。如学生上课时为引起注意不断扮鬼脸，但是老师和其他同学都没有任何反应，则他的这种行为就可能逐渐停止。从以上四种行为强化原则中，斯金纳提出“行为塑造”的概念，即形成新的行为。斯金纳认为在行为塑造时，正性强化效果最佳，惩罚收效最少，负性强化居中。

华生的思想受机能主义心理学的影响较深。机能主义心理学把人的心理、意识作为适应环境的工具，认为人的行为等同于动物的行为。华生曾利用应答性条件反射的原理对人类进行实验，他曾使一个 11 个月大的男孩对白鼠产生深深的恐惧反应。其做法是：每次当这个男孩伸手要去摸小白鼠时，实验者就在他背后制造出巨大的声响，令男孩感到恐惧而哭闹。经这样几次重复之后，每当小白鼠出现，这个男孩就会哭闹，出现恐惧的表现。此后这个男孩将恐惧反应泛化到以前并不害怕的兔子、狗等有毛的玩具，甚至害怕一切白色的、有毛的物品。在实验研究的基础上，华生主张把心理学变成一门“自然科学”，认为环境的作用和影响非常重要，他认为人类的行为可以是简单的刺激 - 反应公式，行为主义理论的目标就在于预测和控制行为。他的观点引起了人们对行为的关注，对心理学领域产生了持久的影响。

（二）新行为主义

到了 20 世纪 30 年代，因行为主义过于强调心理学的自然科学取向而受到批评，同时也因其他学派理论的影响，一些原属行为学派的学者，如赫尔（C. L. Hull，1884—1952）、斯金纳、托尔曼（E. C. Tolman，1886—1959）等人已不再坚持“客观的客观”的原则，转而接受“意识成为心理学研究的主题之一”的理念，又倡导了新行为主义。他们的观点是，在考察行为的同时也兼顾心理活动，目前这种观点业已成为现代心理学的一种主导思想。传统的治疗模式是 S-R，S 代表刺激，R 代表反应。新行为主义者在两者之间加入了 C，使行为治疗模式变成了 S-C-R。其中 C 代表人的认知、意识和经验等复杂的因素。这样就使行为疗法更加科学和合理。

（三）社会学习理论

社会学习理论兴起于 20 世纪 60 年代，主要代表人物是美国的心理学家班杜拉。“社会学习”又称观察学习，即通过榜样进行学习，它出现在个体通过观察他人的行为而进行学习时。班杜拉认为，以往的行为主义理论对学习的认识限制了个体自身主观能动性的影响力。按照社会学习理论的观点，个体在出生后的学习主要来自于观察他人的行为，这比反复进行的“尝试与错误”的过程更能有效地学习到复杂的行为。按照班杜拉的观点，有些行为，例如语言，需要通过观察榜样进行学习，而不可能只通过强化随意的发音就能掌握如此复杂的语言。因此，社会学习理论认为，学习是学习者通过对榜样的观察，来指导自身学会的某种行为。

首先，社会学习理论认为，人类既不是由内力驱动，也不完全受环境的摆布，而是有自己独特的认知过程，并以此形成行为模式乃至人格。人们可以通过认知活动，进行识别符号、思考外部事物，以及预见行为后果等活动，而不需要实际去经历它们，并因此提出替代学习的重要概念。其次，自我强化和自我调节都是认知学习理论中的重要概念。按照社会学习理论，行为被看作个体与环境的相互作用。也就是说，人和环境都是学习的决定性因素。社会学习理论将传统上被行为主义所摒弃的心理学概念，如意识、思维等归纳到心理学领域里面，强调了思维、认知等心理因素对行为的作用。

榜样学习可以分为四个过程：第一个过程是注意，即榜样的特征引起学习者的注意，可以是有意识的，也可以是无意识的，在这一时期，学习者开始集中注意观察榜样及其行为模式。此期的学习可受到榜样的特征、观察者的特点以及他们之间的关系的影响。第二个过程是记忆和保持，即将榜样特征和内容都保持在记忆中以便必要时再现，并在保持过程中不断再现榜样的表象。也就是说，在学习者执行这一行为之前，在大脑中会反复默默地、象征性地进行演练，同时也可有外显的练习活动，将观察到的榜样行为在自己身上初步表现出来。第三个过程是认同和动作形成期，即学习者将榜样的特征纳入自己的行为之中并赋予自身人格的特征，在这一过程中，学习者真正能够执行所观察到的行为，并且能够通过自我观察，评价自己行为的精确度，并进行矫正。第四个过程为定型，即当模仿的行为得到外部或自我的不断强化之后，习得行为相对稳定建立并保持下来。在这一时期，学习者通过强化的作用来增强学习效果。如果观察者看到榜样的行为是有价值的，就更可能去保持这种行为。

（四）认知 - 行为整合的观点

20 世纪 70 年代，认知过程的因素对行为主义治疗的影响越来越大。到了 20 世纪 80 年代至 90 年代，情绪改变在治疗中的作用也受到了关注。行为主义治疗师们开始对行为、认知和情绪的复杂互动关系产生了浓厚的兴趣。拉扎勒斯（A. Lazarus）注意到人类行为反应的“激发顺序”，例如，一个受到刺激的人会不断地琢磨（认知）他所感知到的细微刺激，直到这种对刺激的感受达到一个足够大的程度，然后才进行攻击（行为）。因此，治疗的焦点在于发现并改变这一社会的、情绪的、认知的和行为反应的“激发顺序”并阻断不良事件的发展。

二、行为治疗理论的主要观点与方法

（一）主要观点

综合来说，行为主义治疗理论主要有以下观点。

1．人的行为都是通过学习而获得的。异常行为与正常行为一样，都是通过学习、训练和后天培养而获得的。在此基础上，行为疗法提出了相应的以下两点基本假设：第一，如适应性行为一样，非适应性行为也是通过学习获得的；第二，个体可以通过学习获得所缺少的适应性行为。

2．在行为的学习过程中，“强化”对行为的巩固和消退起决定性作用。那些受奖励的、结果令人满意的行为容易习得并且能维持下去；相反，受惩罚的、结果令人不悦的行为，就不容易被掌握或很难维持。因此，掌握了操作这些奖励或惩罚的条件，就可以控制行为的增减或改变行为的方向。

3．根据行为主义的观点，人是环境的产物，其发展受社会文化制约，通过环境的改变可以调整来访者的行为。因此，行为治疗的焦点是通过外在的行为改变来调节心理问题，而不像心理分析理论那样着重于分析个人潜意识和本能欲望对行为的作用。行为疗法强调通过学习、训练提高来访者的自我控制能力，通过控制情绪、调整外在行为以及器官生理活动等方法来矫正异常行为，改变心理行为问题。

4．基于行为治疗理论，不适应的行为也可以通过新的学习而被矫正，心理治疗的目的在于，利用强化原则使来访者模仿或消除某一特定行为，建立新的行为方式。行为疗法通过提供特定的学习环境促使来访者改变自我，减少或消除不良行为。因此，行为治疗强调明确的、具体的治疗目标，主张采取以问题解决为中心的干预方法。

（二）行为疗法的过程与特点

行为疗法是指使用通过实验而确立的有关学习的原理和方法，克服适应不良的行为习惯的过程。行为疗法的常用疗法包括系统脱敏疗法、放松疗法、模仿学习、自信心训练、厌恶疗法及冲击疗法等，其核心均在于利用控制环境和实施强化使来访者习得良好行为、矫正不良行为以及重塑个人形象。

1．行为治疗的过程　一般包括四个阶段。

（1）第一阶段：确定行为目标。在治疗的最初阶段，治疗师会了解来访者的不良行为的形式、频率，对问题行为进行功能性分析，特别分析那些导致该行为增多或减少的具体情境，以及评估问题行为的严重程度，从而确定行为矫正的目标。

（2）第二阶段：选择方法技术。根据确定的靶行为目标，选择相应的治疗技术和方法。

（3）第三阶段：实施治疗方案。以适当的技术方法对不良行为进行矫正，帮助来访者建立起新的行为方式。治疗的目标是增加积极行为，减少消极行为。期间，需要不断监测干预计划并根据情况进行调整。

（4）第四阶段：治疗效果评估。记录靶行为的基线水平及变化过程，以评价治疗过程。一旦达到目标，即可逐步结束干预计划，如有问题行为复发，继续给予辅助性处理。

2．行为疗法的主要特点　行为疗法的主要特点有以下几个方面。

（1）治疗只针对当前来访者有关的问题而进行。行为疗法重视现在的各种症状，而不过分强调问题的历史根源、来访者的自知力或领悟能力。

（2）治疗以具体而明确的行为问题或关键问题作为靶目标，并集中力量予以解决。这些行为可以是外显的，也可以是内在的。

（3）根据外在行为的改变作为评定疗效的标准。

（4）治疗的技术通常都是从实验中发展而来，即是以实验为基础的。与传统的心理治疗相比，行为疗法具有更高的科学性和系统性，可以进行客观的科学检验、重复和量化研究，有一整套系统的治疗形式，临床效果比较稳定。

（5）在治疗过程中，治疗者根据每个来访者的问题和具体情况，选取相应的行为治疗技术。

（三）行为疗法的优势与不足

1．行为疗法的优点 行为疗法的优点主要体现在以下几个方面。

（1）费用低，患者经济负担较轻。相对于其他心理治疗，患者接受行为治疗所花费的时间和经济负担都要少很多，因此，目前在心理治疗领域的使用越来越广泛。

（2）对患者的个体素质要求不高，容易实施治疗。行为治疗对个体的经济地位、文化水平、自省能力及情感表达能力等方面没有过多的要求，只是强调控制刺激和操纵环境，因而容易实施治疗。

（3）行为治疗直接接触症状，故治疗时间短。因为治疗目标就是具体的外显行为改善，因此疗效也较明显。

（4）治疗范围广。行为疗法在治疗以焦虑症状为核心的心理问题中占有优势，如恐怖症、强迫症和焦虑症等；也适用于儿童抽动症、口吃、遗尿症等。行为疗法还适用于肥胖症、神经性厌食、慢性便秘、烟酒及药物成瘾等疾病，也对阳痿、早泄、阴道痉挛与性快感缺乏、恋物癖、窥阴癖、露阴癖、异装癖等问题行为有疗效。研究还证实，行为疗法还适用于青少年考试焦虑症、学习障碍、网络成瘾等，以及一些躯体疾病，如高血压、心律不齐等。

2．行为疗法的不足 行为疗法的不足主要体现在以下几个方面。

（1）治疗效果欠稳定。由于行为疗法只关注人的行为，只重视改变外在的行为而轻视心理问题的内在动因，因此，行为疗法所带来的改变很可能是表面的。由于内在原因没有消除，症状可能会复发，或者转化为其他问题行为。

（2）来访者在治疗中缺乏主动性，可能会降低改变动机。行为疗法不够重视治疗关系的建立，来访者基本上处于被操纵的角色，这种被动角色不利于来访者发挥个体的主动性，可能会因此降低治疗效果。

（3）不适宜治疗一些需要内在领悟和个人成长方面的心理问题，如人格障碍、情感问题。行为疗法忽略个体的认知、价值观等方面的内容对个人心理问题发生、发展的影响，不适宜解决一些诸如人生意义、生命质量、价值观、自我潜能开发及人生发展等发展性问题。

尽管如此，行为疗法仍然是当今一种重要的心理治疗形式，在目前各种心理治疗形式中，都会或多或少应用行为疗法，以作为治疗的辅助手段。因此，掌握相应的行为治疗方法和技术，就显得十分必要。

（四）行为疗法的主要方法与技术

行为疗法涵盖的内容很广，常用的治疗技术有系统脱敏疗法、放松疗法、模仿学习 / 示范性疗法及代币法等。

1．系统脱敏疗法（交互抑制法） 这种方法主要是通过让来访者逐步地暴露在那些能引起焦虑反应的情境中，并通过心理放松状态来对抗这种焦虑反应，从而达到消除焦虑反应的目的。该疗法是由美国学者沃尔普（J. Wolpe，1915—1997）创立的。根据人的生理特点，如人在全身肌肉放松状态下的各种生理指标，包括呼吸、心率、血压、肌电反应等，都与焦虑状态下个体的生理指标出现完全相反的变化，也就是存在交互抑制的现象。因此，沃尔普提出，人和动物的肌肉放松状态与焦虑情绪状态，是一种拮抗过程，放松状态的出现会对焦虑状态起到抑制作用。经过系统脱敏疗法，患者在出现焦虑或过敏反应时会使用相应的放松技术，通过使用放松技术来对抗焦虑、恐惧等紧张反应，进而使焦虑或恐惧等不适反应受到抑制。系统脱敏疗法针对那些对特定物体或情境有恐惧与焦虑反应的患者有较明显的疗效。

采用系统脱敏疗法进行治疗应包括三个步骤。

第一步，教授来访者一种放松技术，让其能够熟练掌握，并学习在焦虑反应出现时使用放松技术。实施系统脱敏疗法的关键是要让来访者掌握自我放松的技术，有时可以在治疗之前，先进行一段时间的放松训练，让来访者能够自我放松。常用的放松方法一般是渐进性肌肉放松技术。渐进性肌肉放松是指系统地紧张、松弛躯体的各组主要的肌肉群，使得肌肉群能够逐渐达到松弛的状态。来访者能够体会到肌肉紧张和松弛时的差别。

第二步，制订不良刺激等级量表。将导致来访者不适反应的情境，根据引起恐惧或焦虑的严重程度按由弱到强进行排序，即确定不良反应的等级层次。通常会与来访者一起讨论那些能引起来访者焦虑或恐惧的事件或情境，然后让来访者评价每一个事件或情境对他的主观焦虑值的影响，对各种情境进行评分，然后按照由低到高的次序进行排列。

第三步，按不适反应的等级由低到高逐级进行焦虑反应的唤醒，然后使用放松技术。待该等级的焦虑反应有效缓解后，再唤醒较高等级的焦虑反应，然后使用放松技术；直至最高等级的刺激强度，同时要求来访者使用放松方法。每次系统脱敏训练后，治疗师都需要与来访者进行讨论，分析各等级层次的焦虑值是否有变化，鼓励来访者说出自己对焦虑的感受，通过表述情绪帮助来访者面对自己的恐惧或焦虑。此阶段一般分为想象系统脱敏和现实系统脱敏两种方法。

采用想象系统脱敏时，通常会选择比较安静的环境，让来访者舒适地闭目坐下或躺下，进入平静的状态。然后由治疗者向来访者描述不良刺激等级列表上列举的某一事件，由来访者对事件想象，当出现焦虑反应时，请来访者练习放松方法，当来访者完全放松后，要求来访者重新评价该事件的恐惧等级并记录。然后经过几分钟休息和放松后，重复这个过程。当一个事件的恐惧、焦虑等级出现明显下降后，再对下一个等级的诱发焦虑事件进行同样的脱敏训练。通常每次想象系统脱敏的训练时间为 30 分钟，每次使用的等级事件以 1 ～ 3 个为宜。在每次想象系统脱敏训练结束后，会让来访者做一次完全的放松练习。

现实系统脱敏是指在现实的情境中进行的系统脱敏练习。通常这种脱敏方法是建立在来访者已经掌握了想象系统脱敏的基础上进行的。现实系统脱敏的过程与想象系统脱敏相类似，也是根据设计好不良刺激等级层次表，依照从低到高的层次，逐步开始训练。在初期训练时通常会由治疗师陪同训练，以便给予来访者及时的帮助和信心，最初的现实情境选择难度较低的、简单的情境，或者对来访者来说是比较熟悉的情境和容易操控的情境。

2．放松疗法　是一种通过主动训练，有意识地控制自身的心理生理活动、降低唤醒水平，以及改善机体功能紊乱的心理治疗方法。放松疗法又称放松训练或松弛疗法，一般分为肌肉放松、想象放松等。

（1）肌肉放松：是指通过放松身体的主要肌群来达到躯体的松弛状态。一般常用的是渐进性肌肉放松，该方法是雅各布森（E. Jacobson）于 1938 年提出的，这种方法的关键是感知肌肉紧张并渐渐使之减弱，其目的是使训练者感知到紧张的存在，随后鼓励其逐步放松，全身主要肌群开始逐渐松弛，进而达到全身放松。具体方法通常从优势手臂开始，使个体迅速、有效地体验到紧张与放松的区别。然后，从头到脚的各个肌肉群依次进行先紧张、后放松的练习。每个肌肉群一般反复紧张、放松 2 ～ 3 次，然后再练习下一组肌肉群。练习者开始时会在治疗师的指导下进行放松，也可以听录音自行练习。掌握要领后可渐渐独自练习，每次 10 ～ 15 分钟。渐进性肌肉放松训练是对抗焦虑的一种常用方法，一般可治疗各种焦虑症，且对各系统的身心疾病都有较好的疗效。

（2）想象放松：又称意象性放松，其方法是在平和、安静的环境中，引导受训者进行想象，使受训者将注意力集中于治疗师描述的自然风景的视觉、听觉等各种感觉的暗示上，或集中在对美好时刻的回忆，或是一些针对自我的积极暗示。例如，躯体疾病的患者想象自己的身体有更多力量来去除疾病，自身感到和谐与舒适，自己变得有力量等。想象放松有时也称为暗示疗法，可作为一些身心疾病的辅助疗法，也对缓解紧张、焦虑有较好的效果。

(3) 生物反馈下的自我放松技术：生物反馈技术近年来常应用于躯体化疾病的辅助治疗，尤其针对高血压、紧张性头痛等疾病有较好的效果。生物反馈技术主要是通过仪器监测求治者的某些具体生理指标，如心率、血压、呼吸、肌电反应等，并向求治者呈现这些生理指标的及时动态反应，然后由求治者自己主动调节自主神经系统的活动，如进行深呼吸、放松肌肉等方式，从而实现缓解紧张、治疗疾病的目的。

3．冲击疗法　又称满贯法，是指通过直接使当事人持续处于恐惧的情境之中，从而消除恐惧反应的治疗方法。冲击疗法与系统脱敏的方法不同，不是采用逐级暴露于焦虑情境的方式，而是让来访者直接来到引起恐惧的刺激因素面前，维持一段时间，待惊恐反应自行消退。冲击疗法强调快速地、长时间地暴露于来访者感到恐惧的刺激物，此时，虽然来访者会出现强烈的情绪反应和生理反应，但是在维持足够长的时间之后，这些反应会自然消退。冲击疗法的步骤如下。

第一步，体检。由于冲击疗法是一种令来访者反应剧烈的治疗方法，所以应事先确认来访者的身体状况是否能够承受此种治疗。通常会让来访者做必要的身体检查，如检查心脏功能、脑供血情况等。对于有躯体疾患，如心、脑血管病等，以及身体虚弱的各类人群则不宜使用冲击疗法。

第二步，签订治疗协议。在治疗前详细地向来访者介绍治疗的原理、过程和各种可能出现的情况，尤其要说明来访者在治疗过程中可能承受的痛苦。同时用数据和案例来说明冲击疗法的疗效显著，以增强来访者的治疗信心。签订治疗协议的目的在于增强患者的自我约束，以保证治疗的顺利进行。

第三步，准备刺激物品和环境。选择刺激物的原则是找出那些能引发症状根源的事物或环境。如有的人对有羽毛的动物感到害怕，就可以将几只家禽放在一个相对封闭的治疗室中，让来访者能够单独面对这些动物。治疗室一般不宜太大，除特意安排的患者最感到恐惧的刺激物外，不再放置其他的东西。治疗室也要格局简单，不能使患者有回避的地方。

第四步，实施冲击。在进入治疗室之前，请来访者做好准备，避免饥饿、口渴和各种身体不适的情形，衣着应简单、宽松。进入治疗室后，让来访者迅速面对所恐惧的事物或情境。即便来访者可能会出现惊叫、恶心、心悸、出汗、四肢震颤及头晕目眩等剧烈反应，也要持续地让来访者暴露于令其恐惧的情境之中，同时尽量劝说或制止患者的回避行为。来访者期间可能会提出中止治疗，治疗师应该鼓励、规劝，或不予回应，以帮助来访者坚持完成治疗。若来访者的情绪反应和生理反应出现逐渐减轻的趋势，则表明治疗有效果，可以再坚持几分钟，终止治疗。

通常整个冲击疗法的持续时间为 30 ～ 60 分钟。在此期间，需要密切观察患者的生理变化，以免发生严重的躯体反应，当出现过度通气综合征、晕厥或休克等情形时，应当及时终止治疗。

4．代币法　又称表征性奖励制，是指运用物品代币的形式，编制一套相应的激励系统来鼓励和强化期望的目标行为出现、消除不良行为的治疗方式。代币法是行为疗法中应用最广泛的方法之一，常用于儿童行为矫正、呈现严重行为衰退的慢性精神分裂症患者的行为塑造。

代币法所依据的是操作性条件反射的原理，指的是用奖励的方法强化所期望的行为。“代币”是指用一种物品来代替货币，在一定范围内部流通。“币”可以是代用券、筹码，也可以是红花、红星等式样的卡片符号。例如，对于有残障问题的儿童，治疗师可以在训练其按时起床、叠被、穿衣服、刷牙和洗脸等日常行为时使用代币法。根据难度的不同，将儿童一整天的日常生活进行分级，每完成一项活动就给予不同分值的代币奖励。儿童拿到这些代币，可以定期换取自己喜欢的玩具、糖果，或者一些日用品，还可以得到玩电子游戏、看电影等精神奖励。对于那些出现毁物、伤害他人和自己身体等有严重行为障碍的儿童，则在每天表现出“不撕毁自己衣服”或“不打人”等情形时才给予“货币”奖励，并让他们能用这些“货币”立即获得自己所期望的东西，通过这种方法来减少其问题行为。

代币法不仅应用在行为治疗领域，在儿童教育领域也被广泛使用，如小学生表现好可以得到小红花、五角星或是计分卡、点数等，并可以定期换取自己喜欢的物品。

5．厌恶疗法　是指利用经典条件反射的原理，将令人不愉快的或惩罚性的刺激与希望戒除的目标行为相结合，以消除该目标行为的方法。不愉快的刺激有电击、催吐、语言责备或想象等多种形式，使当事人一出现该行为，就立刻体验到不愉快或是受到惩罚，最终戒除或减少该目标行为的出现。厌恶疗法的特点是治疗期较短、效果较好。

厌恶疗法的形式有多种多样，多根据厌恶性刺激物的特点来分类，主要有电击、催吐和厌恶性想象等。电击厌恶疗法是指将求治者的不良行为反应与电击联结在一起，一旦这一行为反应在想象中出现就予以一定程度的电击。药物厌恶疗法是指在求治者面对贪恋的刺激时或即将采取不良行为时，让其服用呕吐药物，产生呕吐反应，从而消除该不良行为。药物厌恶疗法多用于矫治与进食有关的行为障碍，如酗酒、饮食过度等。想象厌恶疗法是当事人出现不良想法或行为时，主动想象一个自己厌恶的情境，从而产生厌恶反应，而停止出现不良想法或行为。厌恶疗法常用于治疗酒精成瘾、性行为变态、强迫观念等。运用厌恶疗法进行治疗时，厌恶性刺激应该达到足够强度，通过刺激应能使当事人产生痛苦或厌恶反应，持续的时间为直到不良行为消失为止。此外，由于厌恶疗法会给当事人带来痛苦体验，因此应向当事人详细说明厌恶疗法的治疗过程，并征得当事人的同意。

6．模仿学习法　又称示范性疗法，是通过模仿学习获得新的行为反应，以适当的行为取代其不适当行为的一种行为主义方法。模仿学习法主要依据的是社会学习理论。社会学习理论认为，学习的产生是通过模仿过程而获得的，即一个人通过观察另一个人（模型）的行为反应而学得。模仿学习法适用于儿童的行为治疗，也适用于团体治疗。模仿学习法通常采用看电影或电视录像、施治者做示范等形式建立模仿对象，由求治者进行观察和模仿。如针对恐惧狗的儿童，可以让其参加一个儿童活动团体，其他儿童都表现出喜欢狗、抚摸狗、与狗一起玩耍的行为，从而使该儿童开始模仿他人，也能够待在有狗的环境里，并慢慢克服对狗的恐惧。该方法常用于治疗恐怖症、与焦虑情绪有关的行为问题等。

7．眼动疗法　又称眼动心身重建法或眼动脱敏与再加工（eye movement desensitization and reprocessing，EMDR）治疗方法，是一种针对创伤治疗比较有效的治疗技术，是 20 世纪 80 年代后兴起的一种行为主义疗法。EMDR 技术依据的理论假设是：人在遭遇不幸的事件之后，会有一种内在的本能去冲淡和平衡不幸事件所带来的冲击，并从中学习，使自己成长和强大。

EMDR 的治疗程序主要有七个阶段。第一阶段为病史检验阶段，即评估求治者是否适合接受 EMDR 疗法，并与患者共同制订出合理的治疗目标；第二阶段是准备期，即帮助求治者掌握放松技巧，使其获得足够的休息及平静的情绪，为进入重温创伤记忆做准备；第三阶段是评估阶段，评估求治者的创伤性影像、想法和记忆，分别对创伤性程度进行分级；第四阶段为敏感递减阶段，即实际操作动眼和敏感递减阶段，以逐步消除创伤记忆，主要是针对诱发创伤性体验的扳机信息，患者在治疗者的手指带动下做眼球运动（10 ~ 20 次），并在此过程中通过放松、评价体验等方式逐渐减少创伤性的躯体感受和负性情绪；第五阶段为植入阶段，即用指导语的形式，向患者的意识中灌输正向自我的陈述和希望性的信念，以取代负性、悲观的想法；第六阶段为身体感觉扫描阶段，患者在想象中将原有的创伤性画面与植入的正向自我陈述等积极想法联结起来的同时，也闭目感受全身的各部位，以检查身体紧张或不适的感觉是否下降或者消失；第七阶段为结束与评估阶段，总评疗效和治疗目标达成与否，结束治疗，或者再预定进一步的治疗目标。

在 EMDR 的疗程中，比较关键的治疗环节是敏感递减阶段。在这一阶段，通常来访者被要求在脑中回想自己所遭遇到的创伤性画面、影像，痛苦记忆和不适的身心反应，然后根据治疗师的指示，让来访者的眼球及目光随着治疗师的手指，平行来回移动 15 ~ 20 秒。完成眼睛的移动之后，请来访者描述现在头脑中的影像和身体、情绪等感觉；然后重复完成同样的程序，直到来访者描述的痛苦回忆及不适的身心反应成功递减为止。

第二节 行为主义取向的团体咨询与治疗

一、团体目标与团体过程

（一）团体目标

行为团体的目标通常是消除来访者非适应性的行为，帮助他们学习新的适应性行为，并尝试在生活中建立更有效的应对行为模式。团体行为治疗注重心理教育，教导和鼓励成员建立有关学习方法的新观点，尝试更有效的改变其行为、认知和情绪的方法。行为团体一般是以问题解决为中心的。

（二）团体过程

行为团体一般都是结构性比较强的团体。柯里（1995）将行为团体的咨询与治疗过程分为三个阶段：第一阶段为明确治疗目标。行为经过评估后，团体领导者的任务是协助成员们把泛泛的一般目标，化为明确的、具体的、可供测量的、能够逐步实现的目标。第二阶段为治疗计划。成员明确了目标之后，可以建立一个实现这些目标的治疗方案。引导成员进行团体互动的技术，如示范、行为预演、教导、家庭作业和反馈等。第三阶段为客观评价。一旦目标行为被明确指明，治疗目标被确立、治疗方法被确定，便可以对治疗的效果进行客观的评价。每一次团体聚会都要评价一次行为变化，以便成员能确定他们的目标达到什么程度。

团体成员的互动一般也是聚焦在要解决的问题上，如社交焦虑小组主要是围绕社交焦虑症状进行讨论和互动，肥胖症患者主要是围绕饮食行为、锻炼和情绪应对等方面进行互动。通常，行为团体也鼓励成员的自我觉察和成员之间的分享，但是通常是以有利于解决某个症状为前提的，而不以激发凝聚力作为治疗的核心因素。

二、团体领导者的角色与功能

在行为咨询团体中，领导者的主动性很强，常扮演行为矫治的专家、教师或训练师角色。负责积极地教导，并使团体进程能遵从预先确定的活动计划实施。

在团体的不同发展阶段，行为团体领导者的任务有不同。在团体的初期阶段，团体领导者的工作重点在于建立团体凝聚力，鉴别需要矫正的问题行为，确定入组的人数、成员的入组条件、团体的持续时间和治疗次数、团体期间家庭作业的内容和设计；在团体工作阶段，则需要按照成员所共有的问题，使用相应的治疗策略和技术，指导成员通过角色扮演、放松练习、自我监控等各种技术来消除不良行为，形成适应性的行为模式；在团体结束阶段，领导者主要关心如何使成员把在团体中学习到的非适应性行为迁移到日常生活中去。

在行为矫治过程中，团体领导者协助成员确定治疗目标后，把应当要达到的行为目标分解为具体的小目标，使用逐步改变的方式，从具体而容易改变的小目标开始较容易达到预期的结果。在团体中，领导者适当的行为和价值观将为成员提供示范。领导者还需要关注团体行为的改变，对问题进行不断的评估，以确定对每一个成员的治疗效果。

治疗师在团体不同的互动过程中承担的角色也会有所变化。团体的互动过程主要有两种，一种是指导性互动，另一种是团体过程中的互动。指导性互动一般是指给成员介绍相关的知识和信息、布置作业，或者对各种练习进行指导。这些通常依赖于团体领导者的准备工作是否充分。在此期间，团体领导者的任务是与成员进行及时的交流，以确认成员能够理解相关的知识，接受作业或者领会相关的练习技巧。团体过程中的互动是指在分享感受、进行角色扮演或者共同解决某个问题时成员之间的互动。这时候，治疗师的工作主要是鼓励和帮助性的，而不是指导性的角色。

三、行为团体的应用

（一）社交技巧训练团体

1．团体特点　社交技巧训练团体一般是高度结构性的。团体的目标是帮助来访者学习如何有效地进行人际互动，或者应对一些特定的社交场合。社交技巧团体训练一般适合于社交焦虑或者社交回避的群体，常用于青少年、大学生、精神分裂症恢复期患者、人格障碍患者以及药物成瘾患者等。通常会在团体中采用角色扮演的形式来进行人际互动的练习，然后会扩展到真实的人际情境中。

2．团体过程

（1）第一阶段：定义靶行为，或者设定社交反应目标。通常团体领导者会询问每个成员期望改变的社交行为或行为反应，然后帮助其将目标细化和具体化。然后将总的目标再细分为更具体的行为或不同成分。如对于社交焦虑的团体训练，需要将社交行为具体分为非言语性的和言语性的行为；对于自信心训练团体，则需要团体共同确认哪些行为是有自信心的表现，如团体成员通常会认为讲话的音量、流利性、讲话内容的清晰程度、目光接触等都是自信心的表现。然后将存在问题的某些行为作为团体的基本目标。

（2）第二阶段：评估每个成员的具体社交行为。评估的目的在于了解他们的确是因为社交技巧缺乏而参加该团体，并且评估每个成员的差异，以便于设计适合所有成员的团体活动。这同时也是基线调查，作为团体结束后评价效果的一个指标。通常会使用角色扮演的方式来了解成员的社交情况，也可以通过纸笔问卷的形式来考察成员的社交行为和反应情况。

（3）第三阶段：干预阶段。社交技巧训练的主要环节有治疗师的语言指导、模拟社交场景暴露训练、行为演练、反馈和强化。在社交训练团体中，训练内容主要包括让每个成员在团体中都进行练习、鼓励成员在真实情境中运用所学的技巧、鼓励成员报告在真实环境中使用技巧的感受、帮助成员处理一些社交场合下的不良反应、提高成员评估自己社交行为的准确性。

成员们可以通过观看示范性的录像来学习在社交情境中怎样有技巧地进行交谈，然后讨论有效谈话的各个组成部分。团体领导者会询问成员是否观察到录像中的每个重要部分，并让成员讨论自己的感受和观点。然后会让成员自己演练社交行为的某个部分，让成员之间相互进行角色扮演，并互相给予支持和帮助。团体领导者会观察每个成员的演练情况，并给予建议和指导。还有可能让一位成员进行谈话练习，其他成员在与他对话时分别扮演不同的反应模式，让成员学习在不同情境下的应对策略。

（4）第四阶段：评估与结束阶段。当成员能够有效运用所学的社交技巧时，需要评估他们是否在团体中得到足够的关注，是否涵盖了多维度的训练内容，最初的训练目标是否实现等。若以上目标都已实现，则可以结束该团体。

（二）高血压患者行为治疗团体

1．团体特点　高血压是以体循环动脉压增高为主要表现的临床综合征，是一种常见慢性疾病。长期高血压可影响心、脑、肾等器官的功能，最终导致多器官功能衰竭。高血压的发病与长期精神紧张、个性急躁等心理因素有密切的关系。已有研究显示，放松训练对于降低肌肉紧张程度、心率、呼吸频率和缓解焦虑情绪都有较好的效果，也能够有效地缓解高血压患者的血压和紧张情绪。

高血压团体一般以放松训练作为基础，团体目标主要是成员的血压得以控制，团体成员掌握肌肉放松方法，并能够习得良好的情绪调节模式。

2．团体过程　该团体通常由 6 ～ 8 人组成。团体成员处于安静、舒适的房间里。使用生物反馈放松法的房间里会安置心电监护仪、血压监测仪等设备，领导者向团体成员介绍各种生理检测仪器的使用情况，让其熟悉各种监护信号的意义。团体过程一般分为三个阶段。

第一阶段：准备阶段。在团体成员准备入组之前，需要收集其高血压患病的病史及治疗资料，了解其发病的时间、血压状况、用药的情况以及药物是否有不良反应等。

第二阶段：放松阶段。在此阶段，团体成员在领导者的口头引导下，进行放松练习，通常采用渐进性肌肉放松练习（详见附录："渐进性肌肉放松"指示语），在练习结束后，团体领导者会询问每个人的感受，并布置家庭作业，即每天在家独自练习 10 分钟。通常放松练习会持续 4 个治疗单元，要求成员能够熟练掌握放松方法，并且坚持练习。在团体放松练习阶段，领导者还会让成员一起讨论放松的感受、自己近期高血压的发病情况，也鼓励成员之间彼此发展出支持性和帮助性的行为。

第三阶段：评估与结束阶段。在此阶段，团体领导者会再次检查团体成员的血压，并与入组前的基线血压进行对比，以让来访者了解自己的血压变化情况，并且鼓励成员在团体结束后继续练习放松技术。

（三）肥胖症患者行为治疗团体

1．团体特点 肥胖症近年来成为一个越来越普遍的健康问题。肥胖症是与遗传、新陈代谢、营养、行为和社会因素等有关的多方面的失调障碍。过度饮食、饮食结构不合理、缺乏锻炼是肥胖症发生的主要原因。而过度饮食常与情绪的变化有较大的关系。针对肥胖症的行为治疗技术主要是系统地控制饮食、锻炼、调节情绪和改变压力应对模式。

肥胖症行为治疗团体的优势在于，肥胖症患者参加团体后，会从团体中获得动力而采取体重控制行为，同样也会更有动力在团体期间监控自己的饮食行为。尤其是在团体中，成员之间能够进行互动、彼此分享成果，让成员能够有更强的信心去维持健康的饮食行为。在团体中，成员也能通过角色扮演、演练等方式习得新的行为模式。

2．团体过程

（1）第一阶段：评估阶段。在此阶段，通常会让团体成员填写问卷，了解其参加该团体的动机、现在的饮食和锻炼的习惯等。还会让成员填写自我监控的表格，如卡路里的每日摄入量和消耗量、影响进食行为的情绪状态等。这些信息也作为成员的基线资料，以备小组结束时评估治疗效果之用。通常，肥胖症行为治疗团体中更重视团体凝聚力的培养，因为当成员认为自己能够被团体接受、属于团体的一部分时，会有效地提升自我价值感，利于增强治疗的信心。

（2）第二阶段：治疗阶段。在此阶段，团体领导者会帮助成员设立比较现实的目标，并开始进行节食行为，如选取卡路里较低的食物、利用自我监控表来控制食物摄入量、每日完成一定时间的身体锻炼。在团体中，领导者会鼓励成员选取另一位成员作为自己的监督者，以帮助自己进行节食和锻炼。此外，还会让成员发展出有效的食物管理习惯，学习情绪处理的有效方法，而不再只是靠进食调节自己的负性情绪。此外，团体成员会讨论自己为控制体重而已经采取的行为策略，以及还需要哪些行为策略。通常这个阶段每周活动一次，共持续 8 ～ 10 周。

（3）第三阶段：维持阶段。在此阶段，大部分成员都出现了体重下降的现象，因此工作的重点是巩固和维持成员在团体中形成的良好饮食习惯、锻炼行为和情绪调节的行为。对于体重减轻不显著的成员，可以再增加 3 ～ 4 个单元的团体活动。在治疗结束阶段，也会让成员填写问卷，评估自己的进步。

附录：“渐进性肌肉放松”指示语

现在你有足够的时间和空间，让你自己坐得更舒服。好的，你已经找到了舒服的姿势。在下面的过程中，你还可以自己调整自己的姿势，让自己感觉更加舒服。

(正文开始，语速正常或稍慢)

现在，请你闭上眼睛，你能清晰地感受到，哪里的肌肉现在是最放松的……让这种放松的感觉向你的全身蔓延。

现在，请你试着绷紧你手上的所有肌肉——包括手心和手背的肌肉。注意感受它们的紧张程度……好，放松，注意感受，非常放松的感觉；这会是你最早感受到的一种愉快的效果。好，现在让我们再试一下，让所有嘴里的肌肉紧张……还有嘴部周围的肌肉。注意感受肌肉的紧张程度……好，放松……非常放松……

前面提到的肌肉群与大脑某些区域有特异性的联系。这些练习我们都称之为“肌肉放松法”。下面，我们一起对我们全身的肌肉进行绷紧和放松。

伸出你的右手，握紧拳，使劲儿握，就好像要握碎什么东西一样，注意手臂紧张的感觉……坚持一下……再坚持一下……好，放松……现在感到手臂很放松了……

伸出你的左手，握紧拳，使劲儿握，就好像要握碎什么东西一样，注意手臂紧张的感觉……坚持一下……再坚持一下……好，放松……现在感到手臂很放松了……

伸直你的双臂，两手同时握紧拳，使劲儿握，就好像要握碎什么东西一样，注意整个双臂紧张的感觉……坚持一下……再坚持一下……好，放松……现在感到双臂很放松了……

皱起你的额头的肌肉，使劲儿皱，注意额头紧张的感觉……坚持一下……再坚持一下……好，放松……现在感到额头很放松了……

皱起你的眉头，使劲儿皱，注意眉头紧张的感觉……坚持一下……再坚持一下……好，放松……现在感到眉头很放松了……

皱起你的鼻子和脸颊，使劲儿皱，咬紧牙关，让你的嘴角尽量向两边咧，鼓起两腮，就好像在非常痛苦的状态下使劲一样，注意鼻子和脸颊紧张的感觉……坚持一下……再坚持一下……好，放松……现在感到鼻子和脸颊很放松了……

耸起你的双肩，使劲儿耸，尽量去够到耳垂，注意肩膀紧张的感觉……坚持一下……再坚持一下……好，放松……现在感到双肩很放松了……

挺起你的胸部，使劲儿挺，注意胸部紧张的感觉……坚持一下……再坚持一下……好，放松……现在感到胸部很放松了……

拱起你的背部，使劲儿拱，就好像要把自己折断一样，注意背部紧张的感觉……坚持一下……再坚持一下……好，放松……现在感到背部很放松了……

屏住你的呼吸，紧张腹部的肌肉，使劲儿，注意腹部紧张的感觉……坚持一下……再坚持一下……好，放松……现在感到腹部很放松了……

伸出你的右腿，向前用力，就好像在蹬一堵墙一样，注意右腿紧张的感觉……坚持一下……再坚持一下……好，放松……现在感到右腿很放松了……

伸出你的左腿，向前用力，就好像在蹬一堵墙一样，注意左腿紧张的感觉……坚持一下……再坚持一下……好，放松……现在感到左腿很放松了……

好，让我们再来一次。

现在，也许你会感觉到你的腹部的里面和周围有一股很舒服的暖流……你的额头可能会感觉到惬意的清凉，然后是你的整个面部……还有，你的手感到舒服、温暖。

你的额头是多么的惬意而清凉，仿佛微风轻轻拂过。

你感到多么的舒服……

现在，身体的感觉真好……既柔软又轻松……

(语速如开始语) 对周围开放你所有的感觉，你将会在你日常生活中获益。你练习得越多，效果就会越稳定；你练习得越多，有效的范围就会越广。无论你是在活动当中，在人群当中，在表达观点，还是在安静平和地休息时，都会是这样。

现在你感受到自己的身体是那样的放松，感受到自己身体的姿势，你可以根据自己的感受，慢慢的，慢慢的，从现在的状态中走出来。

综合思考题

1．如何理解经典条件作用和操作条件作用在行为治疗团体中的应用？

2．行为治疗团体领导者的主要任务和核心能力是什么？

3．在行为治疗团体中，如何结合团体技术应用强化或消退策略？

4．如果行为治疗团体的成员对行为改变出现抗拒，领导者应如何应对？

5．行为治疗团体有哪些适用范围和局限性？

（官锐园）

下篇　实 践 篇

第七章

医务人员心理支持团体

◎ 学习目标

基本目标

1. 能列举医务人员常见心理问题。
2. 能概述医务人员心理支持团体常见类型。
3. 能概括医务人员心理教育团体的操作流程。
4. 能举例说明医务人员心理应激干预团体和巴林特团体核心内容。

发展目标

1. 能对医务人员心理教育团体基本技术进行操作。
2. 能运用心理应激干预团体和巴林特团体基本技术。

第一节 医务人员常见心理问题

一、医务人员心理健康状况

医务人员的工作主要是救死扶伤，在工作中常面临较大的工作压力，包括任务压力、晋升压力、人际压力和环境压力等。因此，也是容易出现心理问题的职业群体。一项针对北京市2000多名医务人员的调研显示，医务人员的中度以上心理问题检出率为17.6%，高于一般人群。尤其是在重大传染性疾病流行期间，医务人员面临更多被感染的风险，心理症状也更为突出。一项研究显示，2003年SARS流行期间，医务人员接触SARS患者前后SCL-90所有9个因子得分都显著高于常模；而接触SARS患者后的躯体化、焦虑和恐怖症状也有显著提升。新型冠状病毒肺炎流行期间，约30%的一线医务人员存在明显的急性心理应激。而影响医务人员健康的危险因素比较多，如工作超负荷、医疗环境不良、自我保护意识不强、生活压力大等，具有保护作用的因素则包括医院组织的积极支持、个体的自我效能感和积极应对方式等。

（一）医务人员常见心理症状

1．焦虑　是医务人员经常出现的心理问题。焦虑是对未来的不确定的一种情绪状态，常表现为感觉不安、担心或烦躁，不能停止或无法控制的担心，对各种各样的事情担心过多，很难放松下来，由于不安而无法静坐，变得容易烦恼或急躁，或者担心将有可怕的事发生。

医务人员，尤其是临床一线的医生和护士，在诊疗 / 护理患者的时候，由于患者的情况复杂、病情变化大、医患关系不稳定等因素，常会出现不安和担心等情绪。而过度的焦虑情绪会导致注意力无法集中、睡眠障碍、身体不适等，因此，焦虑成为影响医务人员心身健康的常见负性情绪。

2．抑郁　是一种常见的负性情绪，主要表现为情绪低落、对自己的评价过低以及对未来缺乏信心、食欲缺乏或异常增强、睡眠障碍、体重明显增加或下降、认为自己缺乏价值和生存意义等。

在临床工作中，医务人员在面临抢救失败、晋升不利、工作负担过重等情况时，容易出现情绪低落、自责、自我挫败等体验，如果在一定时间内得不到有效缓解，还容易引发抑郁症等心理疾病，因此应当重视医务人员的抑郁情绪所带来的严重后果。

3．躯体化　是指当心理问题通过躯体疾病来表现的一种现象。如有的人并没有意识到自己非常紧张，却开始出现头痛、胃部不适等情况；有的人经常去医院检查自己的心脏，认为自己得了心脏病，但是经过医生检查没有任何器质性的心脏病变，而最后发现有严重的抑郁情绪。精神分析理论认为，那些被压抑的心理冲突会通过躯体的不适表现出来，因此发展出了心身医学。而对于医务人员来说，一方面，过高的工作压力容易导致躯体疾病；另一方面，有的医务人员也缺乏表达负性情绪的习惯和意识。因此，常会因过多压抑负性情绪而导致躯体化的表现。

4．职业倦怠　是指在工作过程中出现的与职业有关的负性情绪和思维。主要表现为情感耗竭、去人性化沟通和价值感低。出现职业倦怠的人，常会对工作失去兴趣和热情，一想到工作就心灰意冷或情绪低落；在工作时面对患者也表现出一种冷漠和刻板的态度，缺乏人与人之间的温情与热情；或者在工作中缺乏价值感，觉得自己的工作没有意义，体现不了自己的价值。

医务人员在长期的临床工作中，由于工作压力、晋升问题、医患关系紧张等原因，容易出现职业倦怠，这种状态一方面会影响医务人员自身的工作效率和职业幸福感，另一方面也会影响患者的就医体验，最终影响医疗质量，导致对于医患双方都不利的后果。

5．创伤性应激反应　医务人员经常会遭遇创伤性事件，如目睹患者离世、接诊严重外伤的患者等，尤其是在重大疫情期间，由于暴露在高感染风险的医疗环境中，医务人员面临着独特的职业压力。有研究显示，SARS 流行造成医务人员出现大量心理疾病和职业问题，很多医务人员出现旷工、道德困境，回避与患者接触以及职业倦怠等问题；其中有 33% ～ 50%的医务人员表现出较长时间的焦虑、抑郁、倦怠及适应不良等困扰。在新型冠状病毒肺炎流行期间，由于大量患者被送往医院，使得医院成了病源所在地。这种情况下，由于疫情变化造成的形势不确定性、医疗方案不断更改、医疗环境中存在被感染的高风险，以及集体无意识恐慌等氛围，医务人员通常会产生较为明显的心理应激反应。此外，隔离政策也加剧了医务人员的社会性孤独和情感上的隔离。而且医务人员在工作时随时可能会被感染而变成患者，这一现象也会削弱医务人员和患者的界限感，造成自我身份认同上的混乱。

（二）重大疫情期间一线医务人员心理健康状况

由于医疗环境的特殊性，医务人员不仅是治疗疾病的人群，也是与疾病接触最多的人群。尤其是在与传染性疾病斗争的时候，医务人员也是感染风险最高的人群，因此会承受很大的心理压力，甚至产生严重的心理应激反应。有研究显示，在重大疫情暴发时，医务人员在三次冠状病毒引起的疫情中的心理问题发生率分别为 29% ～ 75%（SARS）、64.1%（MERS）、63%（COVID-19）。那些直接接触患者、被隔离、自身感染、在一线工作、女性、具有不成熟的心理防御方式、既往存在躯体疾病史或精神障碍病史的医务人员，心理问题发生风险更高。

（三）医务人员心理健康状况的影响因素

1．个人因素　对医务人员的调研显示，在应激性心理反应中，女性医务人员的心理状况常要差于男性，尤其是护理人员的心理应激反应常更明显。其原因可能在于：一方面，女性的情绪唤起水平常较高；另一方面，女性医务人员大都要承受来自家庭和工作的双重压力，容易出现心理健康问题。此外，女性护理人员日常工作量较大、与患者沟通过程中的不确定性因素更多，因此也常出现心理问题。除了性别的影响，那些应对方式较少或倾向于负性应对的医务人员，也常表现出较低的心理健康水平。应对方式通常包括积极应对和消极应对。积极应对主要是指以问题解决、情绪缓解、自身获益等目标为基础的应对方式，一般包括合理宣泄和表达情绪、主动解决客观困难、通过锻炼或听音乐等方式转移注意力，以及寻求心理帮助和人际支持等行为。消极应对方式通常是指以回避问题、行为退缩或自我损害为特征的行为应对方式，如闭门不出、借酒消愁、滥用药物等。既往研究显示，心理健康水平较低的医务人员通常采用更多的消极应对方式，而心理健康水平高的医务人员使用的积极应对方式较多。还有一些医务人员缺乏心理疾病和精神心理方面的相关知识，如有的医务人员不了解焦虑症、抑郁症的发病特征，虽然自己的症状已经符合焦虑症的诊断标准了，仍不去医院就诊；还有的医务人员由于过载的工作压力，出现了严重的抑郁症，却由于缺乏对抑郁症治疗的知识，回避就医和用药，结果造成严重的自我伤害后果。

2．组织因素　在既往研究中，当医务人员出现一些心理健康问题时，如果得到医院和同事的积极支持，常会得到较好的缓解，而如果得不到医院的支持，则常会加重心理健康问题。调研显示，当发生医院暴力的时候，那些认为自己得到医院和同事体谅的医务人员，不容易发生创伤后心理应激反应，而且当医务人员遭受暴力事件时，医院如能积极出面解决问题会有助于医务人员及时得到心理安抚和支持，进而减少心理创伤的发生。在新型冠状病毒肺炎流行期间，很多医务人员产生明显的焦虑、抑郁和躯体化症状，而那些认为医院的管理高效而有序的医务人员的焦虑感明显较低。夜班频率高的医务人员发生焦虑和抑郁的风险高于不上夜班的医务人员，且经常加班的医务人员更容易发生焦虑和抑郁。同时，在那些缩短轮班周期、为医务人员提供心理援助的医院中，医务人员的工作体验普遍较好、心理健康水平也较高。一项关于院前急救医务人员的调研显示，单位的管理体制、薪酬分配不合理被认为是影响医务人员心理健康的主要因素，其次为医患关系、个人业务水平及安全情况。

3．环境因素　影响心理健康的因素中，物理环境和人文环境也发挥重要的作用。如果医院存在门诊或病房空间拥挤、办公环境狭小、工作场所人多嘈杂等环境问题，都会造成医务人员感官疲劳、心理压力增加。此外，如果出现医闹纠纷、伤医事件、新闻媒体的偏颇报道等人文环境的负面影响，也会影响医务人员的职业热情、降低医务人员的工作安全感，并可能导致职业倦怠以及心理问题的出现。

二、医务人员心理干预及相关团体研究

（一）医务人员 EAP 干预研究

由于医务人员的压力状况和心理健康问题逐渐引起社会各界的重视，针对医务人员的心理干预工作也逐渐开展起来。一项针对中国江苏省某三甲医院医务人员的研究，采用员工援助计划（employee assistance program，EAP）的方式，包括心理健康系列讲座、巴林特小组试点活动、个体心理咨询与团体辅导以及危机干预等方式，利用医院的内部资源对医务人员开展为期 2 年的系统心理干预。结果显示，医务人员的心理健康水平和工作满意度有较大改善，离职率逐年下降。由此可见，EAP 的实施能够提高医务人员心理健康水平，并起到改善组织绩效的作用。医院 EAP 干预主要包含三个阶段的内容：在心理危机前对医务人员进行心理健康问题相关知识和技能的介绍，做到合理预防；在危机中为医务人员提供支持、慰问以及进行相应的保障工作；危机后着重

于为医务人员缓解不良情绪，常以小组为单位，一方面提高效率，另一方面能够保证医务人员得到充分的团队支持。医院的EAP干预形式主要有心理健康主题讲座、减压培训、生活问题应对培训、规避医疗风险的培训，以及个体咨询和团体咨询等。

（二）重大疫情期间或应急救援医务人员的团体心理干预研究

针对医务人员在重大疫情期间开展抗疫工作时的心理状况，多种形式的心理干预有利于改善医务人员的心理健康。在新型冠状病毒肺炎流行期间，研究者对医务人员接受不同心理干预方式的程度进行调研，在6种心理干预方式中，心理自助手册、文字咨询、面对面咨询最受欢迎，其次是电话咨询、视频咨询和选用药物治疗。

团体干预也表现出较好的效果。在新型冠状病毒肺炎疫情防控期间，定点医院开展了急诊重症监护室医务人员心理干预的研究，干预之后医务人员的抑郁、躯体化、人际关系敏感等多项指标得到改善。其中团体心理干预内容为：向科室人员讲解新型冠状病毒肺炎快速诊疗指南及防护指南；随时公布最新疫情情况，使医务人员正确了解疫情的发展趋势；邀请心理学专家开展团体讲座，介绍不良心理反应的形成机制、快速识别和处理方法等；邀请参与过以往疫情（如SARS）防疫工作的高年资医护人员分享经验；利用微信群等方式建立医护人员沟通群，及时沟通信息和相互支持等。利用正念减压与心理健康教育对隔离病房医护人员进行心理干预，结果显示，心理健康教育和正念减压方式均能降低医务人员的心理应激反应、改善情绪以及促进应对方式的积极转变，且正念减压的效果要好于心理健康教育的方式。正念冥想联合积极心理干预也能改善新型冠状病毒肺炎疫情期间一线医务人员的睡眠质量，降低焦虑和抑郁情绪。

第二节　医务人员心理支持团体类型

由于医务人员的工作比较忙碌，很少有充裕的时间参加长程团体，因此，通常针对医务人员开展较为短程的心理讲座或心理教育团体，也可以根据医务人员的某些特定需求开展针对性的心理团体干预，如减压团体、应激反应干预团体或巴林特团体等心理支持为主的咨询团体。在临床实践中，心理教育团体和心理应激咨询团体是比较常见的医务人员团体形式。

一、医务人员心理教育团体

心理教育团体主要是在团体中针对某一主题开展相应的信息传递，通过讲授相关的心理知识、教授相应的心理技能等方式，让成员在短时间内获取与该主题相关的知识和技能，从而增强应对问题的能力和信心。一般认为心理教育团体有三个主要功能：第一个功能是信息传递，如在疫情期间向人们介绍个体常见的心理应激表现及影响因素等；第二个功能是通过介绍相关知识帮助个体完成信息的处理，以找到适合自己的应对方式，如教授医务人员练习改善睡眠和焦虑情绪的方法；第三个功能是个体掌握适合自己的应对某类问题的技能和方法，起到预防心理疾患发生的作用。

心理教育团体以讲授知识和教授心理技能为主，一般适用于心理功能较好的人群。心理教育团体形式通常在短期内能起到比较好的效果，其优势主要在于：①知识具有赋能的作用，心理教育的过程中，成员通过了解相关主题的知识和技能可以增强控制感和效能感。②团体成员会在团体教育中感受到某些心理问题存在普遍性，别人也有共同的困惑和痛苦，这种体会到普遍性的过程可以缓解焦虑、羞耻等负性情绪。③心理教育团体可以增加个体的归属感，良好的团体氛围和成员间的积极互助有利于成员感受到自己属于某个群体，从而避免孤独感。④心理教育是一种非威胁的方法，可以增强参与动机、减少阻抗。由于大多数时候人们不愿意主动改变，更倾向于接受信息，而心理教育的过程可以让成员更容易接受新的观念，并且愿意尝试改变。⑤心理教育的受众规模更大、更广，由于心理教育对场地的限制和团体动力的要求较少，心理教育团体规模可以从几人到数千人，在短时间内效率很高，适合于针对公众和群体开展。⑥主题范围更广，一般来说，适用于心理教育团体的主题很广，可以是针对公共健康问题、医务人员的压力管理，以及医护人员沟通技能训练等。

（一）目标与原则

1．心理教育团体的目标 心理教育团体的主要目的是，在特殊时期为团体成员提供信息来源，给予安慰、支持和希望，其次是帮助成员将学习到的应对技能运用到实际生活中。

2．团体设置与成员筛选 心理教育团体可以是封闭团体（限定成员人数），也可以是开放团体（可以有人员变动），通常封闭团体更容易管理。人数一般在6～8名比较利于交流，如果出于组织条件，也可以增加人数到20人或更多。可以根据需要，每周开展1～3次团体工作。心理教育团体纳入成员的规则是自愿原则，对于医务人员的心理教育团体成员筛选也应遵守此原则，即通过事先谈话和征集意见，了解成员参加心理教育团体的动机。对于明确不愿意参加团体的个体，应尊重其意愿，而不能采取强制行政命令的方式让其加入团体。此外，对于存在严重心理问题，如已经确诊的抑郁症或正在服用抗精神病药的人员，也不应纳入团体，可以转介至其他适合的心理干预方式，如个体咨询。

3．团体带领者工作原则 心理教育团体的带领者，最好具有一定的医学知识或有医务工作的经验，有助于团体带领者能够很快理解医学相关的事件和情境，并及时共情。作为带领者，首先需要事先收集成员的信息，以制订心理教育的内容；其次，在心理教育团体中，一般不过度鼓励成员自我表露，也基本不处理成员既往的心理问题。

（二）内容与基本设置

1．主要内容 心理教育团体也遵循一般心理支持团体的基本要素，包括团体氛围建立、主题讲座与讨论、团体成员互动等主要环节。心理教育的内容主要根据需要，以专题为主。以疫情期间心理教育团体为例，其主要教育内容是自我关怀意识和个人赋能相关的内容，包括压力与焦虑的健康小知识、自我关爱日程安排和计划、呼吸练习、娱乐活动、饮食与运动、睡眠卫生、疫情新闻信息的管理和人际关系练习等。

2．基本设置 由于医务人员工作繁忙，很难有固定的空闲时间，因此心理教育团体一般以单次团体为主，或者不定期开展。下面以疫情期间医务人员单次心理教育团体为例，介绍主要流程和基本内容（表7-1）。带领者可以根据主题内容，在此基础上增加团体次数。

表7–1 疫情期间医务人员单次心理教育团体过程与内容

	目标	内容
1	介绍团体目标和规则（5～10分钟）	目标：了解心理应激及经验交流；学习应对的技能；探索自助方法；制订自我关爱的计划 介绍团体规则：在团体中发生的事情都要留在团体中（保密原则），讨论感受（开放原则），反馈意见而不是评价和攻击（真诚原则）
2	心理知识小讲座 + 每日关爱行动（10～15分钟）	（1）焦虑、抑郁、心理应激反应等心理现象的知识介绍 （2）关爱自己的行动清单 自我关爱日程安排和计划、娱乐活动、饮食与锻炼、睡眠卫生、放松技术、正念练习
3	新技能练习（30～45分钟）	每次团体教授1～2个新技能。可通过图片、故事、现场指导来教授技能，并进行练习，发现对自己有用的技能，以及何时自己会使用这项技能 新技能主要是与应激反应识别、环境模拟、心理适应技能有关的情绪觉察、认知调节、行为放松等技术
4	总结阶段（10～15分钟）	总结自己在这次团体中做了哪些练习、有何收获，以及哪一种技能最有可能应用到生活中

（三）主要练习活动

1．自我关怀行动（表 7-2）

表 7-2　自我关怀行动清单

	活动	时段 / 时程 / 陪伴人	感受
例：周一	瑜伽	中午，45 分钟，朋友	轻松、愉快
周二			
周三			
周四			
周五			
周六			
周日			

2．应激环境识别（表 7-3）

表 7-3　应激环境识别

让我感到紧张的环境 / 事件	恐惧分值（0 ～ 10 分）	躯体紧张度分值（0 ～ 10 分）	想回避的分值（0 ～ 10 分）
例 1：新型冠状病毒肺炎患者病房	6	8	6
例 2：给新型冠状病毒肺炎患者输液	8	9	8
3.			
4.			
5.			

3．情绪觉察（表 7-4）

表 7-4　情绪觉察

情境	情绪	伴随想法	躯体感觉	行为
例 1：面对面检查时，肺炎患者一直咳嗽	恐惧	我要被传染上了	憋气、背部僵硬	迅速结束检查、赶紧逃走
例 2：看到丧亲家属痛哭	悲伤、自责	患者这么年轻就走了，真可怜，我没能救回患者太无能了	虚弱、乏力	发呆、躲着家属
3.				

4．腹式呼吸放松练习　腹式呼吸指导语：保持注意力集中，请舒适地坐在椅子上，把右手放在胸部、左手放在腹部，轻轻地闭上眼睛，尽量放松双手，感受呼吸时胸部和腹部的运动。吸气时，用鼻子吸气，最大限度地向外扩张腹部，胸部保持不动；呼气时，用口轻轻呼出，最大限度地向内收紧腹部，胸部保持不动。在吸气和呼气的间隔处，可以稍微停顿 3 ～ 7 秒，保持憋气状态，在略有紧张感之后再吸气或呼气。先缓慢练习 1 ～ 2 次，熟悉呼吸方法之后，重复做 3 ～ 5 次，以身心感受舒适为宜。

5．4-7-8 呼吸睡眠法　指导语：闭上眼睛和嘴巴，用鼻子吸气，同时在心中默数 4 下；然后屏住呼吸在心中默数 7 下；随后用嘴缓缓呼气，同时心中默数 8 下。每日练习可以重复 4 次。该方法有利于调节副交感神经系统、调节呼吸节律和放松，经常练习有利于尽快入眠。

二、医务人员心理应激干预团体

创伤性应激反应通常发生在自身遭遇到或目睹他人的人身安全受到侵害的情境中，如经历战争、地震、火灾、车祸或重大疫情等严重事件时，经历者容易发生一系列以解离症状、创伤后再体验、警觉性过高、高唤醒和回避症状为核心的创伤性应激反应。在重大疫情等公共卫生事件中，医护人员自身容易出现应激反应、出现一些职业特有的心理问题，如可能由于医疗资源短缺而出现集体士气低落；由于职业特点，接触到传染源而受到社会排斥，如家属和孩子无法参加正常的社区活动或学校活动；由于传染病患者既是医疗对象又是传染源，医护人员照顾患者时可能会出现情感冲突。基于以上的特点，围绕医务人员工作特点而开展的心理应激干预团体不仅有利于帮助医务人员更好地处理自己的应激症状，也有助于缓解医护职业群体心理问题。团体心理干预也被证实有利于帮助个体理解群体之间的相互影响，能够帮助员工缓解压力。

（一）目标与原则

1．干预目标 团体干预的总目标是提高医护人员的心理应对技能和反思能力，以减少职业倦怠，提高工作满意度，进而提高医疗质量。此外，员工在参加团体的过程中，可以有机会感受来自集体和组织的关心支持，从而增强安全感，提升认知灵活性，能够寻找新的资源来应对困难。具体目标如下。

（1）减少员工情绪困扰：医务人员在工作压力过大的情况下，普遍会表现出焦虑、抑郁等情绪问题，心理团体能够帮助医务人员在同事和同行团体中顺畅地表达自己的情绪，通过情感宣泄和了解问题普遍性，可以降低情绪困扰，增强希望感。

（2）恢复安全保护：安全保护是指医务人员脱离受感染、身心健康受威胁等危险情境，处于自身安全的环境。因此，在疫情防控期间开展团体干预，首先要保证人员处于安全范围，在隔离条件良好的环境中，对于一些存在威胁的风险要能进行防控。

（3）增强角色意识：团体干预中，会通过讨论工作任务和目标等方式，帮助医务人员进一步强化自己的角色意识，对自己的工作职责和使命有进一步的深入认识和感悟，增强职业使命感。

（4）理解群体的同构现象，减少困扰：同构现象是指在系统的某个层面发生的事情可在系统的每个层面都有表达。如在重大疫情初期，医疗物资匮乏、疫情发展严重的时候，焦虑、无助的情绪不仅出现在医生、护士群体中，还出现在患者群体和医疗管理人员中。当在团体中介绍和讨论同构现象时，可以帮助成员尝试从系统的角度来思考问题，进而理解自己的心理反应或许不是自己的应对问题，而可能是当前的系统问题或受到其他人员的影响而出现的。这种对心理问题进行系统归因的理解方式有利于减少自责、自我质疑等心理困惑。

（5）促进人际互动的一致性：一致性是指人们对待周围人际环境的态度和方式具有相似性。通过团体干预，帮助医务人员进行人际调整，通过改善自己与家人、朋友、同事以及患者的关系，来促进其整体的人际关系水平。

（6）增强抗逆力：抗逆力也称为心理弹性，是指当个体遭受逆境、创伤或其他异乎寻常的事件时能够很好地应对，并最终适应的过程。团体干预通过提升医务人员的自我效能和应对困难的能力而增强成员的抗逆力，也可以为医疗工作恢复常态做出贡献。

2．干预原则 团体干预主要围绕工作任务和个体应对能力等方面进行。

（1）重点从群体和系统观点进行干预，减少个人关注：在团体干预中，主要从团体凝聚力和安全感，从团体整体的角度开展活动和讨论，主要讨论共性和系统的问题，而不聚焦于某个人的具体问题。

（2）创建反馈空间，以降低不良反应：当医务人员出现应激反应时，常出现的现象为无处倾诉、无处表达，而情感压抑或回避会加重情绪反应。因此在团体中，可以通过给予倾听和反馈感受等方式，让医务人员有宣泄情绪的机会，从而减少不良心理反应。创造平静、倾听的团体氛围的同时，既可以帮助成员清晰地获得信息，也可以营造尊重、信任的氛围。

（3）活动设置以增强适应性和应对能力为主：团体干预的工作重点是帮助成员发掘自己的资源和自我效能感，从而增强成员的适应性和应对能力。对于各种负性情绪的讨论重点不在于过多解释其产生原因，而在于促进其觉察、应对负性情绪的能力。对短时间内、应激状态下出现的强烈情绪反应可以进行正常化教育，而不是病理化处理。

（4）团体建设以增强个体和团队的效能感为主：在团体中开展的活动需要注重增强凝聚力和团体执行能力，可以根据团体成员特点量身定制相应的团体活动，采用的活动主要以促进成员之间的相互支持和正性反馈为主。

3．团体带领者职责　由于医务人员心理应激干预团体属于职业人群的心理团体，因此，团体带领者不仅需要承担一般团体的工作职责，也需要在医院组织与员工的关系方面发挥协调作用。

（1）团体带领者对个人的信息给予保密，但有权根据医务人员的合理需求对医院管理提出建议。团体带领者在必要的时候可以帮助医院建立相应的员工心理防护方面的规章制度，以最大限度促进医院组织对员工的支持。

（2）在条件允许范围内，尽量在固定时间开展团体活动，也可以选择合适的时间，酌情开展现场团体会议。

（3）帮助员工认识到短期内对压力和创伤性事件产生的应激反应是正常的，而不进行过多的病理学解释。在解释心理反应的病因方面，也多从群体角度引导归因，避免将问题过于个人化。

（4）促进团体成员的认知整合，以缓解个人和群体负性情绪并唤醒效能感。

（5）帮助医务人员维护自己的职责范畴和人际边界，以恢复其角色、任务和执行能力。帮助完善成员的社会功能，促进其自我概念的积极变化。

团体带领者必要时也需要向医院高级管理部门进行适当的宣传，或者定期与管理负责人会面，以促进特殊情境下医疗团队的人员管理。

4．团体干预效果评价　团体干预效果主要通过工作绩效、员工心理状况等方面进行评估，从工作绩效方面，可以评估的指标有职工投入临床工作的积极程度、病假天数、员工士气、在岗率以及管理技能提高程度等。员工心理状况的评估指标可以有焦虑、抑郁以及躯体化严重程度等。

（二）主要过程与知识清单

心理应激干预团体的干预重点是提高救援人员的安全感，促进其情绪稳定，提高个体和群体的效能感，缓解个体的急性心理应激、恢复生理心理功能的平衡，从而减少发生心理应激障碍的可能。团体干预可以是单次或多次，时间可以是 1.5 ~ 3 小时 / 单元，可以根据实际需要设定。具体干预目标与内容见表 7-5。

表 7–5　医务人员心理应激干预团体主要干预目标与内容

	目标	内容
1	调整认知	接受不完美和失败是医疗救援人员应该保持的客观认知。救援人员应避免过度苛责自己，专注于做好眼前医疗救援工作
2	充足的休息和营养	合理安排工作时间，减少超负荷工作，定期转换工作岗位，由高应激岗位转换到低应激岗位。保证充分的睡眠和饮食，若有失眠的症状，可适当地应用助眠药物
3	应激情绪调节	看见自己的情绪反应，将情绪命名、理解并接纳，可通过倾诉、运动、听音乐、哭泣等合适的渠道和方式表达出来，提高自信心，提升正面、积极的情绪，同时减少精神上的紧张和不良情绪的产生
4	促进互助与社会支持	同事间要相互支持，讨论和分享经验、感受。保持与外界交流，获得心理支持，亲密友好的互助氛围既能化解紧张的情绪，也能提高心理免疫力
5	调节压力练习	放松训练、正念冥想等
6	应对策略练习	事件应对、情绪应对、意义应对

（三）主要练习活动

1．认知调整（表 7-6）

表 7–6　认知调整记录表

请依次将以下问题的回答写在右侧空格中	回答
让自己一直 / 特别心理不适的情境是什么？	
我当时在想什么或脑中出现什么画面？	
哪些证据表明我的想法是正确的？	
哪些证据表明我的想法不正确或不完全正确？	
能不能换个想法来看待这件事？	
如果相信自己最初的自动思维我会怎样？	
如果换了想法后，我的情绪会怎样？	

2．记录最近一周每日作息时间（表 7-7）

表 7–7　最近一周每日作息时间记录表

最近一周	睡眠时间（小时）	工作时间（小时）	休闲娱乐时间（小时）
周一			
周二			
周三			
周四			
周五			
周六			
周日			
看到一周的作息时间，我的感觉是：_______________ 我希望有所调整的是：__________________________			

3．最近一周情绪追踪（表 7-8）

表 7–8　最近一周情绪追踪记录表

最近一周	主要情绪（1 ~ 3 种）	情绪强度（0 ~ 10）	引发情绪的事件
周一			
周二			
周三			
周四			
周五			
周六			
周日			

4．应激反应自检（表 7-9）

表 7-9　应激反应自检表

请在符合自己的条目下划“√”			
情绪	**躯体**	**行为**	**思维**
1．害怕□ 2．担忧□ 3．恐惧□ 4．焦虑□ 5．压抑□ 6．悲伤□ 7．麻木□ 8．惊讶□ 9．抑郁□ 10．愤怒□ 11．其他________	1．肠胃问题□ 2．头痛□ 3．肌肉酸痛□ 4．视觉障碍□ 5．出汗或发冷□ 6．皮肤皮疹、红肿□ 7．免疫系统问题□ 8．睡眠问题□ 9．其他________	1．四处走动、不安烦躁□ 2．懒怠倦动□ 3．回避与他人交流□ 4．易怒、常发脾气□ 5．无法正常工作□ 6．频繁关注负面新闻□ 7．回避与经历事件有关的场合□ 8．其他________	1．记忆问题□ 2．失去方向感□ 3．其他________
如以上反应带来较强的主观痛苦，或者影响日常生活和工作，请咨询精神科医生或专业心理治疗师			

5．问题解决团体练习

操作流程：每个成员在一张 A4 纸上写下一句话：“目前我一直感到困惑 / 想解决的问题是____________”。然后所有成员将纸条折叠后放在中间的凳子或地上。每个成员随机抽取一张纸条（如果抽到自己的就放回原处），然后根据自己的经验回复上面的困惑、给予建议，要把除自己之外所有成员的纸条都回复完。待所有成员都回复完其他组员的纸条后，每位成员取回自己的纸条，可以分享自己看到其他成员的建议后的想法和感受，彼此分享和讨论自己在活动中获得了哪些解决问题的新方法或新视角。

6．应对策略练习

（1）噩梦的应对（适用于经常做噩梦的成员）

指导语：当我从梦中醒来，我感到______________的情绪，我的身体感觉是____________；我会环顾四周，告诉自己我现在待的地方是________________，现在的时间是_______________，所以我知道我安全的程度是____________（0 ～ 100%）。

（2）回避行为的应对

指导语：我常想回避的情境或事物是_________________；我在现实中回避的情境或事物是____________。我对自己的回避行为想改变的动力是____________（0 ～ 100%）。

当我想回避的时候，我可以做的事情是____。

当我要采取回避行为的时候，我可以做的事情是_______________________________________。

（3）负性情绪的应对：请在表 7-10 中情绪应对方式中选出自己采用过的应对方式，并评估应对效果。

表 7-10　情绪应对效果评估

情绪应对方式	是否采用过 1．是　2. 否	采用的效果 1．无效　2. 有些效果　3. 有效	事件举例
1．允许自己在不逃离、不失控的情况下感受这种情绪			
2．在体验一种情绪的同时观察自己还有哪些情绪			

续表

情绪应对方式	是否采用过 1．是　2. 否	采用的效果 1．无效　2. 有些效果　3. 有效	事件举例
3．确定自己情绪与哪些情境、事件或想法有关			
4．做些需要的事情以离开与情绪有关的情境			
5．采用至少一个能够帮助自己走出这种情绪的办法。如给逝去亲人写信、向他人倾诉等			
6．继续向前走，不让自己沉浸在情绪里，回到日常生活			

（4）意义应对

- **请对生活中认为重要的事情进行排序**

生命、爱情、子女、父母、配偶、工作、健康、财物、晋升、受人尊敬、自由、其他______

- **经历了一些重大事情后，认为自己重要的价值是否有改变？如果有请写出**

我曾经把主要时间和精力用来做以下事情（至少 3 件）：______________________

经历过一些事情后，我现在认为最重要的事情是（至少 3 件）：__________________

经历过一些事情后，我认为自己最大的收获是：__________________________

（5）事件应对的高效能方式效果评估（表 7-11）

表 7–11　事件应对的高效能方式效果评估

高效能方式	是否采用过 1．是　2. 否	采用的效果 1．无效　2. 有些效果　3. 有效	事件举例
1．凡事积极主动，想做什么事就立刻去做			
2．先设定预期结果，然后按步骤实现			
3．集中精力先做重要的事情			
4．涉及他人时，决策要考虑双赢			
5．首先理解他人，然后让他人理解你			
6．通过团队协作来提升工作效率			
7．不断更新自我、不断提高自我			

三、巴林特团体

巴林特团体（Balint group）是由精神病学家 / 心理分析师巴林特（M. Balint，1896—1970）和社会工作者埃尔伯姆 · 艾科尔兹（E. Album-Eichholz）于 20 世纪 50 年代在英国伦敦创建，最初是组织一群医护人员在一起交流、分析令人困扰的医患问题，以促进对医护人员和患者之间关系的理解。巴林特团体在组长带领下，医护人员共同探讨在特定的时间里患者和医护人员之间发生的人际交往问题，以及探索影响医患关系的作用因素，一方面通过不同角度的分析，增进医护人员与患者心理联结，促进医护人员关爱患者的能力；另一方面也在讨论中引发不同的思考，探索潜在的不同意义，促进共同成长。巴林特团体已经在医疗领域取得了巨大的成就，欧美等国家有很多巴林特团体在工作，中国的医疗领域也成立了很多巴林特团体，为医护人员缓解工作压力、解决医护人员的医患交往困惑、促进自我觉察和缓解职业倦怠发挥了积极的作用。

（一）目标与原则

1．团体目标　巴林特团体的主要目标是当事人、旁观者和组长等以第一人称视角，针对当事人提供的医患关系为主的案例，表达自己的看法和感受，使小组成员从多个视角理解个案，增进共情、缓解压力和改善医患关系。

2．团体设置与成员筛选　通常单次的巴林特团体是结构化的封闭团体，所有的医护人员都可以参加，只要是愿意分享自己的案例或对医患关系有困扰或兴趣的员工都可以报名参加。

3．团体带领者职责　巴林特团体一般由 8 ～ 12 名医护人员组成，带领者一般由 1 ～ 2 名有巴林特团体和精神动力学经验的心理医师担任，或者为接受过巴林特团体活动培训的医护人员，其他成员可以为各科的临床医师、护士、技师、心理师等。组长有时也会采纳一些不同流派的团体干预技术，如倾听技术、雕塑技术、角色扮演技术等。随着网络团体的应用，也有治疗师采用网络形式开展巴林特小组。

（二）主要操作流程

巴林特团体通常是结构化清晰的团体，包括带领者开场、当事人介绍案例、成员提问、当事人退出并旁观、成员开展讨论、当事人返回并反馈感受等环节。选择在相对封闭、安静的空间进行，如有两位带领者，一般在组内相对而坐，分为组长和协同组长。组长负责主持小组的具体讨论，协同组长负责在开场时说明规则、引导成员自我介绍和时间掌控等。在案例选择方式上，一般是团体成员自愿提供几个案例，全体成员通过投票或讨论后选出希望分析的案例，然后开始团体活动。一般单次巴林特团体持续时间为 60 分钟左右，具体流程如表 7-12 所示。

表 7-12　巴林特团体操作流程

顺序	时间	主要目标	组长具体工作	案例提供者	其他组员
1	5 分钟	开场介绍巴林特团体并引导成员相识	协同组长说明规定：保密，界限，负责任，尽量每个人都有发言的机会，尊重所有的观点 进行时间掌控，请成员轮流进行自我介绍		
2	5 分钟	案例选择与介绍	组长邀请成员汇报案例，可以是正在进行的案例，或者正面临的困境 在组员提供几个案例之后，请全体成员讨论或投票选择其中一个作为本次汇报案例	详细叙述一个在临床工作时自己与患者之间互动的案例	倾听、觉察自己的内心感受
3	10 分钟	其他成员提问	组长协助确认问题的 2 ～ 3 个方面，归纳正性的和可以改变的方面，在提问环节，适当控制讨论内容，避免成员给予过多解释和建议	根据提问补充案例的相关信息	把自己当作当事人，进行事实问题的相关提问，以了解案例的细节
4	30 分钟	成员反馈、讨论	组长请案例提供者退到圈外听大家发言。组长提醒成员发言时注意以第一人称“我”，对观点之间的差异做正面解读，鼓励自由发言，鼓励个人想象，保护案例提供者。同时注意掌控时间，保持方向	退到圈外，安静倾听	可把自己当成案例提供者、患者或医护人员，自由表达对于案例的心理感受和个人思考
5	10 分钟	案例提供者返回、反馈	邀请案例提供者回到圈内 询问案例提供者：“你所听到的，哪些对你而言是有意义的或重要的？”	回到圈内 自由反馈个人感受	倾听
6	1 ～ 2 分钟	结束	总结团体工作，感谢案例提供者，感谢团体成员		留下纸版案例，告别

综合思考题

1．医务人员心理支持团体的主要目标是什么？

2．医务人员心理支持团体的常见类型有哪些？

3．医务人员心理支持团体的带领者需要具备哪些条件？

4．针对医务人员的职业倦怠，如何设计相应的团体活动？

5．针对医务人员的心理应激反应，如何开展团体干预？

（官锐园）

第八章

慢性病患者心理干预团体

◎ 学习目标

基本目标

1．能比较不同年龄慢性病患者的心理特点。

2．能总结慢性病患者团体干预的基本目标和原则。

3．能概括慢性病患者心理教育团体的基本设置。

发展目标

1．能运用现有知识设计不同年龄慢性病群体心理教育团体方案。

2．能运用慢性病患者心理教育团体的基本技术。

慢性非传染性疾病简称慢性病，指病因不明，在生物、心理、社会多种因素综合作用下，发病潜隐，病程在 3 个月以上，病情迁延、反复，用单一方法难以治愈的一类疾病的总称。世界卫生组织认为，心脏病、脑卒中、癌症、慢性呼吸系统疾病和糖尿病等慢性病是全球人群最主要的死因，占所有死亡因素的 63%。2017 年，国务院办公厅印发《中国防治慢性病中长期规划(2017 – 2025 年)》，指出："随着我国工业化、城镇化、人口老龄化进程不断加快，居民生活方式、生态环境、食品安全状况等对健康的影响逐步显现，慢性病发病、患病和死亡人数不断增多，群众慢性病疾病负担日益沉重。""慢性病是严重威胁我国居民健康的一类疾病，已成为影响国家经济社会发展的重大公共卫生问题。"

据调查，慢性病患者人数已占我国人口总数的 20% 以上，慢性病不仅每年导致巨大的直接经济损失，还是导致成年人口伤残的首要原因。由于慢性病的发展和转归与心理因素关系密切，因此，如何促进慢性病患者的身心健康，帮助慢性病患者更好地维持生活功能，是医学心理学领域的重要议题。

第一节　慢性病患者心理问题

一、慢性病患者常见压力与应对

从病因学来说，心理压力常是慢性病的重要致病因子，慢性病反过来又能加重患者的心理负担。由于慢性病病程迁延，患者会长期承受疾病的折磨，疼痛及疾病相关的生理困扰持续存在，有时患者的工作劳动能力也会受到一定的影响，从而造成家庭负担与生活困扰，患者及其家庭也会受到巨大的压力。因此，慢性病患者往往存在不同程度的焦虑、抑郁、烦躁、恐惧等不良情绪。慢性病还会导致一些并发症，例如，高血压如果得不到有效控制，可能造成高血压患者突发脑卒中、心肌梗死等情况。对疾病发展的担忧，更加重了患者心理负担。如果不及时干预，慢性病患者的生理疾病和心理痛苦会形成恶性循环，导致患者身心状况的持续恶化。医学心理学及相关领域的研究者针对各类慢性病患者的心理压力及影响因素进行了大量研究，找到一些比较稳定的影响因素。有些影响因素无法改变或短时间内难以改变，例如年龄、受教育程度、疾病严重程度等，但也发现了一些可以通过心理干预加以调整的影响因素，为后续的心理支持和干预提供了指引。

1．经济因素　在社会性因素中，经济因素是影响慢性病患者心理健康的重要因素。很多慢性病患者会因为病情变化而反复住院，导致工作时间减少，劳动生产效率降低，给家庭及社会带来巨大的经济损失。研究发现，无医保的脑卒中患者的抑郁状况明显比有医保的患者严重。针对维持性血液透析的中青年患者的研究发现，在自我感受负担（个体因疾病和照护需求影响到他人而产生的移情担忧，是患者的一种重要心理体验）的各个维度中，经济负担维度得分最高。多重慢性病老年患者中，就业情况（即是否有职业或有退休工资）和家庭收入是影响老年患者焦虑或抑郁情绪的显著因素。虽然改变经济状况通常不是心理干预可以做到的，但医务人员要关注这个因素。在有条件的情况下，相关人员可以通过各种途径呼吁对慢性病患者的经济问题给予关注，例如对于贫困人群给予经济扶持、优化慢性病医疗保险体系等。

2．个人应对方式　在个人因素中，应对方式对慢性病患者的心理状况和治疗效果有重要的影响作用。应对是指个体对应激性事件以及因应激性事件而出现的自身不平衡状态所采取的认知和行为措施。研究显示，积极的应对方式对抑郁和焦虑具有保护作用。积极应对能力越差的慢性病患者，越容易发生抑郁。面对负性生活事件时常采用消极应对方式的患者，在面对压力时常采取错误的应对策略或行为。例如，当患者采用回避、屈从等消极应对方式时，就会对疾病的预防和治疗采取消极的态度和行为，因此难以获得足够的疾病相关信息，也难以充分利用社会资源，从而降低了治疗依从性和治疗效果。不仅如此，压抑、回避等消极应对方式还会加重患者的情绪负担，降低其希望水平和求治动机，影响心理健康水平。

心理干预者可以采用多种途径，帮助患者改变他们的应对方式。例如，邀请治疗效果好的患者现身说法、介绍经验，说明积极配合治疗的重要性和效果，增强患者积极面对疾病的信心；通过认知行为干预，让患者看到他们消极思维的不合理性，并帮助患者找到适宜他们自身特点的积极应对方式；通过回顾患者人生中曾经有过的积极应对经验，帮助患者找到自身的资源并善加利用；通过特定的活动，让患者体验到积极应对方式带来的改变等。

3．社会支持　是慢性病患者应对疾病困扰和生活变化的重要资源。社会支持是指一个人通过社会联系和社会参与所获得和感知的支持与帮助。良好的社会支持能够降低个体压力严重程度，减少生理应激反应，缓解精神紧张状态，提高社会适应能力。社会支持对慢性病患者的重要性相关研究得到的结果很一致。例如，关于冠心病患者赋能水平（赋能是指通过增强患者对自认为重要的问题的控制能力，使其对个人健康能够施加更大影响的过程）的研究发现，影响冠心病住院患者赋能水平的主要因素中，除了年龄、文化程度、病程等因素，医护人员支持、家庭和朋友支持、媒体与政策支持都具有显著的积极影响作用。针对老年高血压患者的研究也发现，社会资源的利用与老年高血压患者自我管理行为水平呈正相关，即社会资源利用度越高，老年高血压患者的自我管理行为水平也越高。

鉴于社会支持的重要性非常明显，因此针对慢性病患者的干预往往通过多种途径提高慢性病患者的社会支持水平，例如通过团体活动，提高慢性病患者的社会交往技能；鼓励患者参与集体锻炼活动，这样的活动让患者有机会和朋友交往，也可以结交到新朋友，获得更多的社会支持，在促进身体功能的同时，增强心理上的愉悦感和幸福感。另外，针对慢性病患者家属进行的心理教育，也可以提高家属提供心理支持的能力。

二、不同年龄慢性病患者的心理需求

不同年龄阶段的个体有不同的心理特点，也有不同的人生发展任务，因此不同年龄的慢性病患者会有不同的心理需求。

1. 儿童患者　慢性病在儿童群体中并不少见。有调查发现，有 7% ～ 31% 的 6 岁以上儿童患慢性疾病，其中 2% ～ 4% 的儿童患严重的慢性疾病。除了慢性病本身给儿童带来的痛苦，疾病治疗过程中的各种医疗手段也会给儿童造成生理上的痛苦和心理上的恐慌。另外，有些慢性病会影响儿童的智力发育和社会适应能力的发展，对儿童的一生造成持久的负面影响。因此，慢性病患儿的心理健康经常会出现问题。研究发现，和健康的儿童相比，患有慢性病的儿童情绪不稳定，常表现出焦虑、担心，更加喜怒无常；喜欢以自我为中心，不善于关心他人，不喜欢参加社交活动，难以融入团体；有时比较内向，有时会表现出较强的攻击性。患儿的心理变化又可能影响患儿对治疗的依从性，降低疾病的治疗效果。

慢性病儿童病房的医护人员可以尝试多种途径，改善患儿的心理状况，例如改善病房环境，用符合儿童心理发展水平的方式布置病房，消除住院患儿的紧张和恐惧感；在病房设置游戏区，鼓励患儿参加活动，转移患儿注意力，减轻患儿的疾病痛楚；鼓励患儿参与社会交往，避免强化患儿的患病感受。如果患儿的心理困扰比较显著，可以建议家长为患儿寻求心理方面的干预，进行针对性的心理帮助，促进患儿的疾病康复。

儿童的认知能力有限，改善慢性病患儿的心理状况，需要依赖家长的努力。医护人员要关注家长的心理状况，帮助他们调整心态，使他们能够与医护人员积极沟通，相互配合；要帮助家长学会营造健康、良好的生活环境，能够用合适的方式让患儿了解慢性病相关知识、引导患儿保持合理进食及适度运动；此外，还需要鼓励家长尽量多陪伴患儿，给予其情感上的支持。

父母的过度焦虑、抑郁等负性心理状态会降低其照料能力，影响患儿的治疗及康复过程。因此，在关注慢性病患儿心理健康的同时，也不能忽视其父母的心理健康。研究发现，在影响患儿父母心理压力的众多因素中，社会支持的作用比较稳定。对于照顾慢性病儿童这一应激事件，获得高水平社会支持的父母更容易采用积极应对方式，缺乏社会支持的父母更容易使用消极的应对方式。因此，应帮助父母积极构建良好的社会支持系统，鼓励患儿家庭参与政府、医院及各种福利机构的救助活动，以减轻慢性疾病患儿父母的育儿压力。

2. 青年和中年患者　青年阶段是一个人学业、事业发展的关键时期，由于慢性疾病的难治愈性和治疗的漫长周期，在青年阶段患慢性病，会使一个人的身体功能、生活方式和社会角色等发生巨大转变，对个体的心理冲击不言而喻。青年患者得知自己罹患慢性病后，情绪往往会有很大的波动，难以适应和应对疾病带来的生活变化，更易出现烦躁、焦虑、愤怒等情绪改变，甚至迁怒于他人，出现攻击性行为。有些青年患者可能因为担心自己的身体形象等问题而不愿意配合治疗。

中年是人一生中责任最重大的阶段。中年人是社会的中坚力量，也是家庭的支柱。他们同时担当着多种社会角色，也承受着很大的心理压力。他们既要不断完善自己，以求实现人生目标，也要承担着教育孩子、赡养父母、照顾伴侣和完成工作等多方面的责任。中年患者经常拖延“小病”的就诊时间，以至于累积至“大病”。中年慢性病患者普遍存在着“尽快诊治，尽快好转，减少负担”的迫切心理，抑郁、焦虑等心理状况突出。针对中年脑卒中患者的研究发现，50 岁以下患者的焦虑和抑郁比例均显著高于 50 岁以上的患者。有些中年患者甚至将自身的健康放在次要地位，因为某种原因而中断治疗，提前出院。

青年和中年也是家庭经济收入的主要贡献者，但因疾病和治疗的原因，患者可能会出现工作能力下降，造成经济收入减少，加上患者需长期使用药物或接受各种治疗，增加了医疗费用支出。这些现实问题会加重青年和中年患者的心理负担，因此需要更多来自社会和家庭的支持。针对青年和中年患者开展心理干预尤为必要。

3．老年患者 根据 2021 年 5 月公布的第七次全国人口普查结果，我国 60 岁及以上人口占 18.70%，其中 65 岁及以上人口占 13.50%。与 2010 年第六次全国人口普查相比，60 岁及以上人口的比重上升 5.44 个百分点，65 岁及以上人口的比重上升 4.63 个百分点。老年人由于躯体功能退行性变化，对疾病易感性增加，是患慢性病的主要群体。随着人口老龄化进程的加快，慢性病的患病率和死亡率迅速增加。一项针对老年人的调查研究发现，有 55.5% 的老年人患有慢性病，其中仅患一种慢性病者占 42.3%，患多重慢性病的老年人占 57.7%。

老年慢性病周期长、易反复、难治愈，这使得老年慢性病患者对自身情况的估计大多是比较悲观的。老年慢性病患者经常缺乏对于疾病全面、理性的认知，难以预知疾病对未来生活的影响，对疾病有恐惧感，在治疗的过程中容易产生失望、焦虑的情绪，这些问题都不利于自身的心理健康和疾病的治疗与康复。同时，老年人的负面情绪也会给身边的家人带来影响，导致恶性循环，更加不利于疾病的治疗。

老年人患上某种慢性病时，心理上突出表现为无价值感和孤独感。他们渴望被重视、被尊重，而成年子女这个阶段的生活重心往往更多地倾向自己的核心家庭以及自己的工作。老年患者可能认为家人不能理解自己的感受，这也加剧了老年患者的孤独感。同时，失去配偶也常会对老年患者造成重大打击。研究发现，丧偶的老年患者心理健康及心理弹性水平显著低于已婚、未婚和离婚的老年患者。丧偶的老年人失去了亲密关系的支持，若与子女的联结也较为疏远，则更容易导致心理问题的产生。在老年慢性病患者群体中，绝大部分老年人缺乏畅通的负面情绪宣泄渠道，或者不了解情绪管理技巧，只能将负面情绪埋在心中。这种情绪处理方式，既不利于老年患者的疾病康复，也极大限制了晚年生活质量的提升。因此，帮助老年慢性病患者掌握情绪管理的方法和技巧，学会用合理的方式管理和宣泄自己的负面情绪，提高自身的情绪管理能力，有助于他们更好地生活。同时，通过各种途径提高老年慢性病患者的社会支持水平也是一个有效的干预思路。

三、慢性病患者心理干预团体相关研究

近年来，针对慢性病患者进行心理干预的研究逐渐增多。医学心理学专业和社会工作专业的学者在这方面进行了很多探索，通过多种途径，尝试改善慢性病患者的心理和社会功能，帮助患者及其家人采取更积极的应对方式，应对慢性病治疗中通常会遇到的一系列困难，以更加坚强、乐观的态度面对疾病的折磨，积极面对以后的生活。这些工作为临床治疗工作提供了适当的补充，发挥了促进作用。

针对慢性病患者的心理干预研究中，研究者不约而同地选择了团体干预的方式。一方面，团体干预效率比较高，能对多个患者同时进行干预；另一方面，团体干预提供的相互学习与社会支持的机会是个体干预难以提供的。在影响慢性病患者心理健康水平的因素中，有两个因素的作用被研究反复验证：应对方式和社会支持。而这两个因素都可以通过团体干预得到更好的改善。具

有相同处境的病友，更容易相互理解，患者的不良情绪得以宣泄，情感支持更容易实现；应对同种疾病的过程中往往经历过类似的困难，彼此的应对经验更有针对性和可借鉴性；相似的疾病背景更有利于成员之间相互督促，遵从医嘱；活动过程中，团体成员可以相互学习社交技巧，并在团体中加以练习……总之，团体本身就可以作为一种社会支持的方式，而通过团体干预的方式，团体成员学习了社交技巧，也使得团体干预结束后他们有能力继续改善自己的社会支持水平。

现有研究大多肯定了团体心理干预对慢性病患者是有帮助的。例如，一项以社区的高血压患者为研究对象的调查研究发现，团体心理干预可以有效促进患者血压控制与健康恢复，改善患者心理状态，同时符合患者及家属的需求。针对腹部肿瘤合并高血压患者的研究发现，团体心理干预结合健康教育用于腹部肿瘤合并高血压患者时，可以改善患者心理弹性，促进其积极应对，对降低患者术后并发症、提高生活质量有积极意义。慢性病（高血压、糖尿病、高血脂）患者的团体心理干预被证实有助于改善住院患者不良心理状态。这些研究都肯定了团体心理干预在临床疾病管理中的应用价值。

第二节　慢性病患者心理干预团体类型

现有的临床研究已经证明，团体干预对慢性病患者群体取得了较好的效果。慢性病患者心理干预团体的带领者不仅要具备带领团体的心理学相关技能，还需掌握心身医学相关知识，理解生理因素与心理因素是如何相互影响、相互促进的。带领某种特定类型的慢性病患者团体时，带领者还要掌握这种慢性病的相关知识。如果团体带领者缺乏该特定疾病的相关知识，也可以邀请一位疾病专家参与工作，该专家在带领者的安排下进行知识内容的演讲。

针对慢性病患者的心理干预团体的设计，需要遵循一般性的团体设计原则。团体干预最好有固定的时间和频率，每次团体活动都要有具体的目标。为保证团体干预效果，慢性病患者心理干预团体采用封闭式团体比较适宜，团体活动的各个主题需要参与者有足够的讨论和练习时间，所以团体规模不宜太大，一般在 10 ～ 12 人比较合适。根据参与者的年龄和现实条件的限制，团体干预时间可以是 50 ～ 120 分钟。

一、慢性病患者心理教育团体

心理教育团体强调使用教育的方法使工作对象获取信息，发展相应的意义感和技能，首要目标是预防患者未来身体功能性衰退的同时，提升其应对技能和自尊。慢性病患者患病后，在生理和心理层面都需要做出很多调整和适应，心理教育团体可以帮助慢性病患者尽快掌握疾病相关的知识，调整心态，更快地适应和疾病长期共存的生活。因此，针对各类慢性病患者的心理教育团体在临床实践中非常常见。

近年来，慢性病自我管理越来越受到关注，很多研究者在这个领域进行了探索。慢性病自我管理是指通过系列健康教育课程教给患者自我管理所需的知识、技能，使患者树立自我管理的信心以及提高与医生交流的技巧，来帮助慢性病患者在得到医生支持的前提下，主要依靠自己解决慢性病给日常生活带来的各种躯体和情绪方面的问题。由于慢性病患者需要长期与疾病共存，自我管理的能力就显得非常重要。提升自我管理的能力，能够在改善慢性病症状的同时提高患者的自我效能感，对于慢性病患者的身心健康都非常有利。慢性病患者自我管理能力的培养，通常可以通过心理教育团体的形式进行。研究显示，团体干预能够有效提升老年慢性病患者的自我管理能力。

心理教育团体强调通过知识促进个人成长。因为团体针对的人群不同，团体成员的需求有很大差别。团体带领者可以事先对团体成员进行调查，确定团体成员的实际需要，然后据此组织相关的团体活动内容。例如，余晓芳等（2019）在针对腹部肿瘤合并高血压患者的团体干预中，根据患者住院不同阶段的心理需要的变化，进行针对性的团体活动。①入院 1 ~ 3 天：活动主题为“认识腹部肿瘤、高血压与团体心理干预”，介绍疾病相关知识；②拟行手术前：活动主题为“相信自我，积极面对手术”，介绍手术治疗相关知识，帮助患者积极面对手术；③术前 1 ~ 2 天：活动主题为“心态决定一切”，讲解术前常见的心理问题，教会患者常用的情绪管理方式；④术后 1 ~ 2 周：活动主题为“情绪管理与疾病康复”，处理术后可能的情绪问题，教授患者情绪管理方式；⑤出院前 1 ~ 2 天：活动主题为“活动总结”，团体成员分享自身治疗效果，进一步教授不同种类的情绪管理方法，并鼓励患者运用到日常生活中。不同慢性病团体的带领者可以根据本团体成员的特征，采用不同顺序和主题安排相应的团体教育活动。

针对慢性病患者的心理教育团体，通常涉及以下主题。

1．卫生知识宣教 用患者可以理解的语言，说明疾病的特点与治疗过程中需要注意的事项，例如遵医嘱按时、按量用药的重要性；该种慢性病需要患者在饮食、运动、生活等方面做出的调整和适应；常见并发症的表现及其预防；家庭的支持和鼓励对患者疾病康复的重要性；寻求社会支持的重要意义等。

卫生知识宣教的内容可以根据不同群体的特征进行调节。针对特定疾病，可以传授一些基本的技能。例如，针对高血压患者群体，指导团体成员学会正确使用血压计，学会判断运动强度是否合适等。有些老年慢性病患者经常忘记吃药或是不按照医嘱用药，自行减量，因此对这个群体的干预中，带领者可以考虑安排特定环节来强调遵医嘱按时用药的重要性。

卫生知识宣教可以通过讲座的方式进行，演讲者要注重内容实用，讲解口语化，尽可能减少专业术语。也可以使用图片、影像资料以及网络小视频等形式进行卫生知识宣教。但要注意的是，知识宣教部分的讲授时间不宜过长，不要把团体教育变成讲课。团体带领者可以通过练习、问答等方式，调动团体成员参与其中。

2．放松训练 是通过呼吸训练、渐进性肌肉放松和冥想等技术使心理和躯体处在放松的状态。机体进入深层次的放松状态时，交感神经系统和副交感神经系统的活动得到调节，有利于机体恢复平衡状态。通过身体的放松练习，焦虑和抑郁等不良情绪也会随之减少。有研究提示，长期进行放松训练可降低交感神经唤醒水平，减少去甲肾上腺素和肾上腺皮质激素的分泌，提高机体抵抗应激的能力。渐进性放松、呼吸训练、想象引导、自我暗示、瑜伽和冥想等方法都经常在团体干预中使用。

在团体干预里，带领者指导团体成员学会放松技巧，并鼓励他们把放松训练融入日常生活中。带领者要讲解这些技术的基本原理，说明这些技术可以在哪些方面帮助成员应对生活中的困难；通过讨论等方式，让成员理解可以在什么时候运用这些技术；在团体中带领成员练习，确保教会成员正确使用方法；通过家庭作业等方式，鼓励团体成员把这些技术应用在日常生活中。

在后续的团体活动中，带领者可以在每个活动单元安排一定的时间，让团体成员分享自己运用这些放松技术的经验和体会。只有真正练习和掌握，团体成员才能体会到这些技术是有用的。这样的体验有助于成员在团体干预结束后继续使用这些技术。而那些还没有在生活中使用这些技术的成员，也可能因为看到他人的应用效果而对使用这些技术更加感兴趣。带领者还应了解团体成员在日常生活中运用这些技术时遇到的困难是什么，进而帮助他们克服这些困难。

3．提高社会支持 社会支持对慢性病患者的重要性已经有大量证据支持。带领者可以采用多种形式，帮助团体成员更好地获得社会支持，尤其是家属的支持。带领者可以通过布置家庭作业的方式，请团体成员向家属传授他们在团体中学到的知识和技巧。有的团体采用的方式是通过团体成员邀请其家属参加某次特别安排的团体活动，教授某些广泛适用的技巧，家庭成员一起练习，促进家庭关系的改善。也有团体采用的是“给家人的一封信”，患者在团体活动中给家人写一封感谢信，回顾患病以来家人对自己的帮助和支持，带回家亲手送给家人，以此建立和促进与家人的交流和联系。在这个环节中，带领者可以发挥自己的创造力，但要兼顾现实条件的限制。

也可以鼓励团体成员在家庭之外进行更多社会交往，获得来自朋友、同事、社区的社会支持。如鼓励团体成员参加社区活动、参加集体健身锻炼等。如果团体成员没有可以辨识的社会支持的来源，这个团体本身可以是成员尝试建立社会支持的开端。

4．改变不良生活习惯　帮助患者理解不良的生活方式会影响自身的健康，如吸烟、过度饮酒、不合理膳食和缺乏体育锻炼。研究发现，饮食习惯和健康水平之间有着显著的正相关。另外，一些生活习惯的影响或许大家很少注意，如刷牙。有研究发现，相比运动少、无刷牙习惯的老人，每周保持 2 次及以上的体育锻炼、至少保证每天刷 1 次牙的老人更不容易发生焦虑或抑郁问题。

团体带领者可以通过演讲、观看视频等方式，介绍健康生活方式的重要性。具体内容可以包括：特定疾病适宜的食谱，合理的作息时间，适宜的锻炼项目，适当的日照时间，戒烟、戒酒的重要性等。团体通过多种活动，鼓励团体成员直面自己的不良生活习惯，相互支持，逐步改善。除团体内的活动外，团体活动间期也可以用作业的方式鼓励团体成员做出健康生活习惯的改变，如在微信群中分享饮食照片、填写自我观察表等。

5．适宜的运动方式　针对特定的慢性疾病，提供适宜的运动方式建议。罹患某些疾病后，患者在运动方面会过于谨慎，反而不利于康复。例如，冠心病患者在运动时，经常担心运动会导致心绞痛甚至心肌梗死，所以不敢运动，影响了身体功能的恢复。

带领者可以根据团体成员的实际情况，在专业人员的帮助下，选择适宜的运动项目、运动时间和强度。瑜伽、八段锦、太极拳、集体舞等运动形式，经常在团体干预中使用。带领者也可以教给成员一些普遍适用的锻炼方式，如手指操、健康操等。

除以上常见主题，带领者还可以利用自身优势，在带领慢性病患者团体时，采用丰富多样的形式，提高团体成员的兴趣。例如，有研究者采用“园艺疗法”，通过各种有趣的活动，激发成员的参与热情。但团体干预的目的，还是帮助团体成员缓解自身的焦虑情绪，对抗疾病，点燃对未来的希望，重新激发生命的活力。

需要强调的是，心理教育团体的这些主题，要在团体干预的基本框架和原则内进行，例如，整个团体活动设计要考虑到开始、发展、成熟和结束各个阶段的特点。每节活动开始时要有热身环节，活动结束时要有结束环节；每个活动单元的核心主题以各种方式呈现后，要有充分的时间让团体成员互动等。

大部分针对慢性病患者的心理干预研究采用的是心理教育团体。虽然有些研究针对的是有一定心理困扰的对象，但基本都是在心理教育团体的基础上融入了一些心理干预技术。例如，一项针对短程认知行为治疗干预效果的“心理教育团体”研究中，参与者是那些自认为有情绪问题，或者被社会工作者推荐参加的慢性躯体疾病患者。该团体活动有三次，每次 2.5 小时。第一次活动主要是介绍焦虑的认知行为疗法（CBT）模型，鼓励参与者了解他们对焦虑的生理、认知、行为和情绪反应模式，强调常见的消极自动思维模式。第二次活动主要是帮助参与者了解自己的情绪变化，并学会识别自己的自动思维模式。参与者在第二次活动中还将学会不同的认知和行为策略，如自我辩论技巧、思维停止、分心，以及使用提示卡处理消极的自动思维，并用积极的思维取代它们。第三次活动主要是引导参与者理解他们普遍性的或与疾病相关的功能失调的认知、假设和价值观，教导参与者学习不同的策略来修正其功能失调的信念。结果显示，参与者在该团体治疗结束时和 6 个月后的随访中有更好的心理健康水平和更高的整体生活质量。

二、慢性病患者心理咨询与治疗团体

（一）慢性病患者心理咨询团体

心理咨询团体往往被认为是一种治疗模式，适用于那些正在经历适应不良，可能发展出个人或人际问题的人。心理咨询团体的带领者需要由接受过专业培训、掌握心理干预技能的专业人员担任。带领者要对参与者加以选择，确保参与者确实存在心理问题、需要心理干预，这样才能保证团体发挥应有的作用。

慢性病患者心理咨询团体的目标通常是缓解患者的负面情绪。慢性病作为一种在人群中相当普遍的心理应激因素，在不同个体身上，引发的心理反应差异性很大。干预者要针对疾病本身的特点和患者的心理反应做出有针对性的干预。例如，有研究者针对慢性关节炎患者和癌症患者的“对疾病进展的功能失调性恐惧”（dysfunctional fear of disease progression，FoP）进行认知行为团体干预和支持性团体干预。该研究中，认知行为团体组的目标是让患者学会应对恐惧，具体内容包括增强患者对恐惧的自我意识，直面令人担忧的想法，并使其去灾难化，也包括心理教育内容和家庭作业。结果发现，在癌症患者中，认知行为团体和支持性团体都可以显著降低患者的 FoP，但在慢性关节炎患者中，无论认知行为团体还是支持性团体都未能有效缓解患者的 FoP。研究者认为，虽然许多疾病都有共同的适应任务，但疾病本身的特征性差异造成的影响可能远大于共同心理 - 社会特征的影响。因此，设计针对慢性躯体疾病的心理干预方案时，干预者应当着重考虑疾病本身的特异性。国内研究者也提出了类似建议，即要结合不同慢性病人群的心理特点设计具有针对性的心理干预措施，提高干预效果。

（二）慢性病患者的整合式认知行为治疗团体

国内针对慢性病患者群体的心理治疗团体，应用最广泛的是认知行为治疗团体。认知行为治疗团体对多种慢性病患者的干预效果，也获得了研究支持。例如，有研究者编制了糖调节异常者认知行为团体心理治疗方案，并对疗效进行了研究。后续进一步研究显示，和对照组相比，团体认知行为治疗可降低门诊 2 型糖尿病患者的焦虑水平、改善社会支持、提高患者的生存质量。团体认知行为治疗有助于改善伴发焦虑、抑郁的糖尿病患者情绪，有利于恢复其社会功能和提高生活质量。

鉴于慢性病患者群体的心理干预需要针对性的干预措施，慢性病患者团体的治疗师需要掌握多种干预方式，才能满足工作需要。除了常见的认知行为治疗团体方案，整合式认知行为疗法也被证实有效。通常来说，整合式认知行为疗法有助于改善慢性躯体疾病患者的抑郁状况。下面介绍整合式认知行为治疗团体的基本设置和内容。

1. 基本设置　一般治疗师会根据需要开展 6 ~ 10 次的团体活动，大多数是每次 1 ~ 2 小时。治疗师会教授经典的认知行为治疗技术，在这个过程中，帮助成员学会挑战自己的不合理信念和思维模式。这些常规性的行动可以帮助患者更好地运用学到的心理技能。治疗师也鼓励团体成员的利他行为，鼓励成员在团体中为他人提供帮助和支持。治疗师会为团体成员提供工作手册，记录团体成员每周的作业。在治疗结束时，治疗师与团体一起回顾这些任务。团体成员被期望完成所有的家庭作业，因为他们在治疗上投入的精力越多，他们从中获益也越多。若成员没有完成家庭作业，治疗师会表扬他们做得好的部分，帮助他们识别完成任务的困难并讨论解决方法。

2. 具体活动内容

（1）第一次，评估和介绍 CBT 团体

治疗师允许成员自由表达和讨论情绪和医疗过程、生活环境等问题，帮助成员在团体内建立融洽的关系。治疗师会详细介绍 CBT 的基本原理，告知团体成员，改变他们的想法和观点的一个关键方法是用适应性的想法来取代消极的想法。治疗师会带领成员练习冥想，并鼓励成员在未来的一周里监测自己的活动和情绪。

（2）第二次，行为激活

治疗师强化团体成员对治疗原理的理解，并进一步提高他们自我监测情绪和活动的能力。治疗师告知团体成员参与愉快的活动对改善情绪的重要性，并要求团体成员在本周安排几项愉快的活动。治疗师会要求团体成员在生活中找到一个可以支持他的人，在接下来的一周，跟这个支持性的人互动。这样做不仅是为了增强团体成员的社会支持，还为成员提供感知他人关心的机会，增强生活目标和意义感，并唤起他们对生活的感激之情。

（3）第三次，辨识歪曲的思维

治疗师介绍认知加工过程，教导团体成员识别他们的情绪和伴随情绪变化的想法；介绍歪曲思维方式的类型，并组织团体成员讨论。治疗师会引用一些事例，详细说明为什么这些思维方式是歪曲的、无用的，歪曲的思维会导致负面情绪。治疗师教授挑战歪曲思维的 ABC 方法。最后，治疗师会帮助团体成员应用一些方法来挑战负面想法。

（4）第四次，挑战歪曲思维

治疗师继续加强团体成员监控思维的能力，澄清他们对歪曲思维类别的理解。治疗师帮助成员理解人对事件的解释会如何导致情绪的变化。治疗师教导成员如何反驳消极的自动思维，并根据个人价值体系和目标，发展出应对消极信念和期望的替代方法。

（5）第五次，应对丧失

治疗师帮助团体成员辨识他们因身体疾病和抑郁症而遭受的损失，并且帮助成员理解他们的损失并赋予其意义。

（6）第六次，应对精神上的痛苦和消极情绪

治疗师带领团体成员讨论因抑郁或疾病而产生的各种精神上的痛苦，并鼓励团体成员表达他们感受到的伤害和困惑，一起探索如何应对精神上的挣扎。治疗师也与团体成员分享关于消极情绪与身心健康之间关系的研究，并一起讨论应对消极情绪的有效策略。

（7）第七次，应激相关的精神成长

治疗师会与团体成员讨论应激相关成长的概念，尤其是精神层面的成长。团体成员探索他们在疾病经历中体验到积极成长的方式，包括他们在人际关系、性格和能力方面的积极变化。治疗师会引导团体成员完成一些练习，帮助团体成员在当前的挑战中找寻生活的积极因素，以及在痛苦中找到意义和目的。

（8）第八次，希望感和预防复发

治疗师向团体成员介绍希望感的积极意义，鼓励团体成员讨论他们的梦想和目标、他们的精神资源，以及他们在团体治疗过程中学到的东西。治疗师和团体成员回顾在治疗过程中学到的关键技能，并探索如何保持这段时间所取得的成果，例如继续参与社交活动以获得社会支持，给予他人支持、做好认知调节，以及利用精神资源。

综合思考题

1．如何设定慢性病患者团体心理干预的基本目标？

2．慢性病患者心理干预团体的常见类型有哪些？

3．成为慢性病患者心理干预团体的带领者需要具备哪些条件？

4．如何设计慢性病患者的心理教育团体？

5．针对慢性病患者的焦虑、抑郁症状，如何开展心理咨询团体？

（苏 英）

第九章

物质成瘾者心理干预团体

◎ 学习目标

基本目标

1．能列举物质成瘾者主要心理行为特征。

2．能概括物质成瘾者心理教育团体的基本设置。

3．能概括物质成瘾者心理咨询与治疗团体的基本内容。

发展目标

1．能运用物质成瘾者心理教育团体基本技术。

2．能运用物质成瘾者心理咨询与治疗团体基本技术。

《国际疾病分类（第 11 版）》（ICD-11）将物质使用或成瘾行为所致障碍列为一种精神、行为或神经发育障碍，表现为不顾后果地强迫选择使用成瘾物质，并且带来一系列的情绪、身体健康和行为问题。物质成瘾具有危害性大、致死率高及复吸率高等特点。整体来看，物质成瘾的治疗，尤其是心理成瘾的戒除是一项世界难题，后文主要介绍药物成瘾。

国家禁毒委员会办公室发布的《2019 年中国毒品形势报告》显示，截至 2019 年底，我国共有吸毒人员 214.8 万名，占全国总人口的 0.16%。在吸毒人员中，35 岁以上者有 109.5 万名，占 51%；18 岁到 35 岁者有 104.5 万名，占 48.7%；18 岁以下者有 7151 名，占 0.3%。在现有吸毒人员中，滥用冰毒人员 118.6 万名，占 55.2%；滥用二醋吗啡（海洛因）人员 80.7 万名，占 37.5%；滥用氯胺酮人员 4.9 万名，占 2.3%；滥用大麻人员 2.4 万名，占 1.2%。同时，毒品滥用危害风险始终存在，严重影响社会治安。毒品滥用不仅给吸毒者本人及其家庭带来严重危害，也诱发盗、抢、骗等一系列违法犯罪活动。长期滥用合成毒品还极易导致精神性疾病，由此引发的自伤自残、暴力伤害他人、“毒驾”等肇祸事件在各地仍时有发生，给公共安全带来风险隐患。

综上所述，毒品问题已经成为时刻威胁人类生命健康和安全的重大公共卫生问题和世界性难题。治理毒品问题对深入推进平安中国、法治中国建设，维护国家长治久安，保障人民群众健康幸福具有十分重要的意义。在我国，戒毒矫正的宏观规划中，心理治疗和康复的重要性逐步得到政府、治疗者及戒毒人员的认识，但在具体功能和实际实施方面仍处于探索阶段，我国戒毒心理治疗与康复仍面临极大挑战。提升戒毒体系中心理康复和行为矫正专业人员的技术水平，是当前戒毒工作的重要任务之一。

心理成瘾是指物质成瘾人员异常的心理或精神依赖，表现为对毒品的强烈心理渴求。国际上，戒毒二次复吸率高达 98%，这与心理成瘾密切相关。研究显示，成瘾行为与情绪调控相关脑区的改变有关。越南战争期间，成千上万的美国士兵在战场上发生了二醋吗啡（海洛因）滥用的情况，但大多数人在脱离战争的环境退伍之后没有成瘾，只有 12% 的成瘾士兵继续他们的毒瘾，而这些成瘾者多数处于经济窘迫、人际关系破裂等状况，情绪状态堪忧。物质成瘾的原因是复杂的，既有生理因素，也有心理因素，因此通过心理干预，有可能阻止物质成瘾的发生。本章主要聚焦物质成瘾的心理干预的介绍。

第一节　物质成瘾的发生机制

目前主流观点认为，物质成瘾是一种慢性大脑疾病，与神经突触或大脑回路受损有关，特别是与中脑多巴胺系统的失调状态有关。其中一些研究者相信，在不久的将来，通过更好的设备与方法，能够精确地将物质成瘾定位到大脑中的某些病变区域。但认知神经科学在多巴胺、神经递质和基因方面所得到的研究成果显示，不能将物质成瘾问题与纯粹的生理疾病（如心脏病、癌症）等同起来，无法使用单一生物学理论进行解释与预测。其原因在于，不仅是长期使用毒品可以导致体内多巴胺受体（如 D_2 和 D_3 受体）水平下降，贫穷、创伤和社会地位的下降同样会减弱 D_2 和 D_3 型多巴胺受体水平。另外，艾滋病患者可以在没有症状的情况下通过血液检查而确诊，物质成瘾者却无法离开行为表现而仅依靠生物标志物而被检测出来，因此，物质成瘾是一种生物 - 心理 - 社会综合因素导致的疾病。下面介绍两种发生机制模型，一种是基于羞耻的物质成瘾发生机制，另一种是基于依恋的物质成瘾发生机制。

一、基于羞耻的物质成瘾发生机制

研究显示，物质成瘾与情感调节功能失调有关，负性情绪被认为与对物质的渴求有强烈的关联，而羞耻是其中最重要的一种负性情绪。

羞耻感涉及对自我的负面评价，意味着自我被他人观察、评价时被贬低的感受。当羞耻被长期或不恰当地激活时，个体会经历强烈的心理痛苦，对内感到自我是脆弱的、坏的，对外感到丧失了社会归属感，感到被孤立、失去了与他人的连接，进而激发社会退缩和逃避，以至于进一步减少求助意愿和可获得的社会支持。

羞耻是物质成瘾者很常见的一种情绪体验，多项研究均发现，拥有较高羞耻感的个体会有更严重的物质使用相关的问题，包括更多的抑郁症状、焦虑症状、攻击态度，更低的自尊水平、更高的冲动性、糟糕的家庭关系、强迫性性行为及严重违法犯罪历史等。一项对羞耻与物质使用障碍引发的问题之间联系的元分析结果显示，羞耻感与物质使用问题有显著正相关。

当物质成瘾者在遭遇失败或社会形象受损（包括偶吸、人际关系冲突、工作失误等）而体验到羞耻感时，如果感到他人允许他进行补偿、修复，那么物质使用可能不会成为他的首要选择，进而羞耻感与物质使用的联系被削弱。此外，童年创伤也影响羞耻感与物质使用的关系。有童年创伤的个体，低羞耻时便使用大量物质，高羞耻时使用物质的量显著升高；而没有童年创伤的个体，只有在高羞耻时才使用物质。

关于羞耻如何引发成瘾行为的问题，Nathanson 于 1992 年提出了“羞耻指针”（compass of shame）的模型，该模型认为，由于羞耻感本身是令人羞耻，因此容易被隐藏并转变成其他情绪情感（如抑郁、愤怒）而表现出来。“羞耻指针”显示，个体为了避免直接应对羞耻，而发展出一套图式，来忽视、降低或替换羞耻。在这个模型中，羞耻处于核心位置，指针包括隐藏 - 攻击和自己 - 他人两个维度，羞耻相关行为包括：攻击他人、攻击自己、退缩和回避。

2010 年，Webb 在 Nathanson 的基础上修订了羞耻指针，通过躲避他人 - 躲避自己和攻击他人 - 攻击自己两个维度，构成了攻击、抑郁、疏离和成瘾四种社会行为，同时形成了恐惧、愤怒、沮丧和厌恶四种回避相关的情绪，如图 9-1 所示。基于此理论，当羞耻感被激活时，部分个体应对羞耻的脚本中包含了躲避自己，进而产生了成瘾行为。

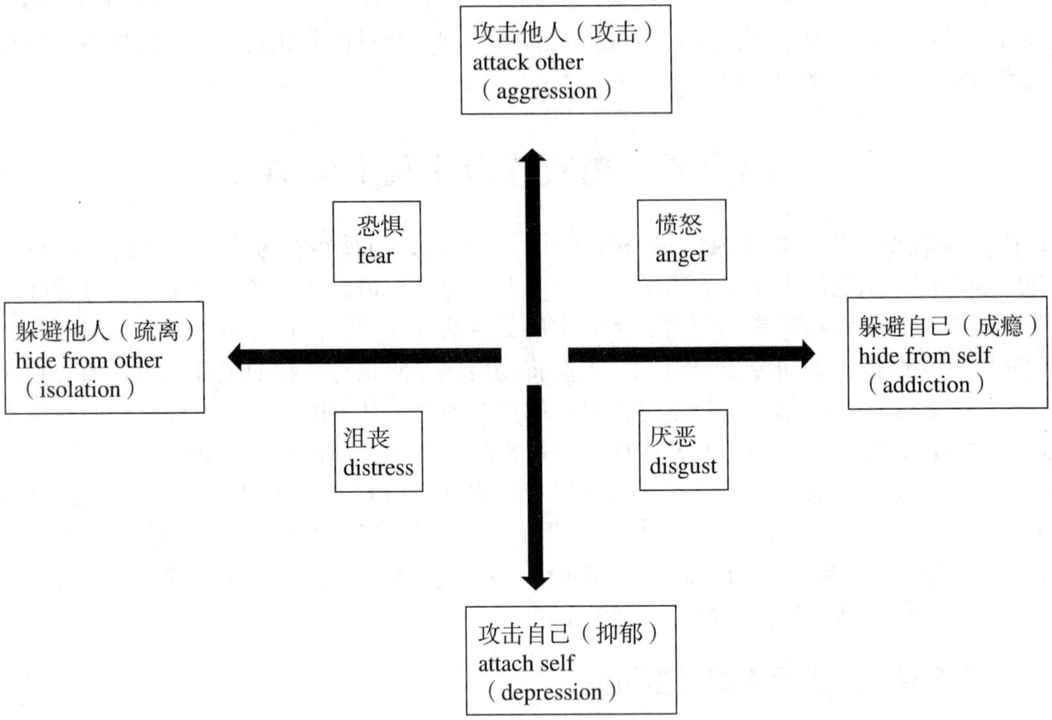

图 9–1　羞耻 – 回避行为指针和伪装情绪
（修改自：Webb，2010；翻译：邹筱雯）

二、基于依恋的物质成瘾发生机制

之所以选择依恋理论，是因为依恋理论已经被证明是成瘾治疗中既有临床相关性，又有实践应用性的理论。

一项重庆市针对戒毒所的研究发现，物质成瘾者普遍存在家庭功能不健全、文化水平偏低，以及难以与他人建立关系等问题。20 世纪 80 年代，罗马尼亚孤儿院中的儿童遭遇被虐待、极端忽视和没有关爱等情况，导致他们成年后心理健康状况差，容易成为物质滥用或攻击性强的人。前文提及的战场上发展出严重的物质成瘾问题的士兵，在脱离战争环境回家后，那些有和谐家庭关系的士兵通常不再有物质成瘾的问题。这些案例表明，原生家庭关系和亲密关系都对物质成瘾有很重要的影响。

英国精神病学家鲍比（J. Bowlby，1907—1990）在 1969 年提出“依恋”这一概念。他认为依恋是抚养者与孩子之间的一种特殊的情感上的连接，在维持婴儿的安全和生存方面具有直接意义，其重要性不亚于控制饮食和繁殖的行为系统。安全依恋的个体情绪较为稳定，不安全依恋的个体表现出很多精神心理问题，如焦虑、抑郁、物质成瘾等。

作为一个社会物种，成为群体成员是生存的必要条件，人类依靠一个安全、可靠的社会群体环境来生存和繁衍，而成为群体成员是个体生存的必要条件。自然选择在生物属性上决定了，个体的中枢神经系统需要受到强烈的依恋纽带和关系的调节和稳定。情感调节理论认为，人类经过千百年的进化，主要的情感调节是通过社会关系进行的，包括与家庭、部落和宗族等群体的关系。因此，大脑的功能在本质上是人际的，情绪在组织大脑活动方面起着非常重要的作用。

婴儿与其主要依恋对象的互动（特别是出生后的18个月），对其大脑的生理形成有着实质性的影响。整天躺在婴儿床上，与成年人没有亲密接触机会的婴儿，他们的眶额皮质没有得到发育，仿佛他们的大脑里存在着一个“黑洞”，这种现象被认为是在成长关键期缺乏与成年人社交接触的直接后果。眶额皮质在个人的情感生活中起着关键性的作用，“情商”就是由这个区域负责的，在抑制冲动行为方面也发挥着自己的作用，是自制力和意志力的基础。此外，幼年遭受虐待、忽视，或者过度承受压力导致了不安全的依恋模式，在此过程中激素改变了负责情绪加工的大脑边缘系统的发展。早期生活应激引起的神经元回路和结构紊乱会导致大脑的功能和发育变化，导致情感调节系统紊乱，使得物质成瘾发生的风险提高。

当人际出现问题时，需要出现其他强烈的依恋纽带和关系，否则情感调节就会出现紊乱。若不能有效进行情感调节，就会呈现出很多症状，如抑郁、焦虑、失眠、躯体疾病、孤独，这些症状反过来又促进了成瘾行为的发生。这是因为，支持性和依附性的关系，可以激活与安全和抚慰相关的情感系统，使我们感到世界更安全，而被孤立代表着一种不安全的情况，并且很可能激活与威胁相关的情感系统。因此，Roth于2004年提出成瘾本质上是一种疏离的疾病。当个体建立和维持关系的能力受损时，保持人际连接的需要无法得到满足，内心的空虚感极大地威胁到了个体，对于化学物质的依赖就成为了人际关系的替代，同时这种依赖又对人际关系产生了阻碍。因此，成瘾既是依恋关系不足的一个结果，又是破坏人际关系的原因。

总之，物质滥用是个体发展健康依恋关系的能力受损而导致的一种自我破坏的解决方案或一个结果。早期依恋损伤导致情感调节系统紊乱，提升成瘾易感性，如果加上基因和生物的脆弱性，就可能会导致物质成瘾。长期的物质成瘾行为会导致大脑受损，使毒瘾难以戒断且容易复发。因此，成瘾个体如果不能发展出健康的、相互满意的人际关系，他们将永远容易复发和成瘾。帮助物质成瘾者发展出可持续保持的人际关系，将有助于其康复和回归社会。

第二节　物质成瘾者心理特点及复吸干预要点

一、物质成瘾者心理行为特征

物质成瘾者之所以成瘾，是受到早年经历及心理创伤的影响，成瘾后又会面临很多社会心理问题，出现诸如情绪、行为和性格等方面的问题，除深受疾病本身及不良后果的影响外，同时备受病耻感的困扰。物质成瘾者病耻感是指成瘾者因非法物质使用所致的自我羞耻感，以及感受到社会公众对他们所采取的歧视和排斥态度。物质成瘾者常面对严重的病耻感体验，这种体验会持续影响患者日常生活和身心健康。成瘾者通常有很多心理困扰，这些心理困扰会影响吸毒者的心理行为，进而影响其戒断以及回归社会。

1. 情绪特点　情绪波动：物质成瘾者由于情绪不稳定，吸毒往往是逃避和发泄情绪的常用方式。在情绪波动时，容易受外界诱惑而吸毒，吸毒之后，会感受到空虚、无聊、有压力、心烦意乱、狂躁、恐惧和愧疚等多种情绪，尤其是在其戒断反应期间情绪波动比较频繁，进而又容易复吸。

焦虑情绪：物质成瘾者的焦虑情绪很复杂，很多人是因为焦虑情绪而开始吸毒的，而吸毒之后，又会持续地感到焦虑，没有现实依据地预感到灾难、威胁、大祸临头，导致神经功能紊乱。很多吸毒者会因强烈的焦虑情绪，出现明显的主观痛苦或社会功能受损。

抑郁情绪：长期吸食毒品的物质成瘾者，其大脑神经系统会受损，导致认知、思维、情感反应和交流等功能下降，呈现出抑郁的表现。另外，物质成瘾者吸食毒品后，容易感知到社会排斥与标签化，进而敏感多疑、人际关系紧张，久而久之导致社会退缩、动力下降等抑郁表现。

孤独感：物质成瘾者吸毒后，会感受到懊悔、愧疚，感受到亲人的痛苦和朋友的疏远，所有这些会令物质成瘾者社交退缩，交友范围进一步缩小。再加上社会的歧视、亲友的逐渐冷落等因素，内心会出现孤寂、自卑及被孤立感，又使得物质成瘾者难以融入周边的环境，缺乏正常的朋友圈。因此，不少物质成瘾者只能在毒友圈才能得到认同，这就形成恶性循环，使得复吸很难避免。

羞耻感：物质成瘾者很容易产生严重的羞耻感。这种羞耻感来源于很多方面。一方面来源于自我信念，认为“自己搞砸了自己的生活”“自己毁了自己的家庭”，以及“与世界格格不入”等；另一方面来源于社会公众的态度，虽然大量证据显示物质成瘾是一种脑部疾病，但物质成瘾者会比其他精神科疾病患者遭受更多的排斥与歧视；从而产生更多的羞耻感。物质成瘾者因为这些羞耻感而容易拒绝援助、抗拒求助，甚至放弃自救，结果又会使用毒品缓解来应对随之而来的负性情绪，最终导致成瘾或复吸。

2．心理特点　心理依赖：物质成瘾本身就是对物质的一种依赖。物质成瘾者通过吸毒达到一种“满足感”，用吸毒的方式平定情绪、消除烦恼和逃避现实。由于这种满足感极为强烈，难以忘怀，因此心理上对毒品有强烈的渴求感，就成为心理成瘾，即心理依赖。在戒毒过程中，从生理上控制毒品摄入时，心理上也能获得某种程度的恢复，但在一些特定的因素下仍会唤起他们“满足感”的记忆。当渴求感很强烈时，很多人就选择中断治疗去重新吸毒。这就造成很多戒毒治疗半途而废。

意志薄弱：俗话说“一日吸毒，终生戒毒”。这句话虽有夸大成分，但足以说明物质成瘾者与毒品斗争时的艰难。绝大多数吸毒者最初都信心满满，认为自己可以控制自己吸毒的行为，想戒的时候随时可以戒掉，但后来发现戒断是一件很困难的事情。随着戒毒时间的延长，发瘾程度的加重，决心和信心逐渐下降。在戒断 - 复吸的往复过程中，成瘾者的意志力被消磨殆尽，缺乏抗挫折的素质与能力，以至于生活中遇到一点挫折就感到问题十分严重，认为自己处于无能为力的状态，也为复吸找到了借口。

3．人格改变　长期吸食毒品会让吸毒者在心理上、行为上发生明显不同于常人的变化。研究表明，吸毒者都有不同程度的人格缺陷，会表现得感情淡薄、自卑，甚至是反社会倾向，在思维方面也较为偏执多疑或自我封闭。有些人如不及时治疗，会出现幻视幻觉、被害妄想、脾气暴躁、暴力倾向、暴力行为或感觉器官失常等问题。戒毒治疗不仅是解除痛苦的体瘾，更是要重塑其扭曲的人格。只有戒毒者的心理和人格上恢复正常，才有可能在戒毒后主动抵制毒品的诱惑，减少复吸的概率。

4．适应问题　不仅物质成瘾者通常会面临社会适应的问题，经历过强制戒毒经历的成瘾者也都要面对两个重大的适应问题。第一个是对于戒毒所环境的适应问题，第二个是强戒结束后重新回归社会生活的适应问题。当物质成瘾者出现拒绝接受社区戒毒，或在社区戒毒期间吸食、注射毒品的，或者严重违反社区戒毒协议的情况时，就需要接受强制隔离戒毒。强制隔离戒毒一般持续 2 年。

物质成瘾者在初次进入戒毒所时需要尽快培养新的生活习惯、建立新的同伴关系和对戒毒民警的信任，这就像是适应一个新的社会。戒毒过程中，既需要强大意志力来克服躯体上的戒断症状，如全身乏力、关节酸痛、心悸和四肢不适等，又要在心理上应对各种戒断症状，如对成瘾物质的心理渴求、失眠和焦虑等。在完成戒毒、回归社会的阶段，个体又要尽快适应新的生活环境。由于吸毒者通常会存在自卑心理，又常面临亲朋好友疏而远之的境地，在开启新生活方面常面临巨大的挑战，会让戒毒人员感受到孤独和无助。因此，需要有效的帮助以适应新的生活、建立新的交际圈，以便能够重新回归社会。

二、物质成瘾者复吸心理干预内容

根据我国《戒毒条例》第 29 条规定："强制隔离戒毒场所应当配备设施设备及必要的管理人员，依法为强制隔离戒毒者提供科学规范的戒毒治疗、心理治疗、身体康复训练和卫生、道德、法制教育，开展职业技能培训。"此条例明确指出心理治疗对戒毒的重要性，然而在国内，多数机构只着重于药物治疗的戒毒部分，较缺乏后续以心理康复为主的干预工作。即便有些戒毒所提供心理相关的治疗，但治疗方式比较零碎，不具系统性，加上戒毒者在离开戒毒所后得不到相关的后续支持资源，使得复吸概率较高。因此，有必要开发戒毒相关的心理康复干预方案和开展系统的心理康复工作，以达到长期康复的目的。

复吸一直是戒毒过程中的难题。不少人甚至会在戒毒很长一段时间后复吸。因此，了解导致复吸的心理机制，有助于针对性地对复吸进行预防性干预。目前，关于复吸的心理影响机制主要有以下几种。

1．自我效能感 是个人对于自己在某场景下是否有自信做到某事的预期。在戒毒情境下，自我效能感主要是指戒毒人员对于自己在某些特定情况下能否坚持不吸毒的自信程度。自我效能感能很好地预测戒毒人员的复吸概率，那些越相信自己在不同的情况下都不会再碰毒品的人，越能够保持戒毒的成果。

2．后果预期 如果戒毒人员预期自己吸一次毒的后果是负面的，如可能让自己之前的戒毒努力毁于一旦，并且给自己的身体、人际关系带来极大的负面影响，戒毒人员心中的天平自然会往"忍住不吸"的方向倾斜。但是，如果戒毒人员预期再吸一次毒会给自己带来好处，如"可以让自己不那么难受""不会让自己的未来更糟糕"或"不吸毒会让我失去这些朋友"，戒毒人员就会更倾向于"再吸一次"，甚至再吸几次。

3．戒毒动机 戒毒人员在戒毒过程中会出现摇摆不定的情况，即一方面知道戒毒有诸多好处，但另一方面，又认为吸毒可以避免诸多痛苦。这样就造成有的戒毒人员的改变动机不十分强。另外，戒毒人员的戒毒自我效能感也会影响戒毒动机的强弱。戒毒人员可能会表示"我想要戒毒，但是我觉得我戒不了"，进而削弱改变动机。

4．对毒品产生渴望时的处理方式 对毒品产生渴望并不意味着戒毒人员一定会吸毒。更重要的影响因素是戒毒人员是怎样解读、面对和处理这种渴望：我能否再忍受一会儿这种渴望？做其他的什么事情可以让我的注意力从"想吸毒"这样的想法中转移走？从想要吸毒到复吸行为之间，对这种渴望的应对方式决定了戒毒人员是否会复吸。

5．应对行为 戒毒人员通常会在戒毒后遇到很多困难，社会生活中的压力、诱惑等因素都可能会增加复吸率。对于很多生活中的问题需要重新寻找解决的方式。例如，再次感觉到生活陷入了低谷时，是否还要通过吸食毒品让自己情绪高涨？当以往的毒友邀请，自己要如何拒绝？当自己很想要再吸一次的时候，怎样可以让自己停下来？当无法控制地再吸一次之后，做些什么可以让自己不陷入规律的、持续的吸毒状态？如果戒毒人员已经对戒毒后生活中的困难有预期，并且做好了相关准备，学习了应对方法，他们就可以有效应对上述的种种状况，从而减少复吸发生的可能性。

6．情绪状态 戒毒人员在有负面情绪时更可能再次使用毒品，因为他们会预期自己吸食毒品后，情绪会好一点。因此要让戒毒人员了解，虽然吸毒在更多情况下是为了消除痛苦的感受，而非追求愉悦的感受，但是这种方式并不能真正地缓解痛苦，应当对自己的负性情绪保持觉察，并且学习用健康的宣泄方式来应对负性情绪。

7．社会支持 当戒毒人员周围有家人给予正向的支持和鼓励，同时感受到正常的友谊关系和人际支持时，会明显增强其戒毒的信心，也会更容易戒除毒品。相反，如果戒毒人员感受不到足够的支持，想法只受到家人与朋友的贬低、排斥和孤立时，则复吸的可能性会增大。

三、复吸的预防干预要点

综合分析影响复吸的心理因素，可以看出，提升戒毒者在毒品情境的应对能力，是复吸干预的重点，这包括提升戒毒者自我效能感、耐受负性情绪的能力和耐受社会拒绝等情境的能力等。

Marlatt 及其同事于 1985 年首先开发了复吸预防（relapse prevention，RP）项目，以期减少毒品的复吸率。RP 项目是基于社会学习理论，使用认知行为方法对戒毒人员进行干预的项目。图 9-2 为 Marlatt 提出的该项目的认知行为模型。这意味着增强戒毒人员在吸毒高风险情境下的应对能力，有助于减少复吸的可能性。

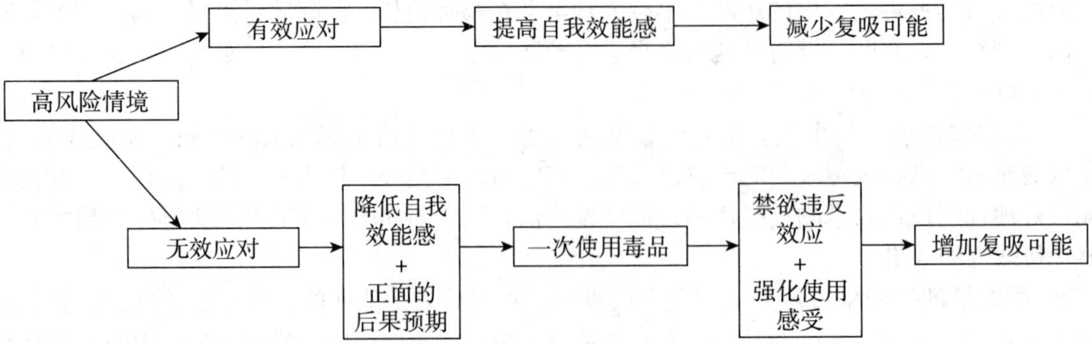

图 9–2　复吸预防项目认知行为模型

（修改自：Witkiewitz& Marlatt，2004；翻译：邹筱雯）

上海市某一强制戒毒所亦尝试使用了此干预项目，并且针对中国国情做出相应调整，例如，在讨论议题方面添加对强制戒毒所生活的适应。结果发现，参与了此项目的戒毒人员中复吸的比例显著更低，3 个月后保持未复吸的比例由 16.7% 提升至 37.2%。然而，尽管接受复发预防干预的戒毒人员比普通强制戒毒的人员更容易被雇佣，有更好的健康状况、较少的法律纠纷和毒品使用率，但是在家庭和社会困难方面并没有显著的改善。这提示我们需要更关注戒毒人员遭受的来自家庭以及回归社会过程中的困难。

有研究者尝试将正念的元素添加至复吸预防项目中。正念练习可以帮助练习者更好地活在当下，而不是被以往的痛苦和以后的迷茫所困扰；正念练习也帮助练习者更能耐受当下的痛苦、体会自我的存在。这对于戒毒人员而言，似乎能够提高可忍受的痛苦感受的阈值，让戒毒人员感到“当下的痛苦仍然可以忍耐，我不需要通过吸毒来减少痛苦”。添加正念元素的 RP 项目即为正念基础的复吸预防（mindfulness-based relapse prevention，MBRP）项目。

第三节　物质成瘾者团体心理治疗

由于团体可以提供空间帮助戒毒人员重新建立新的关系，有机会修复依恋创伤，重建对关系的信任，从而降低复吸率，因而团体治疗被认为是经济、有效的治疗手段。团体治疗应用在成瘾治疗领域已经有 70 多年的历史了，例如物质成瘾咨询团体、人际团体心理治疗、表达性艺术治疗等。成功的成瘾治疗有以下几个特点：治疗时间越长，治疗越好，效果越好；成瘾过程中干预越早，效果越好。而个体越早开始使用物质、治疗之前使用物质的时间越久，效果越差。

一、物质成瘾者团体心理治疗的跨理论模型

1983 年，Prochaska 和 Diclemente 提出跨理论模型（the trans-theoretical model，TTM），最早应用于戒烟活动中，后来在物质成瘾行为的戒除干预中成为重要的理论依据。跨理论模型提出，个体的行为变化是动态循环的阶段性变化过程。它描述了人们改变一个既往不良行为和获得一个新的积极行为的过程。

跨理论模型的框架结构包括改变阶段、决策平衡、自我效能和改变过程。改变阶段描述了行为改变的不同阶段变化；改变过程分为认知过程（经验过程）与行为过程，针对每个改变阶段，其改变过程各不相同；决策平衡包括个体对变化产生的正面和负面作用的感知；而自我效能则是个体对自己能够成功地完成改变、达到预期结果的信心。跨理论模型的核心在于改变阶段，Diclemente 等人发现，人们想要改变的时候，他所经历的阶段是相似的。冰冻三尺，非一日之寒，改变不是跳跃的，是逐渐发生的，它具有一定的连续性。

跨理论模型将人的行为改变分为五个阶段：前意向阶段、意向阶段、准备阶段、行动阶段和维持阶段。前意向阶段主要是指还没有计划进行改变，如物质成瘾者在没打算戒除成瘾行为的时候，就是前意向阶段；意向阶段是指开始有改变的想法，如成瘾者在家人劝说或某些情境下想到可以尝试一下戒瘾行为，这时候就进入意向阶段；准备阶段主要是指开始为改变采取一些行动，如成瘾者开始查找资料、寻找可以戒瘾的机构或向成功人士索取经验时，就进入准备阶段；行动阶段是指发生了实质性的改变行为，如成瘾者开始实质性地采取戒烟、戒酒或戒毒等行为时，就进入行动阶段；维持阶段是指保持了改变后的行为模式，如成瘾者一直维持不再吸烟、酗酒或吸食毒品等状态时，就是维持阶段。通常在成瘾行为干预时，需要了解当事人目前处于哪个阶段，才能有针对性地制订干预计划，保障干预的有效性。

二、物质成瘾者团体带领者要求

物质成瘾团体的带领者可以是社会工作者、心理学家、精神科医生或有执照 / 经过认证的药物滥用咨询师。在药物成瘾治疗团体中，领导者的主要目标是帮助团体成员了解物质使用与思想 / 感觉之间的联系，帮助解决冲突，提高组员改变的积极性和培养其应对技能。

为确保团体有效，带领者应具备以下基本素质：①自我和谐、保持一致，具有提供安全、支持性环境以促进戒除行为的能力；②强烈的自我觉察能力，以能管理团体成员的症状，并能够处理团体对其自身的负面影响；③积极倾听并使小组成员感到被倾听的能力；④使用同理心，理解成员正在经历什么的能力；⑤具备自信的态度和具备专门知识的能力，能够为成员树立榜样；⑥具备创造力和灵活性，以应对意外的、计划外的情况；⑦在具有挑战性的情况出现时，保持强烈的道德感；⑧具有可信赖性，可以促进成员的开放态度；⑨在适当的时候使用幽默来平衡团体中困难时刻的能力。

三、物质成瘾者自助团体

由于没有专业的心理工作者作为团体带领者，自助团体严格意义上不被视为团体治疗，但对物质成瘾者来说是一种效果良好的干预形式。对于吸毒者来说，匿名戒麻醉品者协会（narcotics anonymous，NA）为人们的康复发挥了重大作用。NA 起源于嗜酒者互诫协会 / 匿名戒酒者协会（alcoholics anonymous，AA），是由吸毒成瘾、感到极大困扰的人们所组成的非盈利性团体。团体成员是在康复中的成瘾者，通过定期聚会的方式互相帮助以保持戒毒行为。

NA 最早在 1953 年成立于美国，现在已经有多个国家的上千个 NA 组织帮助成瘾者脱毒康复。加入 NA 不需要特殊的条件，唯一要求就是要有停止使用毒品的意愿。匿名戒毒会没有固定的专业团体领导者，而是成员共同组织和维系的团体，主要通过 12 个步骤的干预，让成瘾者从

认知、信仰、行为等层面一步步实施康复，干预形式包括团体聚会和电话联系等多种形式。人们在见面的过程中彼此分享康复方式。非毒品成瘾者可以通过参加开放会议了解 NA。NA 是一个非专业团体，但是 NA 的经验体现了成瘾者之间的相互帮助，其治疗价值是非常巨大的。

四、物质成瘾者心理教育团体

心理教育团体是一种特殊类型的团体，专注于教育成员了解他们的疾病和应对方式。心理教育团体通常基于认知行为疗法（cognitive behavioral therapy，CBT）的原则，由胜任的治疗师根据既定的目标来引导讨论和指导成员。心理教育团体不强调发展成员之间的关系，而是聚焦于通过信息分享和发展健康的应对策略来提供教育，通常关注成员的心理健康状况，帮助成员了解潜在的触发点，学习如何发展健康的应对机制，以及如何避免未来的风险。药物成瘾心理教育团体的重点是提供有关物质使用、心理健康、相关行为以及这些行为的后果等一般主题的教育和信息。通过心理教育团体，成员能够认识到物质滥用对自己身心健康的影响，了解自己病情的严重程度和康复的障碍，以及如果想过上无毒的生活所需要的技能，如放松技术、冥想技术、健康饮食习惯和愤怒管理技能等。

1．吸戒毒者“误区教育团体” 认知行为疗法是一种广泛使用的循证疗法，其基本假设是改变对事物的认知可以调节情绪及其相应的行为。为了改变这些成瘾性行为，个人必须努力改变引发物质使用的想法和信念。可能导致持续使用物质的想法的一个例子是“我是一个坏人，我不配清醒”。通过改变破坏性的想法和信念，个人可以尝试康复性的想法和行为改变。

为了实现这些改变，CBT 心理教育团体可以帮助组员识别其歪曲信念和有问题的行为；教导和鼓励成员使用新的思维和行为模式；并提供预防复发的培训。

吸毒者往往对毒品以及戒毒存在很多认识上的误区，这些误区会导致戒毒时出现多次复吸，因此开展对吸戒毒者的“误区教育团体”，有助于他们改变认知，正确对待戒毒行为，并有效防止复吸。常见的认识误区有以下几种类型。

（1）过高估计自己的控制能力。有的吸毒者认为自己能力强，自控力好，别人吸毒上瘾是因为他们意志薄弱，自己没事，最终导致自己无法摆脱毒品。更有甚者，知道自己有问题，但却不愿承认，否认自己的问题，因此，戒毒不成功在所难免。

（2）对所要面临的困难思想准备不足。绝大多数吸毒者都想戒毒，甚至对天发誓，但由于对戒毒的艰难性没有充分的思想准备，也对自己的控制力认识不足，随着戒毒时间的延长、戒断症状的出现，决心、信心逐渐下降，甚至陷入无力感而难以自救。

（3）自欺欺人。不少吸毒者，成功戒毒一段时间，就逐渐放松警惕，对自己的行为缺乏有效的控制，看起来做了无关的决定，但是却使自己处在复吸的高危情境中，如“我就去酒吧喝一杯饮料，绝不会碰毒品”，结果进入酒吧遇到毒友后功亏一篑，导致戒毒失败。

（4）期望过高。有的吸毒者认为，只有一次性戒毒成功而且永不复发才算是成功戒毒，因此无法耐受戒毒复发的现实，从而放弃戒除毒品的行为。事实上，复发是吸毒行为的特征之一，复发不代表没有希望完全戒毒。随着复发的次数增加，戒毒者会逐渐知道戒毒是怎么回事，慢慢学会应付戒毒中的各种困难，只要有决心、自控力，还是有希望把毒瘾戒掉的。

2．应对技能教育团体 由于吸毒者存在很多情绪、情感和人格等心理问题，如果不能很好地应对这些心理问题，就很容易形成恶性循环，导致戒毒困难。研究者开发了针对性的应对技能教育团体，教会成员一些应对情绪、人际关系问题的基本技能以及相关的防复吸技巧，将有助于有效戒毒，并预防复吸的发生。

（1）正念减压团体：旨在通过结构化的团体方案，以正念减压为主题开展的心理教育团体。主要环节有：介绍团体，成员自我介绍，辨认个人危险因素，辨认常见的复吸前置信号，以及正式的与非正式的冥想练习等。该团体有利于提高团体成员对情绪和认知体验的觉察和对负性情绪的接纳，增加他们日常生活中面对复吸易发情境的辨识能力，教授一些技巧来应对复吸渴求感的出现，如通过正念的练习观察自己的渴求感，而不做行为反应。正念减压团体可以提升成员对压力情境的应对能力，减少自动化的寻求毒品行为。

（2）情绪支持陪伴团体：该团体也是通过结构化的团体方案，帮助成员在寻求情绪支持和陪伴方面获得一些知识和技能，以发展他们调节情绪和建立人际关系的能力。该团体主要的工作流程有介绍团体、成员自我介绍、叙述、积极关注、反馈和结束等环节。该团体通过网络或现场提供成员之间的互动空间，帮助成员觉察情绪，进而接纳情绪，发现内在和外在资源，找到力量保持操守，从而戒断毒瘾。

（3）正念基础的预防复吸团体：该团体旨在通过正念练习提高团体成员对复吸高风险情境的辨识，并提高他们对此的应对能力。正念意味着此时此刻非评判的觉察。持续的正念练习有助于提升对当下情境、身体、情绪变化的感知能力；同时，正念练习强调的“非评判”也有助于提升对情绪的接纳，减少对不悦体验的排斥。在该团体中，成员将通过正念练习增加日常生活中面对复吸易发情境的辨识，增加对回避痛苦、无聊等负性情绪的觉察，从而在复吸渴望出现时按下“暂停键”以打断原有的寻找毒品的反应模式，进而提升对复吸情境的应对能力及自我效能感。

3．认识自我教育团体　自我认识相关的主要教育团体如下。

（1）生命意义团体：意义疗法创始人弗兰克尔（V. E. Frankl，1905—1997）指出，人们可以通过三种途径获得生命意义，分别是创造价值（工作）、爱以及承受苦难的勇气。在此基础上的生命意义团体通过结构化的团体方案，帮助成员通过创造价值、感受爱以及重新认识痛苦的含义，从而构建新的生命意义，摆脱精神空虚。团体的主要内容包括认识生命意义、空虚与吸毒的关系、伤痛与成长、创造与实现自我等方面的介绍与讨论。通过团体活动帮助小组成员明确人生目标，减少物质沉迷，发展出更具独特性与社会性的生命意义，提升个人的人生与生命的价值。

（2）绘画团体：作为艺术治疗的一种方法，绘画的方式可以帮助个体在绘画创作过程中，表达内心的情绪和情感，在创作中梳理和疗愈自己。由于绘画疗法简单易行，可操作性好，比较适用于不善语言表达的个体。绘画心理团体的操作流程主要包括建立互信关系、绘画艺术活动、分享与对话、评估与改变。绘画内容可以有不同的主题，如针对团体建设，可以有团体共同画、接龙画等；针对自我探索，可以有自画像、房树人、家庭图等；针对自我的价值探索，可有过去、现在和未来的自我绘画等练习活动。成员通过自我投射性的绘画练习，可以促进其对自我现状的反思，并激发想改变的动机。

五、物质成瘾者心理咨询与治疗团体

心理咨询和治疗团体虽然有不同的干预理论和方法，但它们的共同点是创造一个安全、支持和有凝聚力的空间来解决个人、关系和社会问题。在针对物质成瘾者的心理咨询与治疗团体中，最常见的是认知行为治疗团体。有研究者开发了针对女性的物质成瘾认知行为康复团体。在长达12周、每周会面90分钟的团体中，主要通过认知行为的相关技术，帮助团体成员了解和讨论毒品对女性健康的损害、女性的关系与修复、羞耻感与内疚等12个主题。结果显示，该团体在6个月的回访时，在减少成瘾性行为方面表现出了显著的改善。

1．人际取向的咨询团体　从依恋关系的角度来说，成瘾行为常是个体无法建立令人满意的关系的一种结果和一种补偿。因此物质成瘾患者要达成戒除，就必须首先脱离这种用对物质的依赖关系来替代人际间依恋关系的行为模型，只有能够发展出健康的人际关系，建立情绪调节的良好模式，才有可能获得成功的治疗。

人际取向团体强调建立一种安全和有凝聚力的、抱持性的团体氛围，通过人际反馈、支持、认同与依恋等核心概念的讨论与练习，促进成员建立人际信任、发展人际关系的能力。尤其是当成员出现复发、阻抗或不合作等行为时，人际取向团体能够通过动机访谈和有弹性的活动设置帮助成员度过人际困难，有利于发展治疗联盟，并减少团体治疗的脱落率。有研究显示，在戒毒康复人员中应用人际取向团体取得了较好的效果。在人际取向团体中，带领者主要处理的内容有：每个成员在团体中与他人自由互动的感受和状况，成员之间的交互方式，自己与他人、领导者互动过程中的自我觉察等。同时也会讨论情感发展和童年问题与自己的人际关系问题之间的联系，帮助他们识别并且理解自己在互动中出现的问题，最终使他们改变那些不良的人际交往模式，缓解和减轻心理症状，从而增强戒除毒瘾的信心和勇气。

人际取向团体对团体带领者的要求比较高，需要团体带领者了解团体动力，了解团体成员的问题与成长经历、个人防御机制以及应对方式之间的关系，并能够运用此时此地的技术激活团体成员既往的经历、再现认知风格及应对方式，从而促使团体成员在团体中重新体验，尝试采用新的应对方式、情感调节的技能等。

2．接纳与承诺疗法（acceptance and commitment therapy，ACT）团体　是认知行为疗法的新一代疗法，主要通过正念、接纳、认知解离、以己为景、明确价值和承诺行动六个方面的调节技术，促进来访者的心理灵活性，并且澄清和投入对自我来说有价值和有意义的生活。ACT 团体在用于物质成瘾者时，以体验和参与的形式，通过促进自我接纳、认知解离的隐喻练习、观察和识别情绪、价值探索与行动计划等活动，帮助参与者学会以一种不会妨碍康复的方式来应对他们的羞耻感、自我妨碍的想法、无意义感，以及由此而带来的内心痛苦和自我伤害性的行为。参与者被鼓励去发现他们的人生目标和价值，并将预期目标的实现与价值联系起来。Luoma 等人于 2015 年发现，ACT 可以降低羞耻体验，效果能够持续 4 个月左右，并且在 4 个月后的追踪时，相比于接受常规治疗的群体，接受 ACT 的群体能够更少地使用去氧麻黄碱（甲基苯丙胺）和大麻等物质，同时，ACT 能够改善成员的抑郁水平和心理灵活性。

综合思考题

1．物质成瘾团体的主要目标是什么？

2．物质成瘾团体心理干预的主要理论模型有哪些？

3．影响物质成瘾团体疗效的主要因素有哪些？

4．如何设计物质成瘾者心理教育团体？

5．物质成瘾者心理治疗团体的领导者需要掌握哪些核心技术？

（鲁小华）

第十章

进食障碍患者心理康复团体

◎ 学习目标

基本目标

1．能列举进食障碍患者主要心理行为特征。

2．能概括进食障碍患者认知行为治疗团体的基本设置。

发展目标

1．能设计进食障碍患者团体干预方案。

2．能针对进食障碍人群运用认知行为治疗团体基本技术。

第一节　进食障碍患者的心理行为特征和团体干预模式

一、进食障碍患者的心理行为特征

（一）进食障碍的分类及临床表现

进食障碍（eating disorder，ED）是指一组以进食行为异常为主的精神障碍，表现为对食物、体重和体型的异常情绪、态度和行为的综合征。根据美国《精神障碍诊断与统计手册（第 5 版）》（DSM-5，2013）的诊断标准，ED 主要包含三类障碍：神经性厌食症（anorexia nervosa，AN）、神经性贪食症（bulimia nervosa，BN）以及暴食障碍（binge-eating disorder，BED）。

神经性厌食症（AN）是一组以持续地限制能量摄入、阻碍体重增加和对自我体重或体型感知紊乱为特征，并伴随显著低体重和各项生理功能出现障碍的综合征。DSM-5 将神经性厌食症分为限制型和暴食 / 清除型两个亚型。限制型亚型患者的核心症状主要为通过持续、过度的节食、进食或者过度锻炼而保持显著的低体重；以及对自己体重或体型持有错误的自我评价，导致患者在显著低体重的情况下仍对增重怀有恐惧。暴食 / 清除型亚型的患者还会表现出反复的暴食行为或清除行为（如自我催吐，滥用泻药、利尿剂或灌肠等）。

神经性贪食症（BN）以反复暴饮暴食为特征，表现为在一段时间段内摄入大量食物而无法停止，并在进食后反复出现自我催吐等不适当的代偿行为以防止体重增加。

暴食障碍（BED）也表现为难以控制的、反复发作的暴食行为，但是没有神经性贪食症的催吐等代偿行为，其主要表现是一段时间内摄入的食物量远高于常规进食量，平均每周至少发生一次，持续 3 个月并伴有明显的不适感，如快速进食直至出现不舒服的饱腹感、无饥饿感仍摄入大量食物、因担心尴尬而独自进食，以及进食后出现自我厌恶、抑郁或内疚等。

进食障碍好发于青少年及年轻女性群体，其中神经性厌食症和贪食症的男女患病比例约为 1∶11，暴食障碍的男女患病比例约为 2∶3。神经性厌食症高发年龄段是 15 ～ 19 岁，目前已是青春期女性最常见的慢性疾病之一。厌食症患者常伴有生理和心理共病，可因严重营养不良造成死亡，死亡率高达 5% ～ 20%。

（二）进食障碍的自评工具

进食障碍的自评量表主要有自评版进食障碍检测问卷（EDE-Q）、进食障碍调查表（EDI）、暴食量表（BES）和情绪饮食量表（EES）。其中，EDE-Q 主要测量进食失调行为和态度。EDI 主要对个体的认知行为、心理、厌食或贪食行为进行多方面评定。BES 通过食物记录反映暴饮暴食的严重程度。EES 主要评估为应对某些负性情绪而出现进食障碍的情况，由愤怒 / 挫折、焦虑和抑郁三个分量表组成，中文版 EES 具有良好的效度。

（三）进食障碍的病因学模型

1．生理 - 心理 - 社会模型　该模型认为进食障碍受生理、心理和社会等多种因素的影响。从生理学病因来说，遗传学和生物化学因素通常与进食障碍的发病相关。关于家系、双生子和寄养家庭等研究显示，厌食症的发生风险受一定的遗传因素影响；生物化学研究也显示，中枢神经递质如 5- 羟色胺（5-HT）、去甲肾上腺素及神经肽 Y 等生物递质与厌食行为有关；另有部分研究显示，厌食症患者的大脑结构和功能与健康人存在差异。从心理学病因来说，完美主义、神经质等人格特质和一些应激因素都与厌食症有显著的相关。有些患者存在青春期、性成熟或肥胖方面的恐惧情绪也与厌食行为有关。从社会学病因来说，倡导消瘦的广告文化和过度保护等不健康的家庭环境因素也能够增加个体的发病风险。

2．针对神经性厌食症的认知 - 人际维持模型　认知 - 人际维持模型认为，维持神经性厌食症状的心理因素主要有认知因素、社会 - 情感因素和人际因素。此外，个体还存在一些特质性的易感因素，如亲密关系背景下的强迫特征和焦虑回避，这些特质与进食障碍症状相互作用，会引发一系列人际关系方面的问题，进而维持进食障碍的病理性行为。在此理论的基础上，Schmidt 于 2015 年发展出了成人神经性厌食的 MANTRA 治疗模型，该疗法重点干预认知 - 人际模型中的四个主要维持因素，包括：①以僵化、聚焦细节以及怕犯错误为特征的思维方式；②回避情绪加工和人际关系的行为方式；③持有“厌食有益”等非理性信念；④亲属对患者厌食行为的异常反应，如过度情绪表达等。

3．针对神经性贪食症的认知行为模型　针对该障碍的认知行为模型主要关注的是维持神经性贪食症（BN）症状的认知、行为因素及其互动机制。早期模型认为，维持症状的核心是个体在自我价值方面存在功能不良的评价系统，即其自我价值的高低几乎完全取决于自己的进食习惯、身材、体重以及自己对上述三方面的控制程度，继而产生了一系列功能不良的态度与行为。在早期模型的基础上，Fairburn、Cooper 和 Shafran 于 2003 年提出了一个新的认知行为理论来解释 BN 的维持机制，认为还存在四个额外的潜在维持机制，分别是严重的完美主义倾向、无条件且普遍存在的低自尊、难以应对强烈的情绪状态以及存在人际困难。作者还认为，并非所有的患者都会展现出上述四个额外的维持因素，但一些对传统认知行为疗法（CBT）效果不佳的患者往往会具有一个或多个额外的症状维持因素。

4．针对暴食症的情感调节模型和解释模型　早期的研究者认为，暴食行为是个体对于体重或体型的过度担心，以及随之产生的饮食克制所引起的躯体反应。后来的研究者发现，患者在暴食之前通常也存在较强的负性情绪，因此认为，暴食行为可能是由情绪驱动的，并据此提出情感调节模型。该模型认为，个体在经历负性情绪时会有暴食行为，是因为暴食能够暂时缓解负性情绪，但暴食最终并不能减少或替代负性情绪，只是作为一种行为反应来掩盖其他问题；此外，个体会给自己设定无法达到的高标准和期望，因此通过暴食行为来逃避期望落空后伴随的过低的自我觉察和负性情绪。解释模型则在考虑上述因素的基础上，把易感因素和特定扳机点都纳入解释的框架中。易感因素主要包括整体上对于生活和自我不满意、家庭功能不良或存在分裂的人格特质、存在情绪管理困难或人际困难等；特定扳机点主要包括在节食过程中引发的对食物的渴望，出现逃避消极情绪的愿望等特定的感受、想法、时间或地点等。

（四）进食障碍的治疗

进食障碍的治疗往往涉及多学科综合干预，总体治疗目标是恢复标准体重、优化摄食行为和减少精神症状。治疗方法主要包括药物治疗、营养疗法、心理治疗以及多种方法相结合的综合预防与健康教育等。

1．药物治疗　多类精神药物可用于进食障碍的治疗，尤其是用来缓解神经性厌食症的患者的部分症状。如抗抑郁药可针对患者 5- 羟色胺受体功能异常而治疗重度神经性厌食症；抗精神病药可通过减轻神经性厌食症患者奖赏通路的过度兴奋来促进摄食、增加饥饿感，以增加体重；抗组胺药具有刺激食欲和增加体重的作用；此外，锂盐也被发现有增加神经性厌食症患者体重的作用。不过，目前还没有专门针对神经性厌食症的特定临床药物。

2．营养疗法　目标是通过再摄食增加体重，以治疗患者严重营养不良的状况。营养疗法是治疗神经性厌食症的首要疗法，肠内营养、鼻饲以及静脉营养等方式都具有明显增加体重的效果。

3．心理治疗　进食障碍最常用的心理治疗方法是认知行为疗法（CBT），该疗法的基本观点是，认知过程是外界刺激影响个体情绪与行为的中介因素，因此需要在矫正不良认知的基础上对情绪和行为进行调节，以达到治疗目的。而随着人工智能技术的发展，虚拟现实暴露疗法（VR疗法）也被用于进食障碍的治疗，该疗法主要运用人机互动的手段，让患者沉浸于模拟的真实场景，患者能够看到或感受到类似真实的刺激物，如特定食物，同时进行练习以增强患者对食物刺激的耐受力，进而消退对食物的渴求感和焦虑反应。研究显示，VR疗法对于神经性厌食症、暴食症和贪食症都有较好的疗效。除个体心理治疗外，团体心理治疗也被广泛应用于进食障碍患者群体。

4．社会预防和健康教育　由于进食障碍好发于青少年阶段，且该障碍的形成和发展通常受到社会文化因素的影响，因此以预防为主的心理教育项目也不失为一种重要的干预手段，而这类干预往往需要学校和社区的参与。例如，有研究者曾在社区开展体像相关的心身健康教育项目，该项目以小学五、六年级女生为干预对象，以社会认知理论为基础，介绍身体发育特点、辨析媒体与自我形象的关系和发展自尊等健康教育内容，并通过相关活动来调整负性体像。结果显示，经过系统的心身健康教育，这些青少年在心身知识和体像态度等方面都有一定的改善。

二、进食障碍患者的团体治疗

根据治疗理论流派的不同，针对进食障碍患者团体的心理治疗主要有经典认知行为疗法、情绪聚焦疗法和团体动力性人际疗法等。近年来，以认知行为治疗理论为基本框架的其他疗法，如辩证行为疗法（dialectical behavior therapy，DBT）、接纳与承诺疗法（acceptance and commitment therapy，ACT），也被用于进食障碍患者团体。

（一）认知行为疗法团体治疗

认知行为疗法（CBT）是目前针对进食障碍最常用且获得实证支持相对充分的心理治疗方

法。从现有的临床证据来看，针对进食障碍的认知行为团体治疗具有与个体治疗相当的疗效，且成本更低。不过目前这一结论更适用于针对神经性贪食症的认知行为团体治疗，因为在该领域所积累的研究证据更为充分，而针对神经性厌食症和暴食障碍的 CBT 团体研究的数量还相对较少。

一般而言，针对不同进食障碍的经典 CBT 团体治疗有着类似的内容结构和会谈频率，尤其是对于神经性贪食症和暴食障碍患者而言，其团体规模在 6 ～ 12 人，由每周 1 次、每次 1.5 ～ 2 小时的会谈单元组成。以常用的暴食障碍 CBT 团体为例，其方案通常包括 8 ～ 20 次会谈，团体主题主要包括自我监控、认知重建和强化学习到的技能等。通常，在团体的早期阶段会帮助成员进行自我监控，以形成有适度限制的正常进食模式；工作阶段主要聚焦在认知重建和问题解决，即纠正成员关于体型、体重的不当忧虑，提升问题解决和消极想法的应对技能等；团体结束阶段的重点是练习和强化学到的技能，促进疗效的维持。

除使用相对标准化的经典 CBT 团体治疗方案之外，另一种设计团体的依据是聚焦于不同症状的核心维持机制。例如，在厌食症患者的团体干预中，可根据不同的干预焦点，分为侧重于提升自尊、觉察完美主义、促进体像认知和接纳不确定性等不同主题的干预团体。

自尊提升团体以认知行为治疗理论为基础，注重提升厌食症患者在形体和个人概念方面的自我接纳，进而提升患者的自尊，并致力于提升患者行为改变的能力。该团体的主要关注点是帮助成员反思那些导致低自尊的批评性的和负性的自我信念，通过心理教育、反思讨论和技巧练习，从而改善患者的低自尊、自我价值感和决断力。

完美主义团体将完美主义的相关知识，如什么是完美主义、完美主义对个体生活的利弊，以及完美主义与进食障碍的关系等作为心理教育的重点，帮助成员反思、讨论自己是否是一个完美主义者，并总结自己是怎样成为完美主义者的，团体的主要内容是帮助成员制订计划，挑战其完美主义信念，调整无益的自我规则和假设，接受更加可控和可实现的标准等。该团体有助于成员降低对自己过于苛刻的完美主义要求，减少对错误的高度关注行为，并能够制订相对合理的自我标准。

体像认知团体的目标是，帮助患者从过度聚焦细节的认知风格逐渐发展为更为灵活和广泛的自我认知方式，从而减轻患者的体像障碍，并减少相关维持因素，如外形焦虑、自我形象检查行为等。通过介绍“什么是体像和体像正常”“感到肥胖时的常见情绪”“媒体宣传对体像观念的影响”和“体像的自我确认”等话题，邀请团体成员进行讨论和分享经验。该团体有助于帮助患者了解自我在形象认知方面的困惑和局限，调整适应不良的体像信念，并有助于改善外形担忧、过度的身体检查行为和生活质量。

不确定性接纳团体主要通过向成员介绍什么是不确定性，旨在帮助成员意识到无法接受不确定性与进食障碍的关系，觉察自己难以接受不确定性的各种表现；该团体还会使用宏观思维和暴露等方法帮助患者减轻对不确定事件的担忧，能有助于缓解成员的焦虑和自责。

（二）团体动力性人际疗法团体治疗

由于进食障碍患者的人际关系质量通常与症状严重程度有关，而且他们在康复过程中也需要通过提升社会功能和关系质量来维持稳定的情绪和健康行为，因此，进食障碍患者的人际关系一直是心理干预的重点。团体动力性人际疗法就是一种基于暴食行为的人际关系模型发展出的团体治疗方案。团体动力性人际疗法的基本假设是，暴食行为就是患者在面对由于人际问题而引发的消极情绪时所采用的一种应对方式；大多数时候，由于患者一直在持续重复消极的人际互动模式，导致消极情绪的持续存在，因而也就维持了病理性的暴食行为。基于以上观点，团体动力性人际疗法的目标在于帮助成员鉴别自己的消极人际互动模式，使成员在团体内的人际互动过程中修正上述消极的互动模式，从而减少暴食症状。在团体动力性人际疗法中，领导者的早期目标是建立有凝聚力的工作团体，并了解每位成员的人际互动模式；在团体中期，领导者的主要任务是挑战成员在团体内互动时展现出来的消极人际互动模式，并鼓励他们发展出新的、适应性的人际交往方式；在团体后期，领导者主要致力于帮助成员应对丧失、分离等普遍性的人际应激因素，并继续保持新的人际互动模式。除针对暴食症患者外，团体动力性人际疗法也被用于干预神经性厌食症患者。例如，一项针对青少年厌食症患者的动力性人际团体研究显示，该团体由多个家庭组成，通过进行心理教育、安排家庭作业和组间讨论等活动，帮助成员调整情绪和提高人际交往技能，并帮助他们察觉、修复与厌食行为有关的人际关系问题。研究结果显示，该团体能够显著减轻患者的进食障碍行为，提升情绪察觉能力。

（三）情绪聚焦疗法团体治疗

情绪聚焦疗法（emotion focused therapy，EFT）主要是在建立治疗性的人际关系的基础上，帮助个体改变他们体验情感的方式，调整情绪感受和表达模式，并探索出新的生命意义。EFT 强调从人际经验的角度来讨论情绪，即在意识到情感体验的同时，也从认知上去探索情感所蕴含的信息，并鼓励个体对自己的情感体验进行反思和理解。以针对暴食症患者的 EFT 团体治疗为例，其通常包含三个阶段：在初始阶段，带领者的主要任务是与团体成员建立工作联盟、增强团体的凝聚力、鼓励成员感受内在体验，并促进成员觉察暴食行为相关的内在体验；在第二阶段，带领者的主要任务是帮助成员体验自己在此时此地被激活的情绪，尤其是那些与进食障碍行为有关的情绪；在第三阶段，带领者的主要任务是帮助成员理解他们的情绪和内在体验，并促进自我意识的形成。

（四）接纳与承诺疗法团体治疗

由于一些暴食障碍患者对经典 CBT 团体的行为改变策略感到执行困难和痛苦，导致脱落率较高或长期疗效较差。接纳与承诺疗法（ACT）就是在上述背景下被引入进食障碍的治疗中，ACT 团体增加了个体生命意义探索和自我接纳等内容，在形式上和内容上比经典 CBT 团体更丰富。以针对暴食障碍的 ACT 团体治疗为例，其目标在于帮助成员提升个体价值观念方面的觉察与改变，强调对自我的无评判接纳，并鼓励成员在总结过去经历的基础上，向更有意义的生活迈进。ACT 的干预方案主要包括心理教育与自我监控、价值观探索与确认、情绪调节与身体形象的自我认知调节、行为调整与接纳策略等。ACT 团体的早期阶段主要聚焦于介绍暴食症心理模型、帮助成员进行自我监控、制订规律进食等进餐计划。价值观探索是治疗中期的工作重点，成员的任务包括对自己认为愉悦或有意义事件的重要性进行排序，学习情绪调节策略，以及降低对自己身体形象的过高要求等认知策略，并通过暴露练习等方式进行情绪调节。在治疗后期，团体的主要工作是重复练习情绪调节行为策略，建立预防复发的计划，以及强化个体的自我效能感。

（五）辩证行为疗法团体治疗

近年来，辩证行为疗法（DBT）被用于治疗进食障碍，也被证实具有较好的效果并且脱落率较低。DBT 团体更关注患者的情绪失调和进食问题行为之间的联系，认为有问题的进食行为是应对不良情绪的一种结果，因此主要治疗目标是帮助成员学习情绪调节的技能，以减少引发不良进食行为的痛苦情绪。DBT 团体内容主要包括心理教育、正念技能、情绪调节技能、痛苦接纳与宽容和预防复发等。

第二节 进食障碍患者相关心理干预团体方案

一、神经性厌食症的认知行为治疗团体

（一）理论基础

根据认知行为治疗理论，神经性厌食症（AN）的主要病因是患者在关于体像、体重以及自尊等方面存在认知偏差，并且存在不良的情绪调节、进食行为和人际关系模式等问题。根据认知

行为理论相关的进食障碍病理性模型（图 10-1），AN 患者的认知行为团体主要从触发事件、非适应性认知、失调性情绪、病理性进食行为等层面进行系统干预。

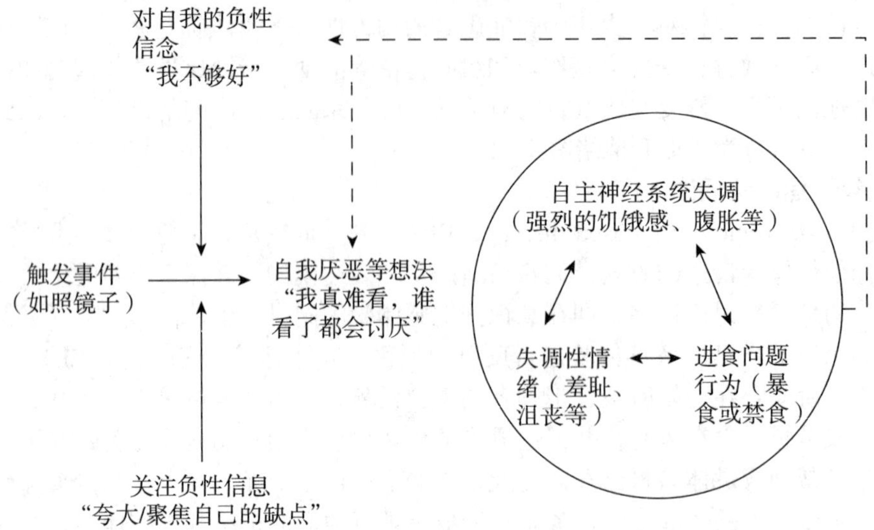

图 10-1 进食障碍的 CBT 理论模型

（修改自 Hofmann，2014）

（二）团体成员特征

认知行为团体适用于具有良好治疗动机的 AN 患者。既往研究显示，AN 团体的脱落率较高，可达到 30% 左右，其原因可能在于患者对自身体重和体型存在过度关注，因此，在小组中容易与他人外形进行比较，并进而对自身形象产生更多的负面想法和消极情绪。因此，参加团体治疗的成员需具备较强的治疗动机和一定的情绪调节能力。在团体规模方面，一般认为 4 ～ 5 人的小团体更有利于 AN 成员的交流，但是鉴于成员有易脱落的特点，也需要增加少量成员，可以是 8 ～ 10 名，以保证足够的小组规模。

（三）团体设置与结构

AN 团体通常以结构性团体为主。以 Fairburn（2013）和邹蕴灵（2019）的团体治疗设置为例，团体治疗通常每周 1 次，每次 120 分钟，共 10 次。一般分为 3 个阶段，分别是初始阶段（第 1 ～ 3 次，主要目标为建立治疗联盟和增强患者治疗动机）、工作阶段（第 4 ～ 8 次，主要目标偏重于患者认知改变和行为改变）和结束阶段（第 9 ～ 10 次，主要目标为复习治疗内容和预防复发）。此外，由于针对 AN 患者的治疗一般都是综合治疗，因此在团体治疗期间，小组成员也需要定期接受精神科医生对其进行躯体及精神情况的评估。

（四）干预方案

具体内容简介如下。

阶段	活动次数	目标	主要内容
初始阶段：第 1 ～ 3 次	1	相识、设置团体规则	成员相识 介绍团体认知行为治疗的原理以及疗效研究 介绍治疗设置、团体成员需要遵守的团体规则 评估团体成员的期待和目标的可行性

续

阶段	活动次数	目标	主要内容
	2	帮助成员了解进食障碍的相关知识、增强动机	健康教育：进食障碍临床表现及其心身影响，规律饮食的意义等 引导团体成员分享患病体验、强化团体成员的治疗动机 讨论规律饮食的可行性、练习自我管控的方法 布置家庭作业：将认知行为治疗的理念应用在日常饮食过程中
	3	识别自我失调性的认知	健康教育与讨论：进食障碍行为模型，问题行为的发展与维持 疾病模式图的自我探索，包括对体重、体重控制等方面的失调性认知等
工作阶段：第 4 ~ 8 次	4	进一步矫正认知、增强自我监测	进一步讨论症状模型以及自我疾病模式循环的突破点 学习使用日常自我管控记录表，建立规律进食模式 矫正与进食模式相关的错误认知
	5	了解病理性进食行为的成因和维持因素	讨论进食障碍的病理性行为对个体的意义，包括清除行为、呕吐、维持低体重等行为 了解进食问题行为背后存在的某类认知失调 讨论改善进食问题行为的可能性与阻碍因素
	6	讨论对于进食行为的歪曲认知和行为挑战	讨论对食量、热量的情绪与想法，了解食物相关的认知扭曲 引导成员讨论自己存在哪些导致或维持进食问题的饮食规则 布置作业：对不合理的饮食规则进行自我行为挑战
	7	对负性核心信念进行矫正	讨论关于“完美外形”的自我要求与进食问题的关系 帮助成员觉察对于体型、体重过度关注的行为及其与进食障碍的关联 认知练习：合理、实际、建设性的自我评价
	8	增强行为改变的动力和频率	心理教育：维持进食障碍的机制，包括对体型和体重的过度评价、对控制进食的不合理信念、节制或限制饮食、维持低体重、生活事件或情绪相关影响因素等 帮助成员通过讨论和互助，运用认知行为理论模型对以上因素进行分析，探索可行方案 布置作业：在生活中实践以上方案
结束阶段：第 9 ~ 10 次	9	促进新技能的现实性转化	分享：讨论对结束治疗的想法，处理相关顾虑 讨论未来计划、如何应对未解决的问题 强调现实生活中的自我监测和行为管理 讨论和制订健康行为的维持计划，以及减少复发的计划
	10	强化效能感、预防复发，结束团体	回顾团体的活动内容，包括进食行为疾病维持模型、相关认知、情绪和行为问题、预防复发的长期维持计划等 邀请团体成员分享感受、总结改善之处，强化自我效能 成员道别

（五）核心干预技术

1．心理教育　由于 AN 患者通常不认为节食是一种病理现象，针对这一问题，CBT 团体会大量使用心理教育作为核心干预技术来帮助患者建立正确的健康观。在治疗的不同阶段，都可以进行健康教育的方式，讲解进食障碍相关知识、症状模型、干预方法等内容。具体可包括厌食症的诊断、症状与危害，进食障碍的病理性模型等，还可以根据不同阶段的需要选取相应内容，通过微型讲座、小组讨论、案例解析等多种教育形式进行。在单次团体活动中，心理教育时间通常不超过 10 分钟，并允许组员提问、交流看法和表达不同意见。

2．认知策略练习 针对AN患者存在的对体型、体重及进食的歪曲看法，可以通过不同内容或形式的认知策略练习来进行纠正。需要注意的是，在团体情境下，引导团体成员共同分享和讨论各自的认知练习经验是促进团体疗效的关键。下面介绍几例常用的认知策略练习。

（1）寻找诱因情境、想法和情绪三者之间的关联练习：该练习旨在帮助成员了解自己的哪些想法激活了负性情绪，抑制了自己的食欲，并识别出激发自己负性想法的具体情境，继而在现实生活中增强对特定诱发情境的识别能力和控制感。可让成员在团体活动中或以家庭作业的形式填写以下内容。

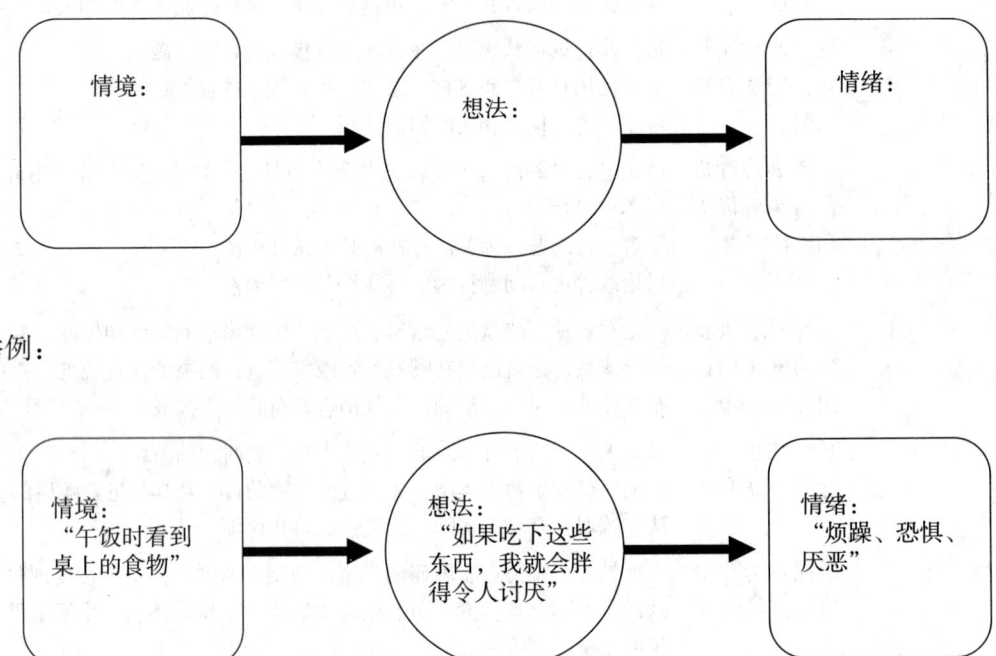

举例：

具体做法：可以让其回忆自己最近一次或经常出现的与进食行为有关的负性情绪，以及当时的情境和自己的想法。团体讨论则聚焦在发现想法与情绪的对应关系，尤其是鉴别那些引发负性情绪的关键想法；此外，也可以尝试让成员将诱发情境进行归类，帮助其了解自己通常在什么情境下会出现此类想法和情绪。

（2）挑战非适应性认知的练习：鉴于AN患者常出现诸如“我的脸这么圆，我很胖、很丑”“我的体重长了半斤，这下可完了，我的体重从此就失控了”“我总是控制不好体重，真是个没用的人”等以偏概全、灾难化、贴标签等非适应性的想法，因此患者首先需要学习对这些想法进行及时的觉察和鉴别。然后需要练习通过寻找证据的方式挑战这些信念的可信性，并进而寻找和发展出更具有灵活性的适应性想法，最终能够对相关的负性情绪进行有效的调整。在挑战非适应性认知的练习中，可以采用填写“想法证据表”的方式，请成员将诱发负性感受的情境、想法、情绪，以及支持或不支持这些想法的证据都填在表中。在团体设置下，可以邀请成员组队进行讨论，也可采用循环发言的形式，邀请其他成员针对某一位成员的“想法证据表”进行讨论（表10-1）。

表 10-1 想法证据表

情境	想法	情绪感受（0 ～ 100）	支持该想法的证据	不支持该想法的证据	调整后的想法	调整后的感受（0 ～ 100）
例：中午进食一块蛋糕	我吃得太多了，我会更胖、更丑	后悔：90 自责：90 厌恶：90	打破了自己不吃甜食的规定、体重上升	一般人吃一块蛋糕不算过量 / 今天的整体热量没超标	偶尔吃一次蛋糕不会立刻变胖	后悔：50 自责：40 厌恶：30

（3）个人信念的识别和调整练习：该练习旨在帮助 AN 患者察觉和识别维持其进食障碍症状的典型核心信念，如对自己的完美主义要求、自我价值感只来源于体型和外貌、自己是无能的、自己是有缺陷的等想法。通过对这些个人非适应性信念的识别，患者可以练习将极端负性核心信念调整为积极的或适应性的主题，如允许自己不完美，体型只是代表人的一个方面，胖不等于自己不好和无用，自己总的来说是一个有价值的人等（表 10-2）。

表 10-2 信念挑战表

针对自己或外形的判断 / 要求	信念特点（如完美主义标准 / 自我价值单一）	调整后的判断 / 要求
例：我太重，总达不到我的标准	完美主义标准	我的体重指数属于正常范围
例：只要我胖，就没有人喜欢我	自我价值单一	我胖的时候也有朋友，应该算有人喜欢我

3. 行为策略 主要包括针对限制进食行为、极端补偿行为（呕吐、清除、过度运动），以及安慰性进食或暴食等行为所采取的行为应对策略。

（1）环境控制：对于有暴食症状的青少年，可以教育父母对食物进行管控，如家中尽量不提供甜食、巧克力等高热量食物，关注孩子最可能出现暴食的时间，在孩子进食之后留意观察孩子是否存在催吐、服用药物等行为。

（2）清除行为的替代性行为：可以通过一些替代性行为来避免进食后的催吐、导泻等清除行为，如分散注意力、聚焦于自己喜欢的事情，或做其他有趣的事情，包括玩电子游戏、看手机、看电影或购物等。

（3）固定饮食时间和食量：提前计划好每顿餐的进食时间、地点、进食食物种类和数量，每天在固定的时间和地点用餐，避免因担心自己出现过度情绪时不知道何时能够进食而感到焦虑。

（4）体重与饮食监控：可以通过体重监测表（表 10-3、表 10-4）、进食监测表（表 10-5、表 10-6）进行日常体重和进食的测量，以便观察患者的动态变化，并且可以通过监测来识别诱发性问题行为的情境和具体时间（表 10-7）。

表 10-3 体重记录表

时间	体重（kg）

表 10-4 体重监测表

时间	周一 体重（kg）	周二 体重（kg）	周三 体重（kg）	周四 体重（kg）	周五 体重（kg）	周六 体重（kg）	周日 体重（kg）
××年 ××月××日							
第 1 周							
第 2 周							
第 3 周							
第 4 周							
××年 ××月××日							
第 1 周							
第 2 周							
第 3 周							
第 4 周							

表 10-5 厌食症进食监测表

时间	进餐次数	进餐时间	进餐内容与进餐量
11 月 5 日	2	上午 9:00	苹果 1 个，小面包 1 个
		下午 16:00	小包子 1 个，鸡蛋 1 个，酸奶 1 袋
		晚上	无

表 10-6 暴食症状监测表

开始监测时间	本周暴食发生次数	清除次数	情绪评分（差 0 ~ 8 好）
2022.11.07—11.13	5	3	3
2022.11.14—11.20	4	4	4

表 10-7 未来应对预期表

	可能的应激事件	可能的反应	可能的应对方式	促进 / 减少进食的替代行为
工作				
家庭				
学业				
身体				
其他				

（5）预防复发：在干预后期，可以和患者讨论预防复发的行为策略，对于未来可能会出现的应激事件、可能有的反应可以提前进行假设，并讨论如何预防进食障碍行为的产生，以及怎样维持健康的进食方式。

二、暴食障碍的 DBT 治疗团体

（一）理论基础

辩证行为疗法（DBT）是一种通过适应性技能教学，提高患者情绪调节能力的疗法。它以情感调节为基础，聚焦于情绪失调和饮食行为失调之间的联系。其创始人 M. Linehan 最初为边缘性人格障碍且伴有自杀行为的患者开发了 DBT。Telch 于 1997 年将 DBT 应用于暴食症和神经性贪食症患者的团体或个体形式治疗，形成了一个完整的、20 次的干预方案。评估暴食症 DBT 团体疗效的研究显示，82% 的参与者在治疗之后未再发生暴食行为，随访结果保持不变。也有一些应用于社区和青少年的干预团体显示出一定的疗效。在 20 次的 DBT 标准化手册中，前 2 次为介绍阶段，主要向成员介绍 DBT 用于暴食症的治疗原理、方法，并让成员做出遵循治疗的承诺；中间 16 次主要教授适应性情绪调节技巧；最后 2 次主要是进行回顾和预防复发。该手册不仅用于团体治疗，也适用于个体治疗。

由于 20 次的长程治疗容易造成较高的脱落率，随后不少研究者分别简化了干预流程，编制出 10 个单元的干预方案，主要包含正念训练、情绪调节技巧训练和痛苦耐受训练这三个核心环节，并增加了人际交往技能这一内容；所有训练均以日记和技能练习等作业形式进一步巩固疗效。在每次团体活动之后，会给成员布置家庭作业，即练习在团体中所讨论和学习到的技能，并在每周日记卡上重点记录进食行为、情绪和 DBT 技能的使用情况。2018 年，Kamody 等针对青少年群体开发了三阶段、共 10 单元的精简版团体干预方案。第一阶段主要是针对团体成员的个人评估。第二阶段的重点是技能教授与训练，每次活动都以正念活动开始，并介绍一项核心 DBT 技能。团体成员每周需要完成家庭作业和日记卡，以加强新技能的运用与结合，通过日记记录自己的进步，每周作业则要求参与者在家练习所学技能，并传授给其他家庭成员，以促进所学技能在替代环境中的泛化。第三阶段主要是回顾干预过程中学习到的技能。

与 DBT 团体相比，经典的认知行为团体治疗通常侧重于普遍性和信息传递这两项疗效因子，未能充分发挥团体治疗的优势，导致疗效甚至低于个体认知行为治疗。而以 DBT 为基础的暴食障碍团体更侧重于情绪调节技能的学习，还促进了成员在团体中进行有效的人际学习。此外，正念和宽容接纳信念等内容的引入，有助于增强成员的个体存在意识和治疗责任感，因此表现出更好的疗效。

（二）干预方案

1．团体干预目标　暴食障碍的团体 DBT 治疗目标主要包括减少或终止暴食性病理症状，改善暴食行为相关的社会心理功能，改善焦虑、抑郁和情绪调节能力，以及调整情绪化进食的模式。

2．团体干预过程　主要介绍 Safer、Telch 和 Chen 等人（2009）开发的包含 20 次干预疗程的 DBT 标准化手册（表 10-8）。

表 10-8　DBT 标准化手册

暴食障碍的 DBT 团体干预过程阶段	活动次数	目标	内容
初始阶段	第 1 ～ 2 次	介绍治疗原理、促进治疗动机	介绍 DBT 治疗原理 动机访谈等 介绍团体规则
工作阶段	第 3 ～ 5 次	促进非评判的观察和接受身体的感觉、知觉、认知和情绪	正念练习
	第 6 ～ 12 次	促进对进食行为与情绪的关系理解、学习情绪调节的适应性行为	情绪调节练习
	第 13 ～ 18 次	促进对负性情绪和痛苦感的接纳和忍受程度	痛苦耐受练习
结束阶段	第 19 ～ 20 次	巩固之前的技能，促进自我效能	回顾和预防复发

（三）基本技术

1．动机访谈（motivational interviewing，MI） 主要是从价值判断、接纳程度方面，使用访谈技术来帮助个体应对改变过程中的矛盾心理。在暴食症团体中应用动机访谈技术时，带领者可以邀请成员考虑暴食行为给自己带来的好处和坏处，通过权衡利弊的方式，进一步澄清影响行为改变的因素和顾虑的内容，从而让成员能够意识到自己的矛盾心理，继而确认生活中哪些需求对自己具有最重要的价值，并确定是否下决心改变自己的暴食行为。团体带领者可以要求成员列出他们对饮食行为的具体担忧，列出改变和不改变当前行为各有什么利弊。此外，也可让成员讨论他们的理想生活，以帮助成员明确他们看重哪些价值，从而引导成员思考理想生活与现实生活之间不协调的原因，以及改变暴食行为对于实现理想生活有何意义等。通常在动机访谈中，成员可能会意识到自己的暴食行为不仅无法实现自己的理想生活，反而会阻碍自己的理想生活，从而愿意下决心解决自己的暴食问题。

2．正念干预（mindfulness-based intervention，MBI） 作为DBT的核心技术模块，正念技术主要帮助成员不作判断地去观察自己的情绪、感受和行为，并不带评判地描述每时每刻的情感体验、想法和行为动机。在进食障碍团体中，可采用正念饮食的一系列练习，如葡萄干正念练习是帮助成员在进食葡萄干的时候，体会食物的味道、进食的速度和内心的丰富感受等。也有研究者编制了针对进食冲动感的正念练习指导语以及指导正念饮食练习的通用指导语。

（1）针对冲动感的正念练习指导语：当你感到自己产生某种冲动或者渴求的时候，你可以做如下练习。

1）请想象自己的渴求感像一个冲浪板，你正站在冲浪板上冲向浪尖，体会自己随着波浪在来回涌动的感觉；

2）请关注你可能想回避任何人或事情的冲动；

3）请观察你身体的感觉，觉察一下你的冲动感来自于身体的哪个部位；

4）请在你吃食物的时候，觉察一下你想一口把它们吞下去的那种冲动的感觉。

（2）针对进食的正念练习指导语：当你在用餐的时候，请稍微停顿片刻，看一下勺子里或者筷子上的食物。

1）请你去观察食物的形状、颜色，闻一闻食物的气味，然后再轻轻把食物放进嘴里；

2）请你注意去觉察食物在嘴里的味道、温度和质地，觉察在你咀嚼食物时，牙齿与食物接触碰撞的感觉；

3）请你去感受咀嚼过程中，食物的温度和质地会发生什么样的变化，请你缓缓地咽下食物，去感受食物进入食道的感觉。

3．情绪调节的策略 情绪调节的目的在于帮助患者理解和命名情绪、减少负性情绪的频率、减少情绪脆弱性以及减少负性情绪带来的痛苦。常用的DBT情绪调节技巧包括命名情绪，理解情绪是如何运作的，组织和计划有效行动去解决问题，以及通过做出与当前情绪相反的行为来改变恐惧和焦虑等负面情绪状态。下面列出了一些常用情绪调节策略练习的指导语。

（1）情绪命名练习指导语

1）请在情绪词（如愤怒）中选择能够代表你情绪的词汇：暴怒、怒发冲冠、怒火中烧、火冒三丈、生气、愤怒、怒不可遏……

2）请描述一下哪些事情能够引起你的愤怒：________________________。

3）请描述一下当你愤怒的时候你的身体会有什么反应：________________。

4）请描述一下当你愤怒的时候你会做什么：________________________。

5）愤怒会给你带来什么影响：________________________________。

（2）爱身爱心——自我关爱指导语

1）治疗身体疾病：如果有身体不适，去看一下医生，先治疗身体的病患。

2）平衡饮食：规律地进食，如果有的食物让你感到有强烈的情绪，就离它远一点。

3）避免用药物或酒精来逃避情绪。

4）保持睡眠充足。

5）锻炼身体。

（3）极端情绪管理指导语：如果你的情绪已经极度强烈、难以控制，那么可以尝试以下的做法。

1）观察和描述你的情绪管理技能是否还能起效。

2）如果发现不能起效，那么你现在处于技能耗竭的时刻。

3）可以使用危机应对的技能来降低你的情绪强度：调整你的身体（调整呼吸、冷水洗脸、肌肉放松等）；离开引发你情绪的环境，或者停止做引发你情绪的事情；通过对身体感官的关爱练习来自我放松；改善你现在的状态。

4）当你觉得自己对情绪有了一定的掌控感的时候，考虑一下对自己的情绪进行观察的正念练习。

5）尝试其他的情绪管理办法。

4．痛苦耐受技术　主要是帮助患者在面对生活中不可避免的压力和痛苦时，使用有效的适应性方法去忍受、接受当下的事实，而不是求助于暴饮暴食。痛苦耐受的目的是在危机情境中生存下来；接受现实并且能变得自由。下面给出了一些常用痛苦耐受技术练习的指导语。

（1）停止技术指导语

1）不去做反应，停下来，静止不动。尽管情绪想让你行动，但是你的肌肉都保持不动，就这样让自己静止下来。

2）从这个痛苦情境中退出来，深呼吸一下，把情绪稳定下来，尽量不去做任何行动。

3）请注意你自己的内在和外在都在经历什么，你现在有什么想法和感受，其他人都在做什么。

4）清醒的时候再行动，按照你自己的真实想法去行动。

（2）开放感觉指导语

1）感受你的头发正在轻拂额头。

2）感受你的胳膊正在触碰你的身体。

3）想象海边美丽的沙滩。

4）感受你的舌头的位置。

5）感受腿的重量。

6）感受身体的状态。

7）闻一下空气中的味道。

综合思考题

1．进食障碍患者团体心理干预目标是什么？

2．常见的进食障碍患者团体治疗方法有哪些？

3．针对神经性厌食症（AN）的认知行为治疗团体的干预要点是什么？

4．针对暴食障碍的DBT治疗团体的干预要点是什么？

5．进食障碍患者团体中影响干预效果的因素有哪些？

（高　隽　官锐园）

第十一章

创伤后应激障碍患者心理干预团体

◎ 学习目标

基本目标

1．能列举创伤后应激障碍（PTSD）患者的主要心理症状。

2．能概述 PTSD 心理干预的基本理论。

3．能概括 PTSD 团体心理干预的基本设置。

发展目标

1．能设计 PTSD 团体心理干预的基本方案与流程。

2．能应用 PTSD 团体心理干预的基本技术。

第一节　创伤后应激障碍及心理干预

一、创伤后应激障碍患者常见心理症状

创伤后应激障碍（post-traumatic stress disorder，PTSD）是一种暴露于单个或多个极端威胁或恐怖事件后发生的障碍，即在接触单个或多个直接经历危及生命的或严重的创伤性事件（如战争、性暴力、酷刑、自然或人为灾难以及严重的交通事故等）之后出现的一系列特征性症状。

人类对 PTSD 的症状有一个不断发展的认识过程。从火车事故中未见躯体损伤但有明显心理创伤的“铁路病”“代偿性神经症”，到两次世界大战中无明显外伤但丧失战斗力的“炸弹休克”“战斗疲劳症”“战斗神经症”，再到越战之后至今的“创伤后应激障碍”，人们逐渐意识到，见证或经历重大灾难事件可能会造成明显的心理创伤。PTSD 的临床诊断标准也多次更新，目前广泛接受的 PTSD 诊断标准来自于美国精神医学学会编写的《精神疾病诊断与统计手册（第 5 版）》（DSM-5）与世界卫生组织（WHO）编写的《国际疾病分类（第 11 版）》（ICD-11）。

DSM-5 中 PTSD 的症状主要包括创伤事件后持续出现或加重的四大症候群，即再体验 / 侵入

性症状（与创伤性事件有关的侵入性症状）、回避（持续地回避与创伤性事件有关的刺激）、认知和心境负性改变、警觉或反应性改变（表 11-1）。

ICD-11 缩小了创伤后应激障碍（PTSD）的定义，仅限于三类症候群：重新体验创伤，避免对创伤的回忆，体验一种更强烈的威胁和唤醒感（表 11-1）。

表 11-1 DSM-5、ICD-11 中 PTSD 症状对照表

症候群	症状	
	DSM-5	**ICD-11**
再体验	1. 创伤性事件反复的、非自愿的和侵入性的痛苦记忆（注：6 岁以上儿童，可能通过反复玩与创伤性事件有关的主题或某一方面来表达） 2. 反复做内容和（或）情感与创伤性事件相关的痛苦的梦（儿童可能做可怕但不能识别内容的梦） 3. 分离性反应（例如，闪回），个体的感觉或举动好像创伤性事件重复出现（注：儿童可能在游戏中重演特定的创伤） 4. 接触于象征或类似创伤性事件某方面的内在或外在线索时，产生强烈或持久的心理痛苦 5. 对象征或类似创伤性事件某方面的内在或外在线索，产生显著的生理反应	创伤性事件以栩栩如生的侵入性记忆、闪回或梦魇等形式在当下再现。通常伴有强烈的、压倒性的恐惧情绪，并伴有强烈的躯体感觉
回避	1. 回避或尽量回避关于创伤性事件或与其高度有关的痛苦记忆、思想或感觉 2. 回避或尽量回避能够唤起关于创伤性事件或与其高度有关的痛苦记忆、思想或感觉的外部提示（人、地点、对话、活动、物体、情景）	回避关于创伤事件的思维或记忆，或回避使人想起创伤事件的活动、情境或人物
认知和心境负性改变	1. 无法记住创伤性事件的某个重要方面（通常是由于分离性遗忘症，而不是脑损伤、酒精、毒品等因素所致） 2. 对自己、他人或世界持续性放大的负性信念和预期（例如，“我很坏”“没有人可以信任”“世界是绝对危险的”“我的整个神经系统永久性地毁坏了”） 3. 由于对创伤性事件的原因或结果持续性的认知扭曲，导致个体责备自己或他人 4. 持续性的负性情绪状态（例如，害怕、恐惧、愤怒、内疚、羞愧） 5. 显著地减少对重要活动的兴趣或参与 6. 与他人脱离或疏远的感觉 7. 持续地不能体验到正性情绪（例如，不能体验快乐、满足或爱的感觉）	—
警觉或反应性改变	1. 激惹的行为和愤怒的暴发（在很少或没有挑衅的情况下），典型表现为对人或物体的言语或身体攻击 2. 不计后果或自我毁灭的行为 3. 过度警觉 4. 过分的惊跳反应 5. 注意力有问题 6. 睡眠障碍（例如，难以入睡或难以保持睡眠或休息、不充分的睡眠）	对目前威胁的持续性高水平警觉，如听到突发的响声时出现强烈的惊跳反应

此外，ICD-11 增加了新的诊断——复杂性创伤后应激障碍（complex post-traumatic stress disorder，C-PTSD）。该诊断不仅包括 ICD-11 标准中 PTSD 的所有症候群，还包括调节情绪困难，羞耻、内疚或失败的感觉，以及冲突的人际关系。复杂性创伤后应激障碍是一种暴露于单个或一

系列极端威胁或恐怖的事件后可能发生的障碍。这些事件通常是长期的或反复的，从这些情境的发生中逃脱是极其困难或不可能的（例如，虐待、奴役、种族灭绝活动、长期的家庭暴力、儿童的反复性虐待或躯体虐待）。诊断 C-PTSD，必须首先满足 PTSD 的所有诊断标准，同时存在以下特征：①情绪调节上的异常；②存在一些信念，认为自己是渺小的、失败的、无价值的，对创伤性事件有愧疚感、自责自罪或失败感；③难以与他人保持亲密的人际关系。这些症状导致个人、家庭、社交、学业、职业或其他重要领域功能的显著损害。

PTSD 的临床诊断需符合一定数量的症状标准、病程、严重程度以及排除标准。症状标准：在 DSM-5 中至少符合 1 条回避、3 条认知和心境负性改变、2 条警觉或反应性改变。在 ICD-11 中至少符合三个症候群各 1 条。病程、严重程度及不包括的障碍见表 11-2。

表 11-2　PTSD 诊断标准中病程、严重程度与不包括的障碍

	DSM-5	ICD-11
持续时长	这种症状的持续时间超过 1 个月	这些症状持续至少几周
严重程度	引起临床上明显的痛苦，或导致社交、职业或其他重要功能方面的损害	导致个人、家庭、社交、学业、职业或其他重要领域功能的显著损害
不包括的障碍	不包括反应性依恋障碍、去抑制性社会参与障碍、急性应激障碍、适应障碍、其他特定的创伤和应激相关障碍、未特定的创伤和应激相关障碍	不包括急性应激反应、复杂性创伤后应激障碍

鉴别诊断：上述这些障碍不能归因于某种物质（例如，药物、酒精）的生理效应或其他躯体疾病。并与相关障碍或损伤进行鉴别诊断，包括其他应激相关障碍（正常反应、急性应激障碍、适应障碍等）、其他精神障碍（抑郁障碍、人格障碍、解离障碍、转换障碍、强迫障碍、精神病性障碍等）及脑器质性病变或损伤等。

共病：与没有 PTSD 的个体相比，有 PTSD 的个体有 80% 的可能存在符合至少一种其他精神障碍的诊断标准的症状，例如抑郁、双相情感障碍、焦虑、人格障碍、慢性疼痛或物质使用障碍等。

二、创伤后应激障碍患者心理干预要点

（一）相关研究

1．心理干预的疗效　Nexhmedin 等人（2021）对 2013 年 1 月至 2020 年 9 月期间 136 项成人 PTSD 患者干预随机对照试验的效果进行了荟萃分析，结果显示，心理干预可有效减轻 PTSD 症状，与前人的分析一致。Nexhmedin 等人（2021）在研究中划分了积极治疗组和控制组。积极治疗组又细分为以创伤为中心的认知行为治疗（TF-CBT）、眼动疗法（EMDR）或其他积极治疗条件（如人际心理治疗、意象记录、当前中心治疗、元认知治疗、以情感为中心的支持性心理治疗、对话暴露疗法、辩证行为疗法和正念干预）。控制组细分为主动控制和被动控制。主动控制包括支持性咨询、正常治疗、药物安慰剂、积极倾听、心理教育指导、压力预防训练、自助手册，以及指导放松训练；被动控制包括候补名单、单次心理教育、最小关注和自我放松干预。结果显示，与被动控制和主动控制组治疗后及随访的结果相比，TF-CBT、EMDR 及其他主动治疗条件（即不包括 TF-CBT 和 EMDR）都产生了大到中等水平效应值，各组间无明显的效应值差异。

一项随机对照研究发现，与延长暴露（PE）或放松疗法（RT）相比，性创伤 PTSD 患者通过人际关系治疗（IPT）会有更大的获益。Althobaiti 等在 2020 年对 IPT 干预 PTSD 的疗效进行系统回顾与荟萃分析，结果显示，IPT 可减少 PTSD 症状。从纳入荟萃分析的 10 项研究中发现，IPT 的疗效不优于主动控制组（例如，药物治疗和非 IPT 的心理治疗），但明显优于被动控制组

（例如，等待名单组和手册教育组）。

2．PTSD 心理治疗指南　Martin 等人于 2021 年使用 MEDLINE、CINAHL、PubMed、Embase and Science Direct 的电子搜索，选取各洲使用英语最普遍的 3 个国家，对其精神卫生团体 2004 至 2020 年间 PTSD 治疗指南进行了回顾，并筛选出 9 份 PTSD 治疗指南（表 11-3）。

表 11–3　PTSD 治疗指南一览表

序号	指南名称	发布机构	国家	发布日期	首要推荐的心理疗法
1	PTSD 的有效治疗第三版	国际创伤应激研究学会（ISTSS）	国际	2020	CPT、CT、聚焦创伤的 CBT、EMDR 和 PE
2	澳大利亚对于急性应激障碍、创伤后应激障碍和复杂性创伤后应激障碍的预防和治疗指南	澳大利亚凤凰城创伤后心理健康中心（Phoenix）	澳大利亚	2020	CPT、CT、聚焦创伤的 CBT、EMDR 和 PE
3	创伤后应激障碍的 NICE 指南	英国国家卫生与临床优化研究所（NICE）	英国	2018	聚焦创伤的 CBT
4	创伤后应激障碍和急性应激障碍管理的临床实践指南	美国退伍军人事务部（VA）和国防部（DOD）	美国	2017	手册化的聚焦创伤的 CBT（包括 EMDR）
5	PTSD 治疗的临床实践指南	美国心理协会（APoA）	美国	2017	CPT、CT、聚焦创伤的 CBT 和 PE
6	焦虑障碍、创伤后应激障碍与强迫障碍的循证药物治疗：英国精神药理学协会 2005 年的修订版	英国精神药理学协会（BAP）	英国	2014	聚焦创伤的 CBT 或 EMDR
7	与应激相关情况的管理指南	世界卫生组织（WHO）	国际	2013	CBT 或 EMDR
8	完整的电子表格式治疗指南——创伤后心理健康障碍	治疗指南股份有限公司（eTG）	澳大利亚	2013	CBT 或 EMDR
9	急性应激障碍和创伤后应激障碍患者的治疗实践指南	美国精神病学协会（APiA）	美国	2004 出版 2009 小改版	CBT 或 EMDR

注：CBT= 认知行为疗法，CPT= 认知加工疗法，CT= 认知疗法，EMDR= 眼动疗法，PE= 延长暴露

根据 AGREE（指南方针研究评估）Ⅱ评分，对于 PTSD 的干预，大多数指南认为心理和药物治疗都是首选。在一线心理治疗方法的推荐中，都提到了认知行为疗法（CBT），其中 6 份为 CBT 中的 TF-CBT；有 7 份同时推荐了 EMDR；有 3 份同时推荐了认知加工疗法（CPT）、认知疗法（CT）和延长暴露（PE）。其中：①在指南质量的评估中，Phoenix、APoA、WHO、NICE 和 VA 的指南得分最高。②对比近年 CBT 和 EMDR 的荟萃研究发现，对于闯入和高唤起症状，EMDR 略胜一筹。对于 PTSD 的 CBT 治疗的系统综述显示，聚焦创伤的认知行为治疗在所有方面都优于不聚焦创伤的治疗。③包括 CBT、EMDR、CPT、PE 在内的聚焦创伤的心理治疗，由于有安全、效能的可比实证，可供在 PTSD 的心理干预中灵活选择。

（二）干预要点

1．创伤聚焦的 CBT（TF-CBT）　CBT 理论的基本观点是，心理障碍是人们信息处理过程受损和社会行为强化模式受阻的结果。由于人的思维支配着人的意识，左右着人的情绪、行为，CBT 主要通过识别这些思维，探索来访者的境遇性观念（如果……就会……），进而发现核心信念，并对觉察到的不良核心信念开展工作，使之更适应环境、更具自我肯定性。

TF-CBT 基于学习与认知理论，处理创伤相关的扭曲信念，鼓励创伤遭遇者们谈论其创伤经历的环境，帮助他们学习处理创伤性生活经历相关的想法、感受的新技能。该疗法用于帮助儿

童、青少年及其家庭从创伤经历的负面影响中恢复，并取得了较好的效果。

TF-CBT 团体按 PRACTICE 的流程进行，简述如下。

Psychoeducation and Parenting（心理教育与亲职训练）：在 TF-CBT 的起始阶段，治疗师为遭受创伤的来访者和家庭成员介绍创伤的常见知识和典型的情绪行为反应，为来访者灌注希望，提供关于症状、诊断和治疗流程的信息。与家长合作制订个性化的方案，探讨对儿童行为的管理策略以及与儿童的有效交流方式，为家长成为治疗的重要支持者做准备。

Relaxation（放松技术）：传授各种放松的方法，帮助来访者获得对主观体验的控制感，从而增强来访者对发生改变的信心。

Affect expression and modulation（情绪表达与调控）：帮助来访者提升对感受的觉察、拓展情绪的表达，提高自我舒缓的能力。

Cognitive coping（认知应对）：帮助父母和儿童学习认知应对技术，发现思维、感受与行为之间的联系。学会控制自己的思维，进而调节自己的感受和行为。

Trauma narrative and processing（创伤复述与加工）：帮助来访者克服对创伤记忆的回避。

In vivo mastery（线索暴露）：逐渐引入非威胁性的创伤线索并进行暴露，让儿童学会控制自己的情绪反应。

Conjoint sessions（亲子联合治疗）：帮助儿童与父母分享创伤经历的各种信息，讨论创伤经历的各个方面。父母通过治疗师的指导和示范，可以学会鼓励儿童讨论持续出现的恐惧感和不合理的信念。

Enhancing safety and future development（促进安全与未来发展）：进行个人安全技能、人际沟通技巧的教育和训练，并鼓励他们用这些技能应对未来的压力源和创伤线索。

2．EMDR 治疗　EMDR 是一种非药物的、可以帮助减轻心理创伤程度及重建希望和信心的心理治疗理论体系与方法。创立者 Francine Shapiro 因此获得了 1994 年心理学杰出科学成就大奖。大量实证研究显示，EMDR 治疗是降低 PTSD 诊断、减轻 PTSD 及其他创伤相关症状的有效疗法，对严重应激反应、成瘾、抑郁、焦虑障碍、情绪障碍、躯体形式障碍、性功能障碍、饮食障碍、成人人格障碍、强迫症、疼痛、神经退行性疾病、儿童和青少年的精神障碍、睡眠障碍及正性资源的加强、绩效提升等方面有积极的效果。

Shapiro 提出的适应性信息加工（AIP）模型认为：

（1）人具有一种本能的适应的信息加工系统，这种系统的演化，使人能够重组对困扰性生活事件的反应，使之从失衡引起的最初功能紊乱的失调状态恢复到适应性解决状态。

（2）在人生成长阶段出现的创伤或持续性应激会扰乱这种信息加工，经历以非适应形式存储，造成适应系统出现阻滞；创伤或持续性应激导致过度唤醒，使得信息加工受到干扰，进而使与创伤事件或持续性应激源相关的信息以“特定状态”形式存储，无法达到适应性的解决。

（3）EMDR 程序和双侧刺激可加快自我康复、恢复平衡，直到适应性解决。可以像躯体损伤的恢复一样快速而稳定。

EMDR 基于适应性信息加工模型，处理作为病理和健康基础的有关事件的神经生理存储记忆（包括导致来访者当前困境的过去经历、触发不适反应的当前事件），增强未来积极反应而发展更具适应性的记忆神经网络。

EMDR 治疗的标准流程由 8 个阶段组成（图 11-1），通过既往史采集和治疗计划、准备和稳定化、评估、脱敏、植入、身体扫描、结束与再评估中全部或部分阶段，快速消化功能不良的残存记忆并转化利用，促进从形式到意义的自发改变，结合洞察和情感，达成来访者的创伤消解、效能提升。

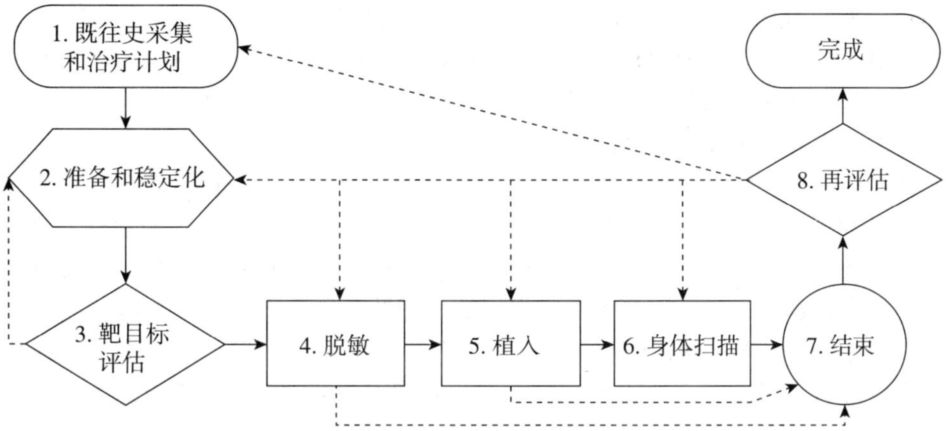

图 11-1　EMDR 8 个阶段流程示意图
（隋双戈、杨渝川、方莉绘制）

三、创伤后应激障碍团体心理干预的研究

（一）背景与趋势

PTSD 的团体干预研究可以追溯到 1970 年前后，为关于性侵遭遇者团体治疗的有效性研究，研究显示，经过每周 1 次、共 10 周的支持性团体治疗后，团体成员的应激、强迫和焦虑症状减轻，并表达了更多的控制感。但由于该研究未设对照组和样本量较小，此研究的结论存在很大的局限性。20 世纪 80 年代中后期起，研究者们开始引入对照组，团体治疗的研究对象也从性虐待、性侵的女性遭遇者逐渐扩展到战争创伤、交通事故等人群，从应激源的类别，团体成员的性别、年龄和种族到干预方法等都在不断拓展。通过“web of science”网络平台检索发现，21 世纪初以来，创伤相关团体治疗的文献总体呈快速增长趋势（图 11-2），提示了人们对这一领域的关注，并且多数文献显示团体治疗对心理创伤有积极的疗效。

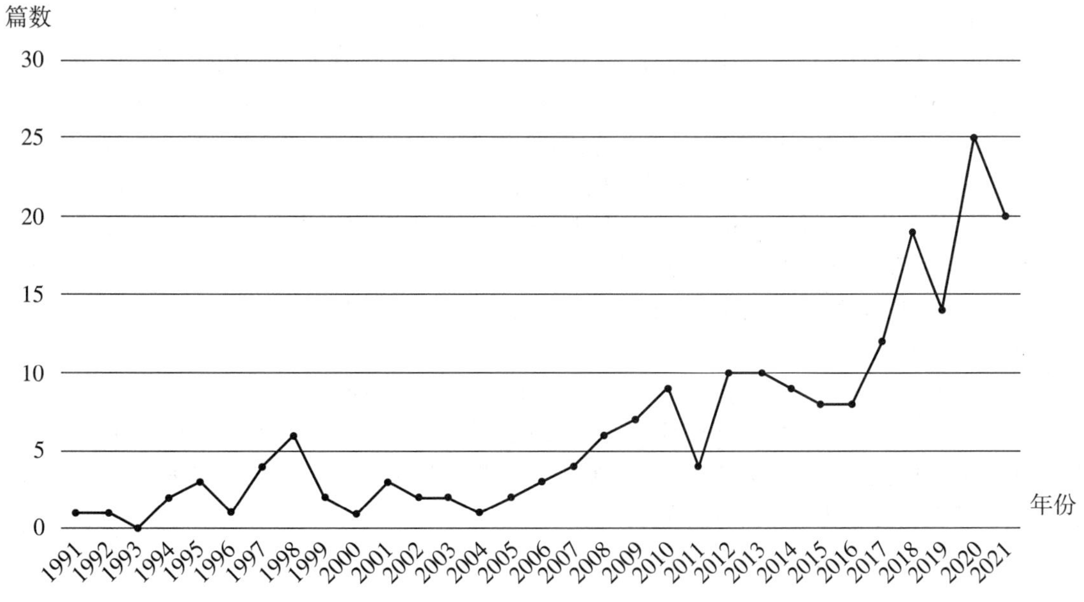

图 11-2　PTSD 团体治疗文献数量趋势图（1991—2021 年）
（隋双戈、符静、陈宇恬绘制）

Nexhmedin 等人 2021 年对 PTSD 进行心理干预效果的随机对照研究进行荟萃分析，其中包括了 14 项团体治疗的研究，对 PTSD 症状团体干预的组内效应值虽然低于个体治疗的效应值，但也达到了中等及以上水平的效应量。在大多数设有对照组的 PTSD 团体治疗的研究中，接受团体治疗的实验组的效果要好于没有接受治疗的对照组。

PTSD 团体的优势：对创伤相关的参与者来说，团体提供了一个相对安全的环境和消除社会孤立、个体孤独和信任困难的机会，也为团体成员提供了了解其他成员类似症状，以及将自己的经历正常化的机会。PTSD 团体还能帮助儿童受害者减轻遭遇人际暴力所带来的耻感，并提升对自我经历的理解力，也能为儿童照料者提供很好的心理教育和技能塑造的机会。

PTSD 团体的影响因素：既往研究显示，伴有精神病症状、情绪严重失调、边缘型人格障碍等特征的 PTSD 患者，可能会破坏团体的凝聚力、影响团体的疗效；不同背景、性别、创伤经历的参与者在同一特定主题中（例如性侵遭遇者团体），也可能会影响团体成员的感受。Chen 等人 2014 年的研究发现，有经验的团体带领者与缺乏经验者相比，对 PTSD 症状显示出更明显的效应值。此外，虽然团体治疗常比个体治疗有更高的性价比，但就 PTSD 的治疗来说，未见足够的支持数据。

（二）PTSD 团体治疗方法的相关研究

近年的研究发现，以 TF-CBT 为基础的团体治疗与个体治疗的效果无明显差异。在一项随机对照研究中，研究者为遭受战争、性剥削等多重创伤的 13 ～ 17 岁女童开展心理治疗，在经历 15 单元的 TF-CBT 团体之后，参与者的 PTSD 症状以及其他社会心理困境都得到显著改善。另一项对战争相关创伤的 13 ～ 17 岁男孩的 TF-CBT 团体研究也有相似的发现。在 3 个月后的随访中发现，这两项研究中的治疗效果仍然持续存在。

O'Donnell 等人 2014 年对经历单亲逝世并有创伤后应激症状的 7 ～ 13 岁儿童进行了 TF-CBT 治疗。共 12 次团体，前 8 次以 TF-CBT 为主，后 4 次以聚焦特定的悲伤为主。在治疗结束时参与者的创伤后应激症状、悲伤、抑郁症和行为问题明显减轻，并在第 3 个月和 12 个月的回访时继续保持疗效。

在两项聚焦于有性虐待史的 2.5 ～ 10 岁儿童及他们母亲（非侵犯者）的研究中发现，与教育支持团体相比，TF-CBT 团体明显地增进了团体成员关于躯体安全的知识和技能，但 PTSD 症状改变的差异不大，提示 TF-CBT 团体对年龄很小儿童的干预效果不明显。

Lehnung 等人（2017）在难民中进行了 EMDR 团体的对照研究，使用事件冲击量表修订版（IES-R）建议的划界分（33 分）评估 PTSD 症状。对 EMDR 组使用创伤事件团体方案（group traumatic episode protocol，G-TEP）进行一次时长为 2 小时的团体。1 周后的评估显示，在参与者中，EMDR 组的分数高于 IES-R 划界分的比例从 58% 降到 8%，而对照组（等候清单组）中 IES-R 的分数几乎没有变化。Yurtsever 等人 2018 年在 EMDR 创伤事件团体方案（G-TEP）治疗 PTSD 的研究中发现，经过 3 天中的两次团体治疗后，EMDR 团体有 61.1% 不再符合 PTSD 诊断，该疗效在 4 周后的随访中依然保持；对照组中不再符合 PTSD 诊断的比例在后测中为 10.3%，在 4 周后的随访中为 6.9%。

由于一些研究发现，基于暴露的心理治疗可能会增加焦虑和回避症状，以聚焦人际功能增进的人际心理治疗，较为适合那些基于生活事件而损害了人际功能的 PTSD 的个体。Krupnick 等人 2008 年在一项人际关系治疗（IPT）团体的研究中发现，遭遇人际关系创伤的 PTSD 女性中，IPT 团体组与等待组相比，PTSD 症状有显著减轻。Markowitz 2017 年在为性创伤女性提供的 14 周团体治疗的对照研究中发现，IPT 团体分别较延长暴露（PE）或放松治疗（RT）显示出更大的疗效。

Harris 等人 2011 年对灵性整合团体治疗的研究发现，使用已有的信仰资源，调和精神信仰与创伤经历之间的冲突，对军队创伤遭遇者 PTSD 症状有明显的减轻作用。

一项对照研究比较了聚焦当下疗法（PCT）团体组、暴露治疗团体组和CBT团体组在减轻PTSD症状的严重程度方面的作用，结果显示三组间无显著差异。

（三）远程视频团体

远程心理健康（telemental health）服务的发展打破了空间限制，持续拓展着团体心理服务的范围。经实践证明，远程视频团体是可被PTSD患者接受的个体和团体心理治疗方式，并与传统方式同样有效。

多数的研究显示，对于PTSD患者，远程视频团体与面对面的传统治疗方式效果相当；也有一些研究显示，通过远程视频团体进行暴露治疗的效果虽然与面对面治疗的效果相当，但总体上或许不如面对面治疗的效果。新型冠状病毒肺炎流行期间，我国学者开展的远程网络视频团体研究结果显示，网络视频团体辅导可行且有效。而且网络视频团体辅导的效果与团体发展的阶段、团体指导者的工作和团体成员的投入水平等有关。

（四）有关PTSD团体的设置

团体治疗的设置会影响团体的性质和关注的焦点。通常PTSD团体治疗的设置有以下几个方面。

1．团体治疗的时长　每次团体治疗所持续的时长一般为2～3小时。

2．团体治疗频次　大多数创伤团体治疗的频次为每周1次，也有因需要1周2～3次者。总次数因不同模式而有所差异，文献中常见12～16次会谈。

3．团体成员性别　团体成员一般为同性别或混合性别，团体成员性别的选择与团体的主题、目的有关。Sloan等人2013年的研究发现，PTSD团体成员为女性或男女混合的团体治疗效果显著大于团体成员为男性的团体。

4．创伤类别　PTSD团体治疗按不同的创伤主题分类。战争相关的PTSD与其他创伤类型相比，团体治疗的效果要差一些。

第二节　创伤后应激障碍患者团体干预方案与技术

一、创伤后应激障碍团体心理干预方案

（一）按干预模式分类的团体

在创伤后应激障碍团体干预模式研究中，CBT、EMDR等模式是常用的干预团体。以下主要以CBT和EMDR为例介绍PTSD的团体干预方案。

1．CBT团体（CBT-G）　CBT团体在很多心理障碍患者的干预中取得了实质性的、长久的疗效，如急性抑郁、慢性抑郁、心境恶劣、抑郁复发、PTSD、饮食障碍、失眠、疑病、家庭暴力、惊恐、强迫、广泛性焦虑、社交恐惧、愤怒控制和精神分裂等患者团体。此外，CBT团体治疗的效果不亚于CBT个体治疗，除对PTSD的暴露疗法团体脱落率较高以外，大多的CBT团体脱落率较低。

从设置的角度来说，CBT团体具有共同的特征，主要表现为：同质团体，时间固定，相对短程，一般8～12次，2～3小时/次；注重程序，聚焦重点议题，强调认知改变和行为的改善；治疗间期有家庭作业，治疗时有对上次家庭作业的评述。

本部分主要介绍聚焦创伤的CBT（TF-CBT）对于儿童PTSD团体的干预内容。TF-CBT是通过结合认知治疗、行为治疗及家庭治疗的独特心理治疗模式，聚焦于治疗曾遭受创伤的儿童和青少年，帮助他们学习策略和应对技能，以平复创伤经历及后果。“聚焦创伤”主要包括处理创伤事件，以及处理与该记忆相关的认知、感觉和情绪。TF-CBT团体主要按PRACTICE的流程进行，包括心理教育与亲职训练、放松技术、情绪表达与调控、认知应对、创伤复述与加工、线索

暴露、亲子联合治疗以及促进个人安全与未来发展等内容。

（1）TF-CBT 团体入组：参与团体干预儿童的年龄最好处于在同一发展水平。单一性别和不同性别的混合组都可以。小组成员可以由同类创伤或经历的儿童组成，如果有不同创伤史，最好至少有一类创伤是相同的或处于同一境遇中。

（2）治疗师数量：儿童照料者团体由至少一位治疗师带领，比较理想的情况是至少有两位治疗师。

（3）干预过程：按 PRACTICE 的流程进行。TF-CBT 主要分为三个阶段：稳定和加工阶段（PRAC），创伤复述与加工阶段（T），整合与巩固阶段（ICE）。

（4）团体时长：每次团体理想的时长至少为 1 小时，最多 2 小时。

（5）团体频率：一般为每周一次团体治疗。

表 11-4 ～表 11-6 展示了 Deblinger（2016）在研究中使用的 TF-CBT 团体 12 次会谈大纲，分为照料者、儿童和联合团体三部分。

表 11–4　照料者 TF–CBT 团体 12 次会谈大纲

第一次 介绍 逐渐暴露：是什么让照顾者来到小组 心理教育：创伤、创伤后应激障碍、治疗概述、乐观的原因 养育：介绍父母的角色、表扬 实践作业	**第五次** 回顾实践作业 认知应对 养育：获得孩子们的合作，介绍家庭规则、有效指示和负面后果 心理教育 实践作业	**第九次** 回顾实践作业 回顾父母养育和应对技能 为分享创伤叙述做好准备 实践作业
第二次 回顾实践作业 养育：更多使用具体、全面的表扬、积极的儿童与照顾者之间的时间 / 仪式 放松 / 正念 逐渐暴露：应对引起创伤回忆事物的技能使用 实践作业	**第六次** 回顾实践作业 父母养育和应对技能回顾 介绍创伤叙述的概念 / 基本原理 实践作业	**第十次** 回顾实践作业 回顾父母养育与应对技能 为分享创伤叙述做好准备 实践作业
第三次 回顾实践作业 情感表达与调节：鼓励照顾者示范和赞扬情感的分享 养育：反思性地倾听 实践作业	**第七次** 回顾实践作业 父母养育和应对技能回顾 逐渐暴露 养育：适龄家庭规则及其后果 评估是否准备好倾听创伤叙述 实践作业	**第十一次** 回顾实践作业 安全技能 毕业准备
第四次 回顾实践作业 养育：选择性注意 认知应对（创伤或非创伤相关） 实践作业	**第八次** 回顾实践作业 回顾父母养育和应对技能 为分享创伤事件做好准备 实践作业	**第十二次** 回顾实践作业 练习技巧，并为未来遇到引起创伤回忆的事物做计划 承认进步

表 11-5　儿童 TF-CBT 团体 12 次会谈大纲

第一次
介绍
小组规则（包括保密和适当边界）
创伤、创伤后应激障碍和针对创伤的认知行为疗法的心理教育
艺术项目 / 游戏

第二次
复习小组规则
心理教育
放松 / 正念
实践作业

第三次
回顾实践作业
情感表达与调节
逐渐暴露：识别创伤期间经历的感受
实践作业

第四次
回顾实践作业
介绍认知应对（非创伤相关）
引入表扬的概念
对创伤提示性线索反应技巧的运用
实践作业

第五次
回顾实践作业
认知应对
心理教育游戏
实践作业

第六次
回顾实践作业
阅读故事，为创伤叙述做准备
创伤叙述的标题和介绍
应对指数卡
实践作业

第七次
回顾实践作业
创伤叙述（个人）
小组活动（回顾技能，继续创建应对技能工具包，创建与创伤感受相关的艺术品 / 告诉其他孩子关于创伤的内容等）

第八次
创伤叙述（个人）
团体活动（如上所述）

第九次
创伤叙述（个人）
团体活动（如上所述）
整体性地掌握（适当时）

第十次
团体活动（如上所述）
整体性地掌握（根据需要）

第十一次
练习安全技能
整体性地掌握（根据需要）
毕业准备

第十二次
安全技能回顾
练习技巧并为未来引起创伤回忆的事物做计划
进步感言

表 11-6　儿童与照料者联合的 TF-CBT 团体 12 次会谈大纲

第一次
孩子们介绍自己和自己的照顾者
治疗师为每个孩子的介绍树立表扬的榜样
描述平行分组过程

第二次
让孩子们来教导如何放松
照顾者表扬孩子

第三次
让孩子们分享一周中所经历事件的一个消极的和一个积极的情绪（与创伤无关的）
照顾者会以反思性的倾听和表扬回应

第四次
“情感猜谜”或儿童教照顾者认知应对：举例说明导致不同情绪的想法
当表扬孩子的表现并同时尽量减少对任何消极行为的注意时，照顾者在联合咨询上练习选择性注意
照顾者和儿童之间相互表扬

第五次
心理教育游戏：你知道什么？
“家庭不和”形式的纸牌游戏
照顾者练习选择性注意
互相表扬

第六次
儿童分享应对索引卡
互相表扬

第七次
孩子们分享他们的艺术项目
互相表扬

第八次
孩子们分享他们的艺术项目
互相表扬

第九次
孩子们分享他们的艺术项目
互相表扬

第十次
如果有临床表现，分享创伤叙述（个人）
相互表扬（个人）

第十一次
儿童在角色扮演中展示安全技能
互相表扬

第十二次
毕业典礼
回顾技能并为未来引起创伤回忆的事物做计划
相互交流表扬
颁发证书

在创伤复述环节，儿童不需要在团体中暴露自己的创伤经历。除此之外，儿童组参加团体治疗的所有环节。在聚焦创伤的团体干预中，儿童可以通过自己总结一个标题或简要介绍来汇总对创伤的复述。根据团体治疗的需要，创伤复述发展环节一般安排在第 4 或第 5 次，至少是在第 7 次之前。在两次团体治疗之间，治疗师会为参与的儿童安排单独进行创伤复述的时间表，15 ~ 20 分钟 / 次 / 人。

2．EMDR 团体　EMDR 团体不仅可应用于近期创伤事件、创伤后应激障碍，还可应用于成瘾、进食障碍、焦虑等同质性团体，以及暴露于高强度工作应激的专业人员等。在使用中，团体方案有不同的变式，包括近期创伤事件团体方案（G-TEP）、EMDR 整合性团体治疗（EMDR-IGTP）、“我要”（Imma）EMDR 团体方案、书面作业 EMDR 团体等。

其中，近期创伤事件团体方案（G-TEP）是由 Elan Shapiro 改编自适用于经历近期创伤或伴持续影响的长期生活事件的大龄儿童、青少年和成人的 EMDR 近期创伤事件方案。

EMDR 整合性团体治疗（EMDR-IGTP）方案是 Lucina Artiga 等人在墨西哥西海岸宝莲飓风过后，针对民众的大量精神卫生需求发展出来的。最初是针对儿童开发的，现在已经有成人版，涵盖从 7 岁到 50 岁以上人群，该治疗方案在世界范围内得到了推广和检验。

“我要”（Imma）EMDR 团体方案是由 BruritLaub 和 Esti Bar-Sade 为 5 岁以上儿童设计的小团体方案，由 EMDR 整合性团体治疗、四元素练习及团体治疗原则发展而来。

表 11-7 展示了 Harris（2018）在研究中使用的基于整合性团体治疗（IGTP）的 10 次 EMDR 团体治疗方案，该团体显著降低了遭遇家庭暴力成年女性的 PTSD 症状。在该研究中，团体人数为 6 ~ 8 人（最多不超过 10 人）。其中第 1 ~ 5 次团体，主要聚焦心理教育和安全计划、资源发展，以及准备创伤加工；第 6 ~ 9 次主要聚焦创伤加工和脱敏；最后一次聚焦结束和应对技能。

表 11–7　基于 EMDR 整合性团体治疗（IGTP）方案的 10 次会谈设计

第 1 次会谈 简式 PTSD 评分访谈（SPRINT）量表 开场破冰 期望和指南 如果两次会谈之间发生危机，该怎么办？ 围绕 EMDR 和双侧刺激（BLS）的心理教育 隔离：放进容器 **第 2 次会谈** 这周的愉快回忆 关于家庭暴力的心理教育：虐待类型、暴力循环、普遍的感受和应对 隔离：容器 **第 3 次会谈** 心理教育：创伤、常见反应、解离、现实感和不同的应对机制 采集既往史：资源和靶目标的时间线（创伤与资源地图） 隔离	**第 7 次会谈** IGTP： 参与者将他们的页面分成四个象限，并在每个部分分别标注 A、B、C 和 D。在纸张另一面的角落，参与者写上姓名和日期 自我安抚练习 评估 脱敏 未来愿景的图像。身体扫描。小组组长告诉参与者去回忆最令其困扰的图画，注意任何的身体感觉，然后做蝴蝶拍 结束 **第 8 次会谈** IGTP： 参与者将他们的页面分成四个象限，并在每个部分分别标注 A、B、C 和 D。在纸张另一面的角落，参与者写上姓名和日期 自我安抚练习

续表

第 4 次会谈 以问题为导向的治疗规划 安全地，双侧刺激 **第 5 次会谈** 资源发展：养育者、智者、支持圈、资源发展与植入技术的掌握、人际资源和象征资源 **第 6 次会谈** SPRINT 量表：测量创伤后应激障碍症状 IGTP： 参与者将他们的页面分成四个象限，并在每个部分分别标注 A、B、C 和 D。在纸张另一面的角落，参与者写上姓名和日期 自我安抚练习 评估 脱敏 未来愿景的图像 躯体扫描 结束	评估 脱敏 未来愿景的图像 躯体扫描 结束 **第 9 次会谈** IGTP： 参与者将他们的页面分成四个象限，并在每个部分分别标注 A、B、C 和 D。在纸张另一面的角落，参与者写上姓名和日期 自我安抚练习 评估 脱敏 未来愿景的图像 躯体扫描 结束 **第 10 次会谈** 未来模板 用 SPRINT 量表评估 PTSD 症状 比赛证书和庆祝

（二）按主题或人群分类的团体

1．PTSD 相关人群的团体治疗　在 PTSD 团体治疗的实践中，常按创伤事件或服务人群的类型来设计团体治疗方案，如灾难幸存者团体、自杀者亲友团体、酗酒者的成年子女团体、家庭暴力受害者团体、乱伦受害者团体、强奸受害者团体、早年不良成长经历团体、未成年性侵受害者团体、未成年性侵受害者重要他人团体、未成年性虐待实施者治疗团体等。

2．PTSD 共病的团体治疗　PTSD 常共病多种心理障碍，包括抑郁、焦虑、物质滥用、人格障碍等。研究也发现了 PTSD 团体对共病症状的疗效，例如 Dorrepaal 等（2014）使用团体 CBT 对遭受童年期虐待的 PTSD 共病人格障碍的女性患者实施治疗。团体每周进行 1 次，每次 2 小时，共 20 次；内容包括心理教育、情绪调节技能传授和认知重建；以常规治疗组为对照组，发现两组 PTSD 症状都有显著减轻的同时，CBT 组的治疗效应值更高。此外，在治疗 PTSD 共病慢性疼痛患者时，团体治疗的方式也显著有效，经常受到推荐，这可能与症状的正常化，以及团体过程中的社会化等因素改善了个体的孤立境遇、减少了社会功能损害有关。

（三）按干预途径分类的团体

创伤后应激障碍团体心理干预可在实地面对面地进行，也可以通过网络远程进行，在未来还有可能在虚拟现实（VR）中进行。本章中主要介绍网络远程视频的团体。

1．远程心理健康服务带来的益处主要包括以下几个方面。

（1）可以对危险地区提供心理支持。危险地区包括因自然灾害、人为灾难严重缺乏饮食、缺乏避难所及相关必需品的重灾区，战争、政局不稳定的或未被控制的传染病暴发等地区，以及创伤暴露人群缺乏相关支持渠道或相关支持服务未能覆盖的地区。

（2）可以全天候使用，能够监控受灾人群，及时识别和分流，以确保有限资源可以被有效利用。

（3）减少传统线下服务方式路途奔波的不便、路途时间的占用以及场地局限等现实条件的限制。

（4）可以减少隐私暴露的风险和采取更加合适的方式提供精神健康服务。包括那些遭受涉及社会污名化创伤（例如被强暴）的人群，担心隐私暴露会招致不幸者（例如在军队服役者或某些特定文化群体的成员），还有对说出自己的创伤经历、精神问题或因此寻求帮助而感到羞耻或担心造成难堪的诸多个体。

（5）为不便使用或无法获取的其他各种情境的个体提供了精神健康服务的可能。例如，无法支付传统精神健康服务费用者、无法抽出足够时间参与传统的精神健康服务者。

2．远程健康服务带来益处的同时，也存在以下几个方面的不足之处。

（1）对远程参与者的身心安全、信息安全的保护提出了新的挑战。

（2）由于远程画面、传输的局限，非言语行为和症状难以被观察到或会被遗漏，也难以观察到个人或环境的全貌。

（3）大多数针对PTSD的循证治疗是以创伤为焦点的，要求来访者放弃适应不良的回避策略。面询是助其克服回避的治疗性手段。而远程获取精神健康服务的方式可能会助长回避行为。

（4）在进行团体工作时，治疗联盟的建立会存在一定程度的困难。

（5）中途放弃或某些不良诱因可能会影响来访者在远程精神健康服务中的受益。

（6）网络、设备等原因导致的延迟、中断等情况会影响远程服务的实施及效果。

（四）PTSD团体干预伦理

PTSD团体干预需遵守心理服务行业的普遍性伦理规范，此外也有需要强调的特定规范。PTSD团体干预总体上应遵循中国心理卫生协会发布的《中国心理学会临床与咨询心理学工作伦理守则（第二版）》（2020）、《疫情特殊时期网络心理咨询工作指南》（2020）、《热线心理咨询伦理规范（初稿）》和《网络心理咨询伦理规范（初稿）（2020）》等伦理要求，并借鉴美国心理学会（American Psychological Association）建立的包括来访者数据安全、相关知情同意及临床边界的指南等伦理规范。在PTSD团体干预中需要进一步强调的部分伦理议题包括以下5点。

1．确保带领者具有足够胜任力 多种团体治疗方法给团体带领者提供了选择的机会，但使用何种方法更适合，还要结合服务对象的需求、团体带领者擅长的领域等因素。团体领导者应在专业胜任力范围内，根据自己的教育、培训和督导经历、工作经验，以负责任的态度为适宜人群提供科学、有效的专业服务，并不断更新专业知识。

2．根据适用范围选择干预方案 不同的PTSD团体理论与方法的适用范围不尽相同，例如适用年龄的差异、入组人员是否应为同一身心发展水平者或同一创伤遭遇者等。在实践中应根据需求人群的特点，选择适宜的人群及方法，制订具体的团体工作方案，提供有效的专业服务。

3．确认知情同意 在小组正式开始前，与参与者讨论并确认PTSD团体知情同意书的内容。

4．避免二次创伤 在既往史采集、评估、干预等过程中，以不伤害为底线，避免增加痛苦和造成二次创伤。其中，保密原则与个体治疗的基本原则是一样的，尤其需要注意团体中是否有其他人不能严格遵守保密原则，在远程干预中需要保障参与者的数据安全。

5．加强自我照料 人的情感是相通的，同创伤受害者一起工作时，团体带领者应注意边界，觉察、处理替代性创伤或触发个人创伤的可能。通过团队协作、同辈支持、督导与自我体验，持续提高个人与团队的应对能力、维护个人身心健康水平，避免身心耗竭。

二、创伤后应激障碍团体心理干预技术

（一）CBT 相关技术

1．CBT 技术　在 CBT 团体中的主要技术如下。

（1）记录自动思维：使潜隐的思想明晰化，并将之与情绪和行为相联系，如“我永远找不到意中人”。

（2）挑战负性的自动思维：发现思维的偏差；探寻自动思维后面的个人臆断，如“假如我下班后不跟他们去喝两杯酒，我就不能真正与人交往”。

（3）监控心境：探索心情与思维和行为的关联，如“没人邀我同去食堂午餐，我就开始感到不爽”。

（4）建立刺激等级：标明引起焦虑事件的等级，然后从易到难，逐级面对，如社交恐惧者可由低至高逐级标明恐怖场面，逐级适应，消除负性情绪和回避行为。例如，患有广场恐怖症的来访者将会建立有关“地点的等级排序”，从引起最小焦虑的地点到最具挑战性的地点。如星期天早晨和伴侣一起去教堂可能处于焦虑唤醒等级的最低级别，夜晚独自前往新开的商场购物可能是最高级别。逐级暴露最终使得来访者得以脱敏，消除焦虑和回避行为。

（5）监控行为：追踪自己时间和精力的去向，如监控自己花了多少时间来反思工作能力，而这又是如何影响自己完成所需的任务的。

（6）解决难题：列举日常问题，寻找答案。治疗师可通过分析、判断，帮助成员将难题分解为数个可操作、可控制的部分，改变成员对问题的认识。学习放松，通过肌肉放松训练、导向性想象呼吸训练和冥想，降低紧张情绪。

（7）危险评估：识别成员紧张情绪的来源和应对紧张情绪的资源，如检验成员是否认为惊恐来源于心脏病发作，然后利用深呼吸训练来改善情绪焦虑。通过心理教育来获取知识，如提供焦虑症心理学机制的知识讲座。

2．TF-CBT 技术　在 TF-CBT 团体中需要用到以下技术。

（1）放松技术：在 TF-CBT 团体中，放松技术是适合各年龄段的。在治疗的早期经常以深呼吸开始，也可以练习渐进式肌肉放松、想象或正念等其他放松技术。团体成员在两次治疗之间可以对这些技术的使用进行讨论。在第 2 次治疗的联合环节，儿童可以准备教会照料者至少一项放松技术。

（2）认知应对技术：治疗师会鼓励儿童的照料者们识别他们在照顾创伤儿童过程中感受到的困扰。随后，治疗师帮照料者们去辨识那些能够引发他们困扰的想法。治疗师会继续把这些想法记录在白板上，直到功能性的、功能不良的想法都列举出来了，就让团体开始识别那些准确且有帮助的想法、没帮助的和（或）不准确的想法。团体一旦识别出有问题的想法，治疗师就会用苏格拉底式的提问来挑战不健康的想法并检查矛盾性的证明。照料者团体成员也可以使用这个方式互助。

（3）亲职技术：包括表扬与活动忽视，记录一周中自己处于创伤或其他困扰时的感受和想法或自动思维。识别问题性的想法后，练习用更正确、有帮助的想法替代问题性的想法，同时记录新想法对自己感受的影响。

（二）EMDR 稳定化技术

稳定化是指系统或个体达到稳定或稳态的方法、途径或过程。稳定化的目的在于减少创伤影响，提高自我复原力。EMDR 借鉴、整合了多个理念流派的技术，发展出包括增加现实感、隔离、安抚、发展资源等多种功能的一系列稳定化技术。相关技术列举见表 11-8。

表 11–8　稳定化技术列表

增加现实感	隔离	安抚	发展资源
观察环境	容器	安全地	快乐日记
留意身体	遥控器	光柱技术	百宝箱
活动	内在智者	内在观察者	蝴蝶拍
四元素	框架技术	内在帮助者	格图技术
石头练习		内在力量	光谱技术

1．增加现实感的技术　在创伤治疗中，当经历过创伤的来访者被过去的痛苦淹没，或处于程度较高的解离状态时，可使用增加现实感的技术，带领来访者更多地回到当下。例如，可以问来访者是否知道自己现在在哪、现在的日期，请来访者观察环境有几种同样颜色（例如蓝色）的物品；或请来访者留意自己坐在椅子上的感觉、双脚踏在地面上的感觉，双手触摸物体的感觉和观察到的细节；有需要的话，还可进一步加强现实感，请来访者慢慢站起来活动一下，走动走动、跟带领者做动作，并体会身体的感受以及自己有多少回到了此时此地。

2．隔离技术　隔离技术的练习可以帮助来访者学会对创伤材料的掌控。有助于来访者至少在一段时间内与创伤材料保持距离。学会使用隔离技术往往是继续进行治疗的前提条件。以下以容器技术为例介绍具体内容。在容器技术的练习中，来访者把创伤材料锁进容器，并由来访者自己决定是否愿意、何时取出处理。在 PTSD 团体中，确保团体成员进入团体工作时能够掌握至少一项隔离技术，可在入组前的准备中逐一向团体成员传授容器或其他隔离技术。

容器技术引导语：

• 请想象在你面前有一个可以锁上的容器，或其他类似的容器。

• 仔细看看：

它有多大？是什么材料做的？什么颜色？怎么锁？锁是什么样的？

怎么打开门？打开时是否有声音？

看看你的容器，它是足够安全的吗？如果不是，就做些修改，直到它足够安全为止。（检查材料：容器的壁是否结实，锁是否牢靠……）

• 把你想锁起来的材料放进一个盒子里，再把它放进容器里。

• 然后关上门，决定把钥匙放在某处（或把密码藏在某处）。

• 最后，把容器放到一个你觉得合适的地方（这个地方不要离你太近），当你想把里面的材料取出来的时候，你就可以取出来。

如果有些体验很难放进容器，可以把这些体验具象化，例如

• 情感（如极度恐惧或身体的疼痛感）：给这些不适感一个具体的形象（例如云雾、火球、有刺的物体等），然后把它缩小到可以放入一个盒子，再放入容器。

• 想法：用可以隐形的特制墨水写在一张纸条上，将这张纸条放入一个信封，然后装入容器。

• 图片：可以处理成一张照片，会缩小，颜色变淡，把另外一张纸放在它的前面，然后一起放进一个信封。

• 内在电影：处理为一个视频录像，如果需要，使用远程控制视频的颜色、声音等，然后关掉电视或播放器，把录像带或存有视频的其他介质放入容器。

• 声音：把声音录在 CD 或磁带上，关掉音量，快退到开始处，放进容器。

• 气味：把气味吸入一个瓶子，封好。

• 味道：为不适的味觉设定某种形状或颜色，缩小，然后储存进玻璃瓶。

检查一下是否所有需要装入的都放进去了。如果还剩下什么东西，就像前面那样装进容器里。

3．安抚技术　“安全 / 平静之所”等安抚技术是为经历创伤的来访者建立安全平静的资源状态，以便来访者连接加工相关的适应性记忆网络。

“安全 / 平静之所”的技术引导语：

请在你的内心世界寻找一个地方，在那里你可以感觉到非常安全和舒适。可以是曾让你感觉到安全和舒适的许多地方的合成……可以是真实的地方，也可以是想象中的地方。

这个地方也许离你很近，也可能离你很远，也许在我们的地球上，也许在宇宙的任何地方。

慢慢去找这样的地方，也许你有了画面，或许有些想象，有些想法。无论出来的是什么，只要能感觉到平静、抚慰、安全和疗愈作用，就挺好的。

- 当你找到了这样的一个地方，请让我知道。你决定是否向我详细描述这个地方。
- 现在请你再检查一下这个地方，是否很安全、很舒适。请从以下各个感官通道进行检查。

你看到什么？如果可能，留意你看到的一切。

如果有任何你不喜欢的东西，改变它。并记得，在你的想象中，你可以安排一切，你喜欢它，就像是魔术。

不知你能否听到什么，喜不喜欢听到的所有声音？如果是的，保持它，如果不是，改变它。

温度是否适宜？

能闻到什么吗？是否喜欢？

你的空间足够大吗？感觉舒适吗？你在里面能活动吗？是否能摆出你想摆的姿势？

- 现在再看看你是否需要给这个地方设立一个边界，好让你感到绝对安全、有控制，不经你的允许，没有人可以进入到这个地方。

你想要什么样的边界，篱笆、墙，或是有魔法的边界。可以是有形的，也可以是无形的……可以想象并调整，直到感觉足够安全。

- 现在问你自己，是否愿意邀请一个或多个你喜欢的生物进来陪你。不要让与你有关联的人进入。能进入的生物总是友好、仁慈的，能为你提供帮助的。如果你想到的生物没有这些特质，它就不属于这个地方，你应该把它送走。
- 当你构建完这个地方，看看还有什么能让这个地方更安全、更舒适？

你在这个地方感觉如何？

你看到什么？听到什么？闻到什么？……皮肤感觉到什么？肌肉感觉到什么？呼吸的感觉如何？腹部的感觉如何？

- 现在如果一切觉得挺好了，你可以决定选一个手势或姿势。以后每当你想回到这个地方的时候，只要摆出这个手势或姿势，你就随时可以回到这个地方。你也可以给这个地方取个名字。试试这个姿势，想着这个名字，感受你待在安全地的各种感觉。
- 有时候，或许你得对这个地方的一些东西做调整，或者添加点儿什么，才能让你的这个地方更安全。所以，时不时地检查一下，密切留意就好。
- 现在可以用一些时间感受在你的安全地的那种安全和舒适，然后，以你的方式、你的速度，带着全然的觉察回到这个房间，体会你双脚与地面接触的感受。

4．发展资源技术　资源自然发展自三大经验领域：与成功有关的记忆、关系资源及象征。当干预对象尚未达到可以进行再加工的足够稳定状态，可以从中选择这三大经验领域的资源并进行资源植入。

“蝴蝶拍”（图 11-3）为个人或团体工作提供了双重注意力刺激（dual attention stimulation）自我管理的方法，可用于发展资源和加工创伤。以下介绍 Lucian Artigas 和 Ignacio Jarero 于 2010 年发展出来的儿童、青少年版本蝴蝶拍。

（1）蝴蝶拍教学

咨询师：“你愿意学一个能帮助你感觉更好的练习吗？”

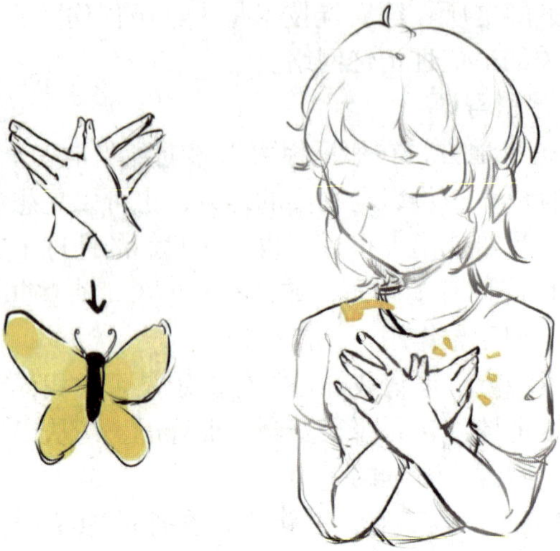

图 11–3　蝴蝶拍
（涂子轩绘制）

咨询师：“请看着我，跟着我做。将手臂在胸前交叉。像这样，每只手的手指尖，可以触摸锁骨和肩部连接下的区域。你的眼睛可以闭上，或部分闭上，看着你的鼻尖。接下来，你交替运动你的手，有点儿像蝴蝶的翅膀拍打。你呼吸缓慢而深（腹式呼吸），并观察你的头脑和身体正在发生的事情，如想法、图像、声音、气味、感觉和身体感受。不需要特意改变什么，放下想法或评判。你可以假装你所观察到的就像云朵飘过。”

只要对方希望继续，此练习即可进行。请注意，确保孩子们与您一起关注。如果没有，检查找出发生了什么事，然后回到教学蝴蝶拍。

（2）蝴蝶拍应用举例——用于植入安全地

咨询师：“现在，请闭上眼睛，用你的想象力去一个你感到安全或平静的地方。你在安全的地方看到什么图像、颜色、声音等？”

在小组中，情绪保护小组（团体中的协同带领者）在孩子们中间移动，倾听他们大声回答。

这里的目标是确保每个孩子都找到了一个他们想象中的安全 / 平静的地方。

以下是可选的。

咨询师：“现在，请拿出你的画纸，画出你想象中的安全 / 平静的地方。完成后，请一边做蝴蝶拍，一边看你的画。”

咨询师：“欢迎你把你的画带回家，每当你需要感觉更好时，你可以使用它与蝴蝶拍。”

一定要注意孩子们的反应。在拍的过程中不讲话，以免孩子们被带出他们自己的进程。

当患者或来访者（儿童或成人）学会了蝴蝶拍，就可以指引他们在两次咨询之间的时段使用，使用蝴蝶拍的目的可以是安抚不安的情绪，帮助产生安全的感觉，或者是促进睡眠。

咨询师：“现在，你已经学会了蝴蝶拍，你可以在任何时候使用它，你有令人不安的感觉，或者你想回到你的安全的地方。你也可以使用它促进睡眠。在我们今天停止之前，你还有任何问题吗？”

综合思考题

1．创伤后应激障碍患者团体干预的主要目标是什么？

2. 创伤后应激障碍患者团体心理干预的核心技术有哪些?
3. 有哪些因素可能影响创伤后应激障碍患者团体的疗效?
4. 创伤后应激障碍团体心理干预方案的核心要素是什么?
5. 在团体中应用个体创伤干预技术时有何注意事项?

（隋双戈）

第十二章

肿瘤患者心理治疗团体

◎ 学习目标

基本目标

1．能列举不同分期恶性肿瘤患者的心理症状与需求。

2．能概括意义中心疗法的理论框架、意义的概念和来源。

3．能概括意义中心团体治疗方案的流程与内容。

4．能举例说明正念的核心理念及正念团体干预流程。

发展目标

1．能运用肿瘤患者意义中心治疗团体基本技术。

2．能运用肿瘤患者团体正念干预基本技术。

第一节 肿瘤患者的心理问题

一、早中期恶性肿瘤患者心理症状与需求

一般来说，早中期恶性肿瘤患者在接受了积极的抗肿瘤治疗（包括手术、放疗、化疗等）之后，会进入一个长期随访的阶段，一部分患者在这一阶段还需要继续服用药物（如部分乳腺癌患者需要接受长期的内分泌药物治疗以降低复发转移的概率），而对于大部分患者而言治疗已经全部结束了，就只需要定期去医院接受随访检查。对于这些进入随访的早中期患者来说，生命暂时不受到威胁了，他们也由癌症患者变成了癌症生存者。但是他们仍然要面对疾病及其治疗给生活带来的种种变化，以及由此带来的心理痛苦。然而在这一阶段，患者既无法再频繁地接触到自己的肿瘤科医生，又暂时无法回到患病前的生活和工作中，在这一过渡期他们常会感到焦虑和无所适从。

对于癌症生存者来说，心理痛苦来自于很多方面，包括躯体症状、功能受限、家庭和亲密关

系变化、社会角色的和社会功能的变化以及灵性的痛苦。以乳腺癌患者为例，术后乳房的残缺会带给她们体象的痛苦；放化疗会给她们带来疲劳、脱发、恶心、呕吐、手足麻木、皮肤改变等不良反应；长期内分泌治疗也会让很多年轻患者体验到类似更年期的很多症状。对于有生育需求的患者来说，由于疾病和治疗导致的无法生育也会给她们带来很多心理痛苦。躯体和功能的受损会让部分患者产生病耻感、自我价值感降低，继而影响他们的亲密关系和社会功能；由于生病没有办法继续学习和工作，也会给他们带来社会角色的变化，影响他们的社交活动，也给他们带来经济负担。部分患者还会体验到灵性方面的痛苦，无法接受患病的事实，对于突如其来的疾病和由此带来的生命轨迹的变化感到无所适从。焦虑、抑郁情绪在癌症生存者中是十分常见的。除此之外，他们还会体验到对复发转移的担忧和恐惧。

早中期恶性肿瘤患者在生存期需要接受心理支持来帮助他们合理理解自己的疾病和预后，正确看待和接纳患病后的自己，以积极的方式应对疾病及其治疗给自己带来的变化，减轻病耻感，维持自尊和自我价值感，获得积极的心理成长；促进患者与家人和朋友的沟通，帮助他们改善亲密关系和社交，在生活中感受到爱和支持；帮助他们调整不良的认知，并减轻由于不良认知带来的焦虑、抑郁，对复发转移的恐惧等负性情绪；学会识别自己的情绪和调节、管理情绪的具体方法（如放松训练、正念练习等）；鼓励他们重新设定生活目标，并在此基础上构建新的生活秩序，从而更好地回归生活、回归社会。

二、进展期恶性肿瘤患者心理症状与需求

当恶性肿瘤进入进展期，通常意味着疾病不能治愈。对于很多患者来说，恶性肿瘤进展的诊断会让他们体验到生存危机，感受到生命的急剧缩短和死亡临近，并由此产生强烈的死亡焦虑。此外，疾病进展、疾病负担的加重会给患者带来痛苦的躯体症状。既往研究显示，有三分之一的进展期恶性肿瘤患者承受着沉重的症状负担（如疼痛、疲劳、失眠等）。这个时候治疗决策的制订也变得更为艰难，因为积极的抗肿瘤治疗在延长生命的同时也意味着更多的不良反应和经济负担，因此如何去权衡生存期和生活质量的获益对于医护人员、患者和家属来说都是艰难的。进展期癌症患者还会体验到自我的改变和亲密关系的改变，尤其当自己身体日渐衰弱，不得已要依靠他人的时候，部分患者会担心家人嫌弃自己、抛弃自己，担心将来无人可依；也有一部分患者会因为害怕自己成为他人的负担而拒绝与家人和朋友有更多的沟通，也拒绝别人对自己的关心和帮助。进展期癌症患者还常体验到生命的无意义感，感到对未来没有希望。患者对于死亡的焦虑也各不相同，有的患者会因为死亡临近，而一些重要的任务无法完成、重要愿望无法实现而感到焦虑；有的患者会担心死亡的过程给自己带来痛苦；有的患者，尤其是年轻的母亲会担心自己的死亡对家人，尤其对孩子有影响；也有患者是对于死亡本身和对于死亡后未知的状态产生恐惧，也是一种灵性的痛苦。因此，进展期患者更需要得到心理支持，来帮助他们管理症状和应对心理痛苦，从而有利于减轻躯体的不适感，做出更为合理的治疗决策。而医护人员，也需要尽力为患者提供安全的治疗环境，促进患者对疾病和治疗过程的接纳和理解，并帮助患者有机会表达自己真实的体验和感受，促进患者的心理适应性。从社会支持的层面，医护人员和心理工作者也需要帮助患者加强与家人和朋友的沟通，让他们能够感受到自己的存在对于家人和朋友的意义，帮助他们提升安全的、稳定的社会支持系统。从生命意义的层面，心理干预可以帮助患者重新连接到自己生命中意义的来源，意识到一个人的生命从生到死都是有意义的，帮助他们维持并强化生命的意义。对于有严重死亡焦虑的患者，他们需要在心理治疗的过程中，在治疗师的陪伴下去面对死亡问题、看清自己焦虑和忧虑的具体内容，并帮助患者获得双重觉察的能力。双重觉察是指患者一方面看到生命的缩短和死亡的临近，意识到死亡的必然性和生命长度的不确定性；另一方面也能意识到自己现在还活着，还有一些事情可以去做，从而能够活在当下，获得向死而生的勇气和力量。

三、恶性肿瘤患者团体心理治疗相关研究

团体心理治疗的形式在恶性肿瘤患者中应用非常广泛，也基于不同的患者人群和不同的目的开发出了很多成熟的团体心理治疗模型，例如，支持 - 表达性团体心理治疗、短程结构式心理教育性团体干预、意义中心团体心理治疗、正念癌症康复团体心理治疗以及聚焦于夫妻的团体干预策略等。

1．支持 - 表达性团体心理治疗（expressive-supportive group psychotherapy） 该疗法最初是为转移性乳腺癌患者设计的，帮助她们促进情感表达，积极应对生存危机、情感和人际关系问题。大量研究证实，该疗法能减轻焦虑、改善转移性乳腺癌患者人际关系和提高应对能力。1989 年的一项研究发现，该疗法能够延长患者生存期，但之后类似的研究尽管都证实了患者的心理获益，却没再得出延长生存期的结果。

2．教育性团体干预（educational group intervention） 是一种以提供健康教育为主的团体干预方法，教育内容包括疾病及治疗相关信息、行为训练、应对策略和沟通技巧，以及可以利用的资源等。教育性干预团体的患者一般同质性较高（即癌肿、分期和治疗阶段一致）。此外，教育性团体可普遍应用于处于各个疾病阶段的恶性肿瘤患者，包括诊断期、手术期、康复期及疾病晚期，帮助患者更好地管理疾病、管理症状、应对各类负性事件和负性情绪。

3．意义中心团体心理治疗（meaning-centered group psychotherapy，MCGP） 是在癌症患者中最常应用的团体治疗模型之一，不仅能够用于进展期患者，也可以应用于癌症生存者，且关于该模型的研究证据较多，在本章第二节会详细介绍这一治疗模型。2015 年发表的一项大样本（*N*=253）随机对照研究显示，MCGP 能够有效改善进展期癌症患者生活质量，减轻抑郁、无望感和希望速死的想法，其效果显著优于支持性团体心理治疗。2017 年发表的一项大样本随机对照研究（*N*=170）证实，MCGP 能够提升癌症生存者的个人意义感，改善其心理健康状况，并且长期（6 个月）随访结果也显示该干预能够减轻癌症生存者的心理痛苦，且干预效果显著优于支持治疗组。关于意义中心疗法的机制研究也提示接受干预的患者意义感的提升是生活质量改善和心理痛苦缓解的中介变量。

4．聚焦于夫妻的团体（couple-focused group，CFG）心理治疗 该疗法最早是为有稳定伴侣关系的早、中期乳腺癌生存者开发的，帮助他们处理认知、情感及社会问题，促进伴侣双方的心理调适，改善亲密关系。干预全程包括 6 次、每次 90 分钟的团体活动，每个团体由 3 ~ 5 对配偶组成。一项大样本（*N*=238）的随机对照研究证实，CFG 干预模型能够显著缓解患癌夫妻的心理痛苦。但因为干预时间较短，严格来说这并不是一项心理治疗，对于有严重心理痛苦，或其中一方或两方均有严重精神障碍的伴侣治疗的疗效还有待于进一步验证。

5．正念干预（mindfulness-based intervention，MBI） 正念是一种以不加评判和接纳的态度将注意力集中于当下经历的练习。正念干预对癌症患者的躯体、心理方面均有积极影响。多项高质量研究表明，MBI 可减少恶性肿瘤患者情绪障碍、焦虑、抑郁和压力等症状方面的困扰。乳腺癌患者在参加 6 周正念减压课程后，染色体端粒酶活性有所增强。正念干预可以改善乳腺癌患者的疲劳、焦虑和紧张，促进患者创伤后成长，且这种获益可维持 12 个月之久。一项纳入 72 个研究（*N*=7378）的荟萃分析结果显示，正念减压疗法和正念认知疗法可以有效改善抑郁、焦虑、综合心理健康和压力，部分研究提示正念认知疗法的效果优于正念减压疗法。正念认知疗法对乳腺癌患者的焦虑、抑郁起效取决于患者的坚持度，坚持到第 7 次治疗才对焦虑、抑郁开始有显著缓解，且患者的教育程度和收入与治疗效果没有直接关系，这就充分证明正念练习的坚持度是正念起效的关键。另一项纳入 21 项研究（*N*=1811）的荟萃分析结果显示，恶性肿瘤患者在家练习正念的总体依从率为 60%，相当于干预期间，每天练习 27 分钟，可改善患者的抑郁、焦虑、压力、癌症复发恐惧，但不足以评价一些因素（婚姻状况、练习正念前的情绪障碍、正念指导方式

和人格特质）与在家坚持练习正念之间是否相关。

近年来，由于互联网和电子智能设备的发展，研究者也开始探索视频会议形式的团体心理治疗是否能够达到与传统面对面治疗同样的效果。2020 年发表的一项大样本随机对照研究对比了视频会议实施的积极心理治疗团体和传统面对面的积极心理治疗团体对于早期癌症生存者的干预疗效，发现视频会议形式的干预同样能够改善参与者的情绪，减轻创伤后应激症状，促进创伤后成长，且疗效与传统面对面的干预形式无显著差异，并发现视频会议组参与者的参与性更强。可以说，探索线上团体心理干预的实施方法是未来各种团体心理干预新的发展方向。

第二节　意义中心团体心理治疗

意义中心团体心理治疗是美国纪念纽约斯隆 - 凯特琳癌症中心的 Breitbart 教授及其团队开发的一种针对晚期癌症患者的心理干预方法。干预目标是帮助晚期癌症患者维持和增强生命的意义感，保持对未来生活的希望。该干预的有效性有高质量循证医学证据的支持，且干预有治疗手册指导，便于实施和推广。

一、意义中心团体心理治疗方案

（一）意义中心团体心理治疗的理论框架

意义中心团体的核心理论框架基于奥地利哲学家 Vikor Frankl 的关于人生意义的基本概念。Frankl 认为，人的一生，从开始到结束，始终存在意义。随着年龄增长和境遇的变迁，意义或许会发生变化，但绝不会消失。如果一个人感受不到生命的意义，并不代表着意义的消失，而是因为他 / 她失去了和意义的联结。对于生命意义的追寻是人类行为的原始驱动力。意义的主要来源可分为四大类：历史来源、态度来源、创造来源和体验来源（表 12-1）。现实的苦难（例如，罹患晚期癌症）会激发一个人寻找生命意义的需求，并提供潜在的成长和感受生命意义的机会。

表 12–1　Frankl 提出的意义的四大来源

分类	具体内容
历史来源	我们从祖先那里获得的，从生命中创造的，未来要赠与他人的那些有价值的东西，包括我们家族的故事、传承的美德，我们获得的成就等
态度来源	在生命遭遇逆境和困难时，以何种态度面对，从而克服困难和逆境，获得成功。例如，在贫困艰苦的条件下完成学业，或者勇敢地面对癌症，并坚韧地完成抗癌治疗
创造来源	工作、事业、艺术创作（如绘画、音乐等）、参加社会活动（如志愿者活动、宗教活动和政治活动等）
体验来源	在生命的过程中体验爱、艺术、幽默和自然。例如，享受充满爱的家庭时光、欣赏美景、参观博物馆、与孩子或宠物嬉戏玩耍等

（二）意义中心团体心理治疗的目标患者群体

该干预的目标患者群体主要是处于疾病进展或转移的晚期癌症患者，预计生存期在 6 个月至 1 年。因为需要参加面对面的团体心理治疗，所以患者的身体功能状况不能太差（卡氏功能评分不低于 50 分）。因为该干预聚焦于生命的意义，因此适合那些感到生命没有意义甚至有轻生念头的患者。《NCCN 痛苦管理指南》推荐使用痛苦温度计对患者进行筛查，评分大于 4 分，即具有中度以上痛苦，且痛苦主要由情感问题和灵性 / 信仰问题导致的患者尤其适用。

但是，对于有严重的未经治疗的精神疾病（如重度抑郁症）或认知障碍的患者，则不适合参与团体活动。对于受教育程度有限或因脑转移导致轻度认知障碍的患者，经过简单访谈，若确认其能够理解意义中心团体的基本概念并且有意愿参与团体则也可以参加团体活动。

（三）意义中心团体心理治疗干预目标

该团体的干预目标主要是为参与者提供重新体验意义和创造意义的可能性，促进患者对意义的来源有更好的理解，能够通过不同的意义来源，发现、重建、维持或增强生命的意义，此外，团体的干预目标也在于帮助进展期癌症患者在有限的生存期内体验和创造生命的意义，最大限度地利用生命中剩余的时间。

（四）意义中心团体心理治疗具体实施方案

意义中心团体心理治疗一般是每周 1 次，每次 1.5 小时，连续 8 周实施心理干预。该疗法有标准化的指导手册，每个干预单元都有一个特定的、关于生命意义的主题，并围绕这一主题展开讲解、讨论和体验练习，每次团体结束后还会布置家庭作业（手册中有家庭作业的书面资料，在实施干预的时候可以复印出来供患者完成家庭作业使用），并在下一次团体的正式专题开始前进行家庭作业的反馈。一般每个体验练习在 30 分钟左右，在练习中给每一个成员留下充分的时间来探索和表达各个主题。具体每周主题和活动流程详见表 12-2。

每 6 ～ 8 人的团体需要 1 ～ 2 名受过专门培训的团体引导者（团体治疗师）。团体引导者通常是心理治疗师、精神科医师、社会工作或心理健康咨询方面的专业人员，具有硕士以上学位。对于团体引导者而言，具有带领一般团体治疗的经验和基本技能也将有助于此项工作，有时团体经验较少的新手心理治疗师、心理学研究生、护士等在受过培训之后也可以担任引导助手的角色。

每次干预开始前，团体引导者们都要进行一次 10 ～ 15 分钟的简短会面，简要回顾单元主题，确保体验练习和家庭作业的书面材料准备齐全，以便在活动时发给团体成员。干预后还应当填写手册中针对每个单元的《治疗师依从性检查单和治疗流程记录》。

表 12-2 意义中心团体心理治疗每周主题及具体流程

主题		具体流程
第一单元	意义的概念和来源	1．介绍 （1）全体成员介绍（个人及医疗情况） （2）简要介绍整个团体活动的日程，每个单元的主题，并强调团体活动的基本原则 （3）第一单元目标介绍 ● 了解患者的癌症故事 ● 介绍意义的概念和来源 2．患者的癌症故事 3．患者对意义的定义 4．学界对意义的定义 5．体验练习——寻找生活中有意义的时刻 6．单元小结 （1）本单元小结 （2）对下一单元主题“癌症与意义”的简介 （3）家庭作业：阅读《活出生命的意义》（作者 Vikor Frankl）第一章
第二单元	癌症与意义	1．组员报告近况（个人及医疗近况） 2．回顾第一单元（含家庭作业反馈） 3．介绍第二单元“癌症与意义的主题”：当失去意义时，再次寻找、维持和增强意义的方法 4．体验练习——“身份认同和我是谁” 5．体验练习——“身份认同和癌症” 6．单元小结 （1）本单元小结 （2）对下一单元主题“意义的历史来源”的简介 （3）家庭作业：对体验练习的思考

续表

主题		具体流程
第三单元	意义的历史来源：我们得到的遗赠	1．成员报告近况 2．回顾第二单元（含家庭作业反馈） 3．介绍第三单元主题“意义的历史来源” ● 在一个人的生命中过去、现在和将来的含义 ● 如何理解和定义“遗赠” 4．体验练习：“生命是一种遗赠” 家族血统、养育方式、传统等 5．单元小结 （1）本单元小结 （2）对下一单元主题“生命是一种遗赠，我们正在创造，也将赠与他人”的简介 （3）家庭作业：分享你的遗赠，为第四单元体验练习做准备
第四单元	意义的历史来源：我们创造出来的，要留给他人的遗赠	1．成员报告近况 2．回顾第三单元（含家庭作业反馈） 3．介绍第四单元主题“意义的历史来源” 我们创造出来的要赠与他人的 4．体验练习 （1）现在的遗赠：思考有意义的活动和成就 （2）将来的遗赠：思考我们从生命中有什么可以被传递下去 5．单元小结 （1）本单元小结 （2）对下一单元主题“意义的态度来源”的简介 （3）家庭作业：“遭遇生命的局限”
第五单元	意义的态度来源	1．成员报告近况 2．回顾第四单元（含家庭作业反馈） 3．介绍第五单元主题“意义的态度来源”：遭遇生命局限的态度 4．体验练习 （1）现在如何处理癌症带来的局限性 （2）将来希望以何种方式被记住 5．单元小结 （1）本单元小结 （2）对下一单元主题“意义的创造来源”的简介 （3）家庭作业：“遗赠计划”
第六单元	意义的创造来源	1．成员报告近况 2．回顾第五单元（含家庭作业反馈） 3．介绍第六单元主题“意义的创造来源”：创造力、勇气与责任 4．体验练习 （1）创造性的本质 ● 过去：对创造的尝试 ● 现在：通过创造的过程表达自我 （2）责任的本质 ● 责任是一种对生命做出回应的能力 ● 过去 - 现在 - 未来的责任 5．单元小结 （1）本单元小结 （2）对下一单元主题“意义的体验来源”的简介 （3）家庭作业：“遗赠计划”

续表

主题		具体流程
第七单元	意义的体验来源	1．成员报告近况 2．回顾第六单元（含家庭作业反馈） 3．回顾以往几个单元的“每周主题”，指明已来到第七单元，并即将到达最后一个单元；讨论对于干预时的体验，即将结束的想法与感受 4．介绍第七单元主题“意义的体验来源”：用爱、美丽和幽默与生命联结 5．体验练习：生活中的爱、美丽和幽默 6．单元小结 （1）本单元小结 （2）对下一单元主题“转化”的简介 （3）简要跟进“遗赠计划”的进展 （4）讨论对最后单元的想法和感受 （5）家庭作业：团体体验的思考和反馈
第八单元	转化	1．成员报告近况 2．转化：对之前单元的反思 3．探索“遗赠计划” 4．成员的团体体验：思考和反馈 5．团体结束 （1）简要回顾团体中有意义的时刻 （2）分享：团体成员互道感谢及道别 （3）强调：“团体活动对于每一位成员来说都是一次学习的经历”

二、意义中心团体心理治疗技术

（一）基本团体带领技术

意义中心团体心理治疗的本质还是一种团体心理治疗，因此治疗师需要具备基本的团体带领技术。在团体活动过程中，团体治疗师能够执行并监督团体的基本原则，促进每一个小组成员能够用心倾听、不加评判、不提建议，保护每一位成员的隐私。此外，团体治疗师还要尽力促进团体的凝聚力，并在团体内部营造安全、建设性的交流氛围。

尽管意义中心团体不是以支持为核心的团体，但团体中包含支持性要素是非常必要的。同样，每一次团体活动中也都应注重给予患者情感表达的空间。治疗师需要熟悉并在治疗过程中严格遵守治疗手册。需要注意的是，治疗师的角色是引导者，而不是独裁者，治疗师的工作是引导患者从自身的角度，自发地进行生命意义的探索，而不是将某个理论或是积极的态度强加于他们。

关于引导的正确方式，下面有一个例子可以帮助治疗师更好地理解。

有一位患者担心自己将来需要家人照顾，会成为家人的负担、拖累他们。这时，治疗师询问她之前在家人生病时照顾家人的感受，患者说：“母亲是我最爱的人，也是对我最重要的人，对于我来说，能在母亲生命的最后一段时间陪伴她、照顾她、安慰她，我觉得很荣幸，没有遗憾。”于是治疗师询问，当她的家人在照顾她时是否也会有同样的感受，患者回答说：“我竟然从来没有从这个角度去思考过。”这里治疗师并没有强加给患者任何道理和积极的态度，仅是引导患者从不同的角度去探索，这种探索是基于患者自身的经历和体验的。

（二）心理教育技术

意义中心团体心理治疗也包括教育性干预，应用了心理教育的技术，即通过讲授和体验练习来强化学习的效果。干预目标是让患者理解在面对疾病晚期和死亡临近时，意义的概念和意义的重要性。另外，让患者尽可能去了解意义的不同来源，以及学习从不同的来源去寻找和感受生命的意义，从而帮助患者在疾病晚期依然能够看到意义的来源并探索和维持生命的意义。

在每次活动中都会有针对某一主题的课程讲授，介绍相关主题的基本概念，并在讲授之后安排 1 ~ 2 个体验练习，目的是帮助患者从个人的角度更加深刻地去理解上一部分讲述的基本概念，并帮助患者将这些基本概念同自己的具体经历和情感体验联系起来。在团体中，带领者会让每一位成员都有机会分享自己的体验练习的内容。在每一位成员分享后，团体治疗师也都会对其分享进行反馈，并对每位患者分享的共性进行总结，以强化学习效果。

每一次布置的家庭作业也都与下一单元的体验练习相关，在每单元发给患者的体验练习和家庭作业的书面材料会留有记录的空间，患者可以将自己在体验练习中的一些问题和思考以书面的方式记录下来，便于组内分享。不过，书面记录不是必须的，大部分患者会在治疗以外梳理自己家庭作业的内容，仅有一部分患者会做书面记录。

（三）引导患者探索意义来源的练习

1．探索有意义的时刻　请列出 1 ~ 2 个你觉得在你的生命中特别有意义的时刻和经历，无论它们听上去很平凡还是很伟大。例如，可以是你克服了一个困难，度过了人生中一个艰难的时刻，也可以是你感到生命中最有活力或最幸福的一个时刻。

2．探索癌症与身份　请认真思考并回答以下问题。

（1）患癌之前，我是谁？（请写出 4 个答案）

这个答案可以是正面的，也可以是负面的，可以是你的性格特征、外貌特征、你所做的事、你的信仰等。或许你可以套用这样的句式，例如“我是一个……样的人”，或“我是一个……”。

（2）患癌之后，我是谁？

你的答案跟上面一样吗？如果不一样，癌症影响了哪些对你来说有意义的事？

3．探索过去的遗赠　当你回顾自己的成长过程，是什么让你成为了你今天的样子？你最重要的记忆、关系、价值、传统是什么？例如：你是如何被抚养长大的？你的名字是怎么来的？哪些重要的人或事给你的生命带来了有意义的变化？你传承了哪些价值观？

4．探索现在和未来的遗赠　今天的你是谁？你的生命中最引以为傲的、有意义的角色、活动或成就是什么？当你展望未来时，一路走来，你学到的哪些生命的课程是你想要传递给他人的？在未来的生活中，你还想要创造什么可以留给他人的遗赠？

5．探索遭遇生命的局限性　过去，你的人生中遭遇过哪些局限、失落或障碍？那时你是如何回应和应对的？患癌后你体验到了哪些局限性和失落感？你又是如何回应和应对的？在经历了这些后，你是否依然能够从日常生活中找到意义感？你认为什么样的死亡是“好的”或“有意义的”？你是否能够想象在你走后，其他人或朋友将如何回忆你？

6．遗赠计划　生命是一种遗赠，你可以现在就做计划，例如制作一个遗赠相册或视频，将有意义的歌曲整理成一个音乐合集，修复一段破裂的关系，做一些你一直想做却没有去做的事情……

7．探索创造力、勇气和责任　你是否能够想起，在你的生命中某个（或某些）重要的时刻，你曾勇敢地掌握自己的命运，或是对一些对你来说很有价值的事情做出了有意义的承诺？在你一生的作品和创造性的活动（例如，著作、孩子、爱好、事业等）中，你是否体验到意义感？如果有，是怎样的意义感？你的责任是什么？你要对谁负责？你是否有未完成的事情？有什么事是你一直想做却没能去做的？是什么阻止了你？

8．探索与生命的联结　列出三种你与生命联结的方式，和你感到最有活力的方式。

（1）爱：①__________；②__________；③__________。

（2）美丽：①__________；②__________；③__________。

（3）幽默：①__________；②__________；③__________。

（四）促进患者的反思，帮助他们重塑对未来的希望

在团体结束前，引导患者思考并总结自己在 8 次团体活动中的学习体验，并分享，通过这些活动，他们对于生命和癌症的看法是否发生了变化？如果有，是怎样的变化？通过团体活动，他们是否对于生命中意义的来源有了更好的理解，并且能够在日常生活中从不同的来源探索生命的意义。如果有，请团员们分享他们具体是如何去做的。让团员们思考并分享自己对于未来的期望。

能够灵活转换意义的来源对于维持意义感和希望非常重要，尤其是帮助患者意识到，意义除了来自于主动的方式，也可以来自于被动的方式。例如，主动照顾孩子可以是作为一个好妈妈的意义，而耐心倾听孩子分享他们的经历和感受，听孩子谈他们的理想和目标，允许他们表达自己的情感例如焦虑或恐惧，同样也是作为一个好妈妈的意义。

第三节　癌症康复正念团体

一、正念的定义和核心态度

（一）正念的定义

正念一词在佛教的《大念处经》及《出入念息经》中多次被提到，是以有目的的、不加评判的态度对当下保持觉知，它是一种特定的存在方式。美国马萨诸塞大学的卡巴金教授将其视为精神训练的方法，强调对当下发生的一切进行有目的、有意识地关注，但不对此作出任何反应、分析和判断，只是单纯地注意它的存在。正念虽源于佛教，但无宗教色彩。卡巴金教授首先将正念应用于改善癌症患者的躯体心理症状方面，效果显著。近十几年来，正念在不同的领域得到广泛应用，国内外诸多研究显示，正念对于心脑血管疾病、糖尿病、癌症等疾病都有效果。

（二）正念的核心态度

在正念练习的同时，非常重要的不仅是在心中搞清楚为什么去做（意图）和做什么（注意），还要明确努力的方式。以下是对正念练习有帮助的态度。

1．不评判　如果我们想要找到一种更有效的方式来面对生活中的种种压力，第一要务就是能觉察这种自动评价的习惯。如此我们才能看到自己的偏见与恐惧，也看到偏见与恐惧如何支配我们，之后才能从中释放自己。正念可以培养一种温和、公平和见证的态度。这要求练习者意识到其头脑中有一股不间断的评判的想法之流，然后努力置身其外。当持有不评判态度时，事情并没有“好”和“坏”，只是简单地呈现事情的本来面目。

2．耐心　耐心是智慧的一种形式，意味着让练习者试着理解并接受事情会按照它们本来的计划发展。人们有时候会对自己或身边的人或事没有耐心，期望自己马上静下来，或者期望事情按照自己的想法去发展。然而，自然或事物有它自己变化的规律，这些都是当下生命的真实呈现。所以，无论如何，我们都需要给自己若干空间来涵容不舒服的经验。耐心将允许练习者静静地观察随着时间流逝所发生的身心现象。

3．初学者的心态　通常人们习惯于生活在司空见惯的环境里，如每天都住的空间，穿的衣服，开的车，走的路……为了在熟悉的环境中看到当下的丰富内涵，可以用好像第一次看到这个事物的心态来看待每一件事。当练习者觉得自己已经知道了一切时，那么就没有什么值得去发现了。拥有了初学者的心态，世界会变得新鲜和有趣，就像我们在童年时无拘无束地探索世界时的样子。

4．信任　通常，我们会因为某位权威人士或某些团体有不同的意见，就轻易忽略或抹去自己的真实感受。其实，每个人都是自己最好的专家。其实，对自身感受和本能进行的细致观察远胜于听从外在的权威。通过正念练习，可以练习为“做自己”负责任，学习倾听与信任自己。你愈培养对自己的信任，你就愈能信任别人，并看到别人善良的一面。

5．不强求　正念冥想不同于其他的人类活动。我们练习冥想并不是为了达到一个目标，而是追求一种简单存在（不是行动）的心态。除了意识到现在的自己，没有其他的目的。关于冥想的一个悖论是，只有你真正放弃想达到某个目的时，才是你真正获得成效的时候。

6．接纳　即意味着看到事情的本来面貌。你也许并不喜欢它，如果事实如此，就让它如此。认识到自己生活的本来面目是做任何改变的第一步。通过接纳，你将不再挣扎着想改变那些你改变不了的事情，你也会将自己从否定的重压之下解脱出来。对于癌症患者来说，我们并不是建议他被动地接受诊断和后果，不去做任何有益的努力。实际上，正念训练里的接纳是指看清事情本来的样貌。如果你现在得了癌症，就不要去拒绝它。接纳它并不是意味着你要喜欢它或希望它如此，而是既然已经如此，试着去面对它，这可能是最好的应对方式。

7．顺其自然　也可称为不执著，这是正念练习的基础，这意味着认识到永恒变化是世界的本质。人们想抓住生活中的某些东西而试图拒绝其他东西正是苦难的根源。顺应自然将允许我们更从容地生活在这个永恒变化的世界中。

二、癌症康复正念团体方案

（一）癌症康复正念团体的分类

1．正念减压疗法（mindfulness-based stress reduction，MBSR）　由正念疗法创始人乔恩·卡巴金教授及其团队成员开发，是一项为期 8 周的标准化计划，结合了正念冥想、瑜伽和其他技术，旨在减轻压力，改善患有各种慢性疾病的患者的幸福感和生活质量。

正念减压共持续 8 周，包括 2.5 小时 / 次 / 周的团体练习和每天 30 ～ 45 分钟的家庭练习。此外，第 6 个周末附加 1 天的静修练习（6 小时）。团体练习包括多种正念练习、基于体验的探寻和对话、内容讲授与探讨等。具体方法包含身体扫描、坐姿冥想、正念行走、正念瑜伽、正念进食以及日常生活中的正念练习等。MBSR 可有效缓解乳腺癌患者的抑郁，减轻症状负担，提高应对能力和专注力，促进创伤后成长。MBSR 衍生出许多分支，适用于癌症患者的主要有正念认知疗法（mindfulness-based cognitive therapy，MBCT）及正念癌症康复（mindfulness-based cancer recovery，MBCR）。

2．正念认知疗法（MBCT）　是一种基于证据的促进身心健康的心理干预方法。正念认知疗法是由 Teasdale、Segal 和 Williams 三位学者为预防抑郁复发而设计的正念干预方法。MBCT 组的抑郁复发比例显著小于常规治疗组，此效应对抑郁复发三次以上的患者尤其明显。适用于多次复发抑郁患者康复后，预防抑郁再次复发的情况；对焦虑症、降低自杀意念以及调节伴随其他躯体和精神疾病的抑郁与焦虑情绪也有效。

8 周 MBCT 练习的基本形式、内容与 MBSR 一致，但针对情绪失调者调整了引导语和练习。除基本正念练习外，MBCT 还包括对情绪的觉察和共处，识别并讨论愉悦与不愉悦情绪，以及伴随情绪而来的躯体感受、行为和想法，觉察并讨论想法与情绪的关系以及想法和事实的差异，练习把过度行动模式转向存在模式，练习七个正念态度在情绪调节中的应用，最后鼓励促发对个体具有情绪滋养效果的行为、减少消耗行为，并把正念融入生活以坚持练习。

3．正念癌症康复（MBCR）　由加拿大卡尔加里大学 Tom Baker 癌症中心 Michael Speca 和 Linda Carlson 博士研究组在 1996 年独立提出，随即作为 MBSR 课程核心内容而创立。

MBCR 的课程结构和经典 8 周 MBSR 一致，加入了针对癌症患者特殊需求设计的内容，包括癌症患者个人形象和定位变化带来的心理问题、癌症相关的心身症状的控制问题，以及运用正念的方式应对心理不良反应等。特色练习包括“我是谁”的练习和“减轻预期性恶心”的练习。

（二）正念团体练习的内容

1．正念呼吸训练　呼吸训练是将呼吸作为观察对象的正念练习，是正念练习的核心。专注于呼吸的好处就是不论练习者身处何地、正在做何事，呼吸永远在当下，随时都可以进行呼吸训练。练习中，轻松地体会呼和吸，体会呼吸的过程和变化，留意呼吸之间的停顿；无需调整呼吸，只是觉察呼吸，并且接纳当下呼吸的状态，在发现自己分心后，将分心视为练习的一个部分，然后温和地回到练习上来。练习通常采用坐式，也可用卧式。

2．身体扫描　是一种引导注意力的练习，系统地引导一个人的注意力遍及全身。身体扫描是将身体感觉作为观察对象的正念练习。练习时，以不评判、好奇和开放的态度，依照一定顺序陆续感受和体验身体各部分的感觉。无论体会到舒服或不舒服的感觉、是否体会到感觉，都无需评判好坏；发现自己分心后，将分心视为练习的一个部分，然后温和地把注意力重新带回到身体扫描练习上来。此项练习将帮助练习者以一种温柔和友善的方式重新认识自己的身体。对于身患癌症的练习者来说，可能感觉到身体背叛了他/她，并因此感到愤怒。癌症治疗经历也会带来一些躯体不适的症状。身体扫描是一种帮助练习者重新友善地对待这一生中拥有的唯一的身体的时刻，让练习者再次关注身体，不管身体现在怎么样，用心拥抱身体的一切。练习通常采用卧式，也可用坐式、站式。

3．葡萄干练习　是让练习者体会初学者的心态最好的方式。引导练习者以开放的、不加评判的态度集中注意力吃葡萄干，培养练习者的好奇心，引导练习者将此种练习带入生活，进行正念饮食。

4．坐姿冥想　坐姿冥想中，坐着只是一种姿势，脑海里经历的境况会很不相同。坐姿冥想通常从对呼吸的觉察开始，逐渐扩展到对身体其他器官、感觉和想法的觉察，主要培养一种系统地将注意力集中于身体感觉、感官刺激、思想和呼吸的能力。

5．爱心冥想　又称慈心冥想或慈心观，是培养慈心的正念练习。练习时将自己的一系列祝福按照一定顺序送给不同对象。祝福语言包括平安、健康、远离痛苦、喜悦等。对象按照顺序包括自己、恩人、喜爱的人、普通人、讨厌者、所有人。

6．山峦冥想　是一种利用想象而完成的冥想练习，通过引导练习者把自己想象成为一座大山，提醒自己与大自然的连接，同时将大山的稳定特质转化到自身，促进稳定、坚实。

7．无拣择冥想练习　被称为纯粹觉知体验练习或开放性觉知练习。该练习指导练习者处于自己的经历之中，对任何此刻涌现的身心现象保持觉醒和开放，不必给出分析、判断和评价，也不必害怕或喜欢，只是单纯地存在于当下，开放地接受觉知中的一点一滴。无拣择冥想练习对恶性肿瘤患者的癌症复发恐惧及对未来的恐惧、担忧情绪有很好的正面影响。无拣择冥想练习可以帮助练习者走出由自己想法和经验形成的陷阱，通过感受自己未加修饰的本来面目，体会此刻存在的美丽。

8．我是谁　恶性肿瘤及其相关治疗会给患者带来外表形象改变，从而引发担心、焦虑、病耻感等情绪问题。“我是谁”练习将帮助练习者意识到自己通常认为的那些重要的、决定个人存在的东西其实并不那么重要，自己的存在之中有更稳定和精彩的部分，从而缓解外部形象改变带来的痛苦。

9．正念改善预期性恶心　预期性恶心是当以前导致恶心的场景再次出现时引起的恶心、呕吐。正念改善预期性恶心的练习将引导练习者从观察呼吸开始，开放地、逐步地接近那个让他/她感到恶心的场景，如果恶心的感觉变得强烈，再回到呼吸之上，待缓解后继续练习。当练习者在想象中完成几次此练习时，将帮助其有足够的信心面对真实的生活。

10．正念瑜伽　将正念练习运用到不同形式的体育运动中（如瑜伽、太极等）也是很好的自我保健方法，能够在加强身心联结的同时，培养更大的和谐和智慧。但对于恶性肿瘤患者来说，要根据患者的身体情况，酌情选择正念瑜伽练习。正念瑜伽并不强调将动作做到完美，而是同样以初学者的心态，用探索和好奇心去发现和感受。练习正念瑜伽前可做一些简单的热身动作，如活动四肢，确保双脚运动灵活且和地面有一定的摩擦力，保证地面平坦，以确保安全。正念瑜伽动作的难度循序渐进，通常以一吸一呼作为一个循环，使呼吸和运动自然地联系在一起。过程中可以是动态连续地重复动作数遍，也可以是将一种姿势保持数次呼吸循环，缓慢结束每个瑜伽动作。

11．正念行走 是将行走感受作为观察对象的正念练习，指导练习者将培养起来的觉知带入生活中。练习时，注意觉察脚底与地面接触的感觉，或者行走中脚的抬起、移动、放下的动作，或者脚底、小腿和大腿等部位的各种感觉。此练习既可采用慢行以仔细体会感受，也可在日常行走中体会感受。

（三）正念团体中的主要伦理问题

1．关于带领者 为了将正念的理论及实践很好地传递给患者，带领者本人必须对正念的概念、态度及练习技巧非常熟悉。正念带领者考虑具备以下技能：①接受至少150小时的MBSR/MBCT背景和理论教育；②接受正式和非正式的正念冥想练习教学培训；③讲授MBSR或MBCT课程，并完成课后感；④至少3年定期冥想练习和静修；⑤作为参与者参加MBSR或MBCT继续训练；⑥带领者需要熟知正念团体课程的覆盖范围，掌握课程进度和步调，具备组织开展课程的能力；⑦带领者需具备良好的处理人际关系的能力及组织和维持团体内小组学习环境的能力。

带领者应用技能的经验能够保证技能传授的可信性。在正念干预的过程中，有些带领者担心讨论自身的经历会违反治疗的界限，所以带领者在带领正念干预团体时，不需要在治疗框架内进行自我暴露或其他形式的曲解，尽量谈论有关正念的理论及实践，让患者关注当下的体验。

在正念干预的过程中，带领者向练习者介绍正念的理论及练习技巧，帮助练习者将正念的态度整合到日常生活中，并强调家庭练习的重要性，同时处理练习者在学习和练习正念时遇到的困扰。很多练习者可能会出现“没有时间练习”或“我没觉得有什么用”等问题，这时需要带领者能够具备足够的说服力，说服患者坚持练习，因为正念起效的关键点之一便是患者坚持有规律的练习。

2．筛查团体成员 筛选的过程分为三个部分。首先，带领者确定自己希望带领并能够胜任恶性肿瘤患者正念团体。其次，招募团体成员。在招募的过程中，除满足患者符合参加正念团体的标准之外，要向其解释正念团体工作的目标、开展方式、基本过程、带领者的期望以及参加团体时的注意事项，必要时签署知情同意书。最后，带领者根据小组的情况筛选待入组的患者，以确保他们能够从团体中受益并能够为团体做出贡献。在恶性肿瘤患者正念团体中，如果条件允许，建议将相同病种的患者安排在同一组，以促进团体成员更好地融入团体，成员之间更顺利地理解与共情。不过在临床实际工作中，不同恶性肿瘤病种的正念团体，也有其价值所在。正念团体治疗人数最好在3～12人，3～8人的团体比9人以上更好。

3．适用人群 心理压力大，存在抑郁、焦虑等困扰的癌症患者、癌症康复者和家属可以参加正念团体活动，但对于精神心理问题严重、正进行精神药物治疗、不能自主进行心理课程学习者（如重度抑郁和焦虑、有自杀倾向的患者），推荐其待病情平稳后参加。除此之外，恶性肿瘤患者及中老年人群练习时需要注意身体出现不适的程度和不适持续时间，如果心悸、憋气等表现持续加重或中断，练习后不能有效缓解，建议停止练习，换其他时间再尝试。必要时咨询呼吸科或心内科等相关专家。已结束药物治疗或处在恢复期的患者可在有临床背景的专业人员指导下使用音频。

4．带领者与正念团体的治疗联盟 治疗联盟是带领者和患者之间合作和情感的纽带，体现在以下三方面：带领者和患者在治疗目标上达成一致，带领者和患者在如何达到治疗目标上达成一致，以及患者和带领者之间的相互信任（成员之间亦是如此）。良好的治疗联盟在减轻患者压力方面起到重要的作用。

三、癌症康复正念团体技术

（一）正念练习前准备

选择自由、安全的空间：可建议练习者选择舒适、安全、不被打扰的活动空间。可以依据引导语和身体实际状态，选择适宜的姿势。提醒练习者在练习过程中注意保暖，尤其是膝盖和脖子的保暖。放下目的性：提醒练习者是否会不时评判当下的状态与期望的目的之间是否存在差异，如果有的话，接纳并将其作为想法，依然回到练习上来。越是能接纳当下、放下期待，压力缓解的效果就越好。保持耐心：随着练习进行，压力会缓解，但改善需要时间，请练习者保持耐心，坚持练习。正念团体可以是开放式，也可以是封闭式。

（二）课程设置

MBSR 包括 8 个 2.5 小时 / 周的团体活动（课表举例如表 12-3 所示），带领者可根据团体成员的情况调整课程主题、活动目标及正念练习内容；第 6 周附加 1 天的静修练习（练习举例如表 12-4 所示），音频文件指导发给患者作为日常家庭练习作业。

表 12–3 8 周正念减压练习课表举例

序号	课程主题	活动目标	正念练习	家庭作业
1	破冰行动	● 了解参加的意图 ● 练习者融入团体 ● 讲解正念的定义	正念呼吸	● 身体扫描 ● 注意日常活动
2	面对症状	● 正念有益态度讲解 ● 建立成员之间的联结	身体扫描	● 身体扫描 / 正念呼吸 ● 积极的体验日记 ● 注意日常活动
3	面对困扰	● 正念有益态度讲解 ● 积极体验分享	正念呼吸 山峦冥想	● 身体扫描 / 山峦冥想 ● 消极经历的日记 ● 注意日常活动
4	认识压力	● 正念有益态度讲解 ● 心理教育“应对压力” ● 消极经历分享	坐姿冥想 正念葡萄干练习	● 呼吸训练 / 坐姿冥想 ● 压力日记 ● 注意日常活动
5	关注当下	● 正念有益态度讲解 ● 压力分享	正念行走	● 正念葡萄干练习 / 正念行走 ● 注意日常活动
6	正念沟通	● 心理教育“沟通” ● 正念有益态度讲解	正念瑜伽	● 坐姿冥想 / 正念行走 / 身体扫描 ● 注意日常活动
7	自我照护	● 能量平衡	爱心冥想 山峦冥想	● 自由选择正念练习 ● 注意日常活动
8	从压力到内在力量	● 评价培训效果及对未来的展望	正念瑜伽 坐姿冥想	● 自由选择正念练习 ● 注意日常活动

表 12–4 一日静修练习举例

时间	静修内容
9：00—9：15	欢迎，介绍静修注意事项
9：15—9：45	躺式瑜伽
9：45—10：10	身体扫描
10：10—10：20	课间休息
10：20—10：50	坐姿冥想
10：50—11：20	正念行走
11：20—11：50	呼吸训练、山峦冥想

续表

时间	静修内容
11：50—12：00	课间休息
12：00—12：45	正念饮食
12：45—13：15	正念行走
13：15—13：40	正念无拣择冥想
13：40—13：50	课间休息
13：50—14：20	站式瑜伽
14：20—14：45	爱心冥想
14：45—15：00	组间反馈，呼吸训练，结束

参与者被要求阅读每周的信息，做正念练习，并在个人日志中写下他们练习和生活中应用正念的经历。鼓励患者通过一个安全、综合的邮寄系统与老师通信，介绍他们的实践经验。老师在一周中预定的一天回复这个日志，并指导参与者完成课程。参与者只有在记录前一周的体验后，才能继续参加下一周的课程。鼓励参与者在 9 周的结构内遵循干预。老师可以决定在生病或假期的情况下延长这段时间。

（三）基于网络的正念团体干预技术

基于网络的正念团体干预在课程内容上与面对面团体干预相似，但在实施方式上有所不同。参加基于互联网的正念团体干预通常有以下两种形式：①不同步的——使用电子邮件，无论接受者是否在线，都可以接受及下载所有与该周课程相关的内容；②同步的——团体成员在特定的时间登录互联网平台。两种方式各有优缺点。不同步上线对患者的参与时间要求低，但无线上互动效果。

总的来说，在正念团体治疗影响因素方面，有研究显示，带领者的能力和团队凝聚力与恶性肿瘤患者压力变化关联性不大。在坚持性方面，对于在家练习的频次问题，焦虑水平更高的患者，更能按时参加正念课程。对于有同居伴侣的女性，以及性格更外向、社会支持和自尊水平较高、抑郁情绪较低的患者，他们更有可能会在家坚持正念练习。而这种坚持练习的行为，有助于提升自尊，并且会进而促使他们继续加强正念练习，构成了一个积极强化的循环。

综合思考题

1. 根据不同时期肿瘤患者的心理行为特点，团体干预的主要目标有哪些？
2. 有哪些因素可能影响肿瘤患者心理治疗团体的疗效？
3. 肿瘤患者意义中心团体心理治疗的主要方案和核心技术是什么？
4. 如何将团体技术和正念技术融入肿瘤患者团体？
5. 肿瘤患者正念康复团体的主要方案和核心技术是什么？

（庞　英　何双智）

第十三章

孤独症谱系障碍儿童与家长心理支持团体

◎ 学习目标

基本目标

1. 能列举孤独症谱系障碍儿童主要心理行为特征。
2. 能概述孤独症谱系障碍儿童与家长的团体干预基本内容。

发展目标

1. 能运用现有知识，设计孤独症谱系障碍儿童与家长的团体干预方案。
2. 能运用孤独症谱系障碍亲子干预团体基本技术。

第一节　孤独症谱系障碍儿童及家长的心理问题及需求

一、孤独症谱系障碍儿童的症状表现与心理干预需求

（一）孤独症谱系障碍的症状表现

孤独症谱系障碍（autism spectrum disorder，ASD）是在婴儿期起病的神经发育障碍。近年来，ASD在我国及全球的发病率均呈上升趋势。作为一种谱系障碍，ASD患者在症状表现和严重程度上有很大的异质性。尽管如此，患者都表现出两组核心症状，即社交和沟通缺陷及重复、局限的感觉-运动行为。

社交和沟通缺陷是ASD最为核心的症状，具体表现包括：①社会-情感交互性的缺陷，例如，患者难以进行轮替式交谈，较少有与他人共享的兴趣和情感；②非言语沟通行为缺陷，例如，ASD个体在社交互动中的目光接触异常，难以理解和正确使用身体姿态，难以整合言语和非言语方式进行交流；③发展、维持和理解人际关系的能力缺陷，例如，ASD个体难以发展友谊关系或无法根据情境的不同调整自身行为。

行为、兴趣或活动的重复性、刻板性和局限性是ASD的第二个核心症状。具体表现有：

①刻板的身体运动、物品使用或语言，如很多ASD儿童有转圈、晃手等简单的刻板动作，以及一段时间内不断重复的刻板语言。②对某一规则、言语或非言语仪式化行为的执著。例如，ASD儿童对每日活动常规、行动路线、玩具排放顺序等秩序有强烈的坚持，会因为很小的变化感到极大的困扰。ASD儿童往往有任务转换困难，并在思维模式上也表现出刻板性。③高度局限的、固定的兴趣。ASD个体常有强烈的异乎寻常的兴趣点。④对感觉信息的感受性异常，表现为过于敏感（hyper-sensitivity）或过低的敏感性（hypo-sensitivity），例如，有些ASD个体对疼痛或温度不敏感，有些患者则对某种特殊声音或质地特别敏感，少量刺激即可引起强烈的消极情绪反应。

除了以上两组核心症状，ASD儿童还常伴有语言和运动发育迟滞或障碍，部分ASD个体合并智力障碍。ASD与其他心理行为问题共病的现象也很多见。在儿童期，ASD最常见的合并障碍是注意力缺陷多动障碍。易激惹、攻击行为及睡眠障碍在ASD儿童中也较为普遍。由于社交技能、情绪调节和思维方式等方面的缺陷，ASD青少年和成年人出现焦虑、抑郁、强迫等心理症状的风险也更高。

（二）孤独症谱系障碍儿童的心理干预需求

ASD核心症状与伴随的语言、运动等发育迟滞及问题行为共同作用，影响儿童的社会功能发展和心理健康。虽然ASD的症状严重程度差异很大，但总的来说，大多数患者都需要某种程度的外界支持，才能较好地适应社会生活。ASD儿童的康复需要包括儿科医生、精神科医生、康复治疗师、特教老师和心理咨询/治疗师在内的多学科专业人员共同参与。

在不同年龄阶段，ASD个体的主要心理干预需求有所不同。在学龄前阶段，培养生活自理能力、促进实用性语言发展和提升社交能力是ASD儿童的主要干预需求，同时也是早期干预的重要目标。早期干预从婴幼儿阶段开始，旨在激发儿童潜能，帮助儿童发展社交、语言、认知、自理能力等各种技能。早期干预是目前认为管理ASD症状的最重要方法。

随着儿童进入特殊教育学校/融合教育或主流学校，社会化程度的加深对儿童的社交能力提出更高要求，学校生活也对儿童的规则意识、自我控制提出更高要求。由于在社交技能、执行功能和心理理论等方面的缺陷，ASD儿童的学校适应往往存在困难。有研究表明，ASD儿童在学校更容易被欺凌，更难以交朋友。进一步提高社会认知和社交技能，提升对学校环境的适应水平是该阶段ASD儿童的重要需求。同时，对学龄期ASD儿童和青少年的研究表明，ASD个体报告出低自尊水平，更容易出现抑郁、焦虑等问题。因此，ASD继发的心理问题需要得到积极关注。此外，在ASD儿童发展的不同阶段，面临不同的特定困境，如青春期的异性交往及性心理问题，以及成年期的就业问题。这些问题也催生出对ASD青年人亲密关系、职业规划等专项干预的需求。

二、孤独症谱系障碍儿童家长的常见心理问题与需求

对家庭来说，养育ASD儿童意味着沉重和特殊的教养负担。由于孤独症相关的社交障碍和情绪问题，对ASD儿童的日常照料格外困难。如果找不到合适的干预机构和学校，父母则需要投入更多的时间和精力。在与ASD儿童互动的过程中，父母由于难以与孩子建立情感链接，更难获得教养中的满足感和成就感。加之孤独症病因及预后不明确，父母不得不在积极寻找各种干预方式的同时，面对未来的不确定感。高照料负担和低教养效能感是孤独症家庭养育困境的重要表现。研究表明，ASD儿童父母的心理痛苦、焦虑和抑郁等问题较为普遍。

教养压力不仅影响父母自身身心健康，也可能影响家庭情绪氛围和教养行为，从而给儿童带来不良影响。ASD儿童父母报告自身的消极情绪会传递给儿童，促发儿童的问题行为和不良情绪。教养压力也可能导致父母采取更为消极的教养行为。因此可见，在ASD的综合干预中，纳入对父母的支持具有重要意义。

三、孤独症儿童与家长团体相关研究

团体干预在ASD儿童/成人及家长群体中有广泛应用。针对ASD儿童/成人的社交技能训练常以团体的方式开展。对ASD儿童父母的心理支持和培训团体也在实践中普遍开展。与个体化治疗相比，团体治疗的优势在于：①团体治疗能够同时干预更多的ASD儿童或家长，干预成本更低、效率更高。②参与者在团体设置中能够分享体验。通过讨论疾病相关的缺陷和优势，参与者的自我接纳程度提高，能够意识到他人也有相似的困扰，并能够促进参与者之间的相互支持。③对于ASD个体来说，团体设置创造了进行真实社交的环境，能够让参与者更好地学习和练习社交技巧。

（一）孤独症儿童团体的相关研究

根据现有研究结果，社交技能训练团体对提升ASD儿童/成人的社交能力有显著效应。参与者认知能力、合并症等因素会调节社交技能训练团体的效应。具体来说，认知能力越强、语言能力越好的ASD个体在社交技能团体中获益更多；合并注意缺陷多动障碍（ADHD）、焦虑等参与者的获益更小。

然而，需要注意的是，虽然社交技能训练团体在临床实践中运用广泛，但相关干预研究开展得并不充分。在现有干预研究中，只有少部分是设计严谨的随机对照试验，多数研究为单组设计。研究设计的缺陷影响了效果评价的可信度。此外，现有干预在因变量测量上存在较大差异。有些研究采用家长、老师报告或青少年自评的社交技能量表进行测量，有些研究加入了对参与者的行为观察。不同方法和数据来源的结果评价有所差异。Gates等人2017年开展的元分析结果发现，在采用父母报告和ASD青少年自我报告的方式测量社交技能时，基于团体的社交技能训练对提升社交能力有中度效应，采用教师报告的数据中，干预效应不显著。未来研究还应注意完善研究设计和变量测量，进而更准确地评估干预效应。另外，未来研究还应更加关注干预项目的特征与干预效应的关系。例如，可以检验干预时长或强度、社交技能教学方法，以及团体中是否引入正常发展的同伴或父母等因素对干预效果的影响。此外，目前很少有研究测量参与者在日常生活中的社交技能，未来还应重点关注团体干预效应的维持及相关因素。

除了社交技能训练团体，也有初步研究证据支持，在ASD儿童/成人中开展正念减压团体、认知行为团体和情绪调节团体对改善心理问题、提升生活质量具有显著效应。

（二）孤独症儿童家长团体的相关研究

由于父母对ASD的知识和态度、父母教养压力和心理健康、家庭整体功能等因素，均可能影响儿童对康复训练的依从性和效果，针对父母的干预是ASD综合干预的重要组成部分。

从干预内容上划分，现有的ASD儿童父母团体大致可分为父母心理支持团体和父母技能培训团体两种类型。父母心理支持团体主要关注父母自身的疾病适应和身心健康。有初步研究证据支持，针对父母的心理健康教育、认知行为团体和正念团体对缓解父母压力有显著效应。例如，Samadi及其研究团队（2013）为37名ASD儿童家长开展了心理健康教育团体并检验其干预效应。该团体的主要内容是提供权威的疾病和干预信息，并促进家长相互分享和支持。研究发现，该团体能够缓解父母压力，提升效能感。Izadi-Mazidi等人（2015）的认知行为团体在心理健康教育的基础上，加入识别和挑战非理性自动化思维、放松训练等认知行为治疗技术。结果发现，团体参与者在干预后的教养压力显著缓解。Hartley等人（2019）的元分析结果显示，基于正念的干预对缓解孤独症儿童家长的压力、提升其心理健康水平有积极效应。

与心理支持性团体不同，父母技能培训团体旨在提升父母相关技能，以便父母更好地支持ASD儿童、管理其行为，并促进儿童社交技能的发展。早期的父母技能培训多以一对一方式开展，但Schultz等人（2011）的综述研究发现，小组干预与个体干预的效果没有显著差异，并建议以小组的方式开展父母技能培训，以降低干预成本，服务更多的家长。传统父母技能培训团体大多是基于应用行为分析的干预，旨在降低儿童问题行为。近年来，基于依恋理论的父母干预开始兴起，并进行了初步效果验证。例如，一项随机对照实验发现，为期 6 个月、共 24 次的反思功能团体能够有效提升 ASD 父母的反思功能，并间接促进儿童社交和沟通能力的提高。

总的来说，现有研究较少单独检验 ASD 儿童父母团体的干预效果，往往是作为综合干预的一部分对其进行评价。相关干预研究关注四类结果，即父母教养行为、父母心理健康水平、儿童行为以及同伴和社交支持。虽然现有研究结果指向干预的积极效应，但限于现有干预设计局限，所得证据级别较低。

第二节　孤独症儿童团体方案与技术

一、孤独症儿童的社交技能团体

社交技能团体干预（group-based social skill intervention，GSSI）在学龄和青少年的 ASD 个体中运用广泛。此类 GSSI 大多属于心理健康教育的性质，不同项目在内容、种类、结构和治疗目标方面有所差异。各项团体的干预时间从几周到 2 年不等。大多数治疗是采用每周一次、每次 1 ~ 2 小时的强度；但在暑假开展的项目有时采用高强度集中训练的方式，每天 5 ~ 6 小时，持续一周。从教学方式上分类，针对 ASD 个体的 GSSI 可分为两种类型：一类团体以直接讲授的教学方式为主，旨在让 ASD 个体了解和掌握社交知识和技能；另一类团体更侧重于提供同伴互动的情境，引导和强化成功互动的出现，提升参与者的社交表现。对低龄儿童来说，加入无结构化或半结构化游戏能够有效提升 ASD 儿童对项目的参与度和依从性。

GSSI 一般要求参与者的认知能力无明显严重缺陷，主要对象是阿斯伯格综合征或高功能孤独症患者。主要理论依据是社会学习理论，采用一系列行为策略促进参与者的社交能力。具体技术包括目标设定、行为示范、角色扮演、强化、纠正性反馈和家庭作业等。GSSI 也可以联合使用认知行为治疗的技术，帮助参与者更好地识别情绪和进行自我评价。

典型的 GSSI 干预内容常包括：了解社会规则和人际关系、识别和解释言语与非言语社交信号、了解和表达感受、谈话技能、应对欺骗和欺负等。结合不同阶段参与者的特殊需求，有些 GSSI 项目会加入约会或求职等情境的社交规则和行为训练。为了适应 ASD 个体的特征，针对这一人群的 GSSI 更加强调结构性，每次团体活动遵循相同流程，以提高团体活动的可预测性。下面以法兰克福社交技能训练（social skill training for autism-Frankfurt，SOSTA-FRA）为例，介绍针对 ASD 个体 GSSI 的具体方案。

SOSTA-FRA 是一个高度结构化、手册化的社交技能训练团体项目，适用对象为阿斯伯格综合征和高功能孤独症的儿童和青少年。该项目结合行为和认知相关干预技术，帮助参与者学习和练习社交技能。项目包括 12 次团体活动，每次 1 ~ 1.5 小时。该项目为同质性团体，要求参与者有足够的认知能力（IQ ＞ 70）和功能性语言，并按照年龄和功能水平对参与者进行分组。每组一般 4 ~ 7 名成员，由两位行为治疗师带领。

每次团体活动遵循标准流程：以问候和开场团体活动开始，介绍团体规则和前一周作业分享，接着引入每次课程特定的任务，主体部分在于介绍并练习主题相关的社交技能，最后会有对当次内容的反馈和家庭作业。每次活动涉及一个社交技能，并按照“12 级社交阶梯”的顺序从易到难循序渐进，根据参与者的发展阶段和年龄特点进行讲授和练习。项目涉及的社交技能包括：建立社交团体规则、学习读懂非言语社交线索、表达自我和他人感受、了解他人观点、开始和维持谈话、在社交团体中感受乐趣、处理困难的社交情境（如欺骗或欺凌），以及问题解决策略。此外，该项目还关注自我控制和愤怒情绪的处理等主题。

为了让参与者更好地掌握社交技能，项目综合使用讲授、示范、团体讨论、角色扮演以及主题相关的团体游戏等技术，以期提高团体成员的参与度，并提供大量练习机会。家庭作业要求参与者在现实生活中练习相关技能，旨在提升干预效应的外推性。在团体活动过程中，行为治疗师通过正强化的方式，促进积极行为的持续发生。已有多中心随机对照试验发现，该项目对提升高功能 ASD 儿童的社会反应性有显著效应。

二、针对孤独症儿童的其他团体

除了基于行为治疗的社交训练团体，团体游戏也被用于提升 ASD 儿童的社交技能。例如，使用乐高积木进行的团体游戏在学龄期 ASD 儿童干预中有所运用，其有效性已获得较多实证研究验证。作为一项高度结构化、可预测的系统游戏，乐高游戏符合高功能孤独症儿童的喜好，容易引起他们的兴趣。因此，乐高治疗是以儿童为中心的干预方法，旨在利用儿童自身的兴趣促进学习和行为改变。典型的乐高治疗方法是创建三人小组，成员分别担任“工程师”（描述和说明任务）、“供应商”（找到正确的积木）和“建造者”（搭建积木）的角色。每个儿童轮流承担不同角色。分工协作给儿童创造了练习共同注意、轮流、分享、合作问题解决、倾听和其他社交技能的机会。另外，也可以允许团体成员更自由地进行乐高游戏，如分组自行设计和积木搭建。在此过程中，儿童可以练习清楚地表达观点、理解他人观点和妥协。乐高治疗明确了儿童遵循的游戏规则，例如，需要跟他人一起工作、需要使用礼貌用语等。治疗师不提出特定社交问题并且给出解决方法，而是在游戏过程中，帮助儿童意识到问题并促进其自己解决问题。现有乐高治疗的研究纳入的参与者年龄从 3 岁到 16 岁不等，以学龄阶段的高功能孤独症儿童居多。相关干预方案多采用每周 1 次、每次 30 ~ 90 分钟的干预强度。总体结果支持，乐高治疗能够提升 ASD 儿童社交技能，但同样由于研究设计缺陷和样本量较少，所得证据级别较低。

针对学龄前 ASD 儿童进行的早期综合干预也可采用团体模式进行。例如，早期介入丹佛模式（early start Denver model，ESDM）是针对孤独症婴幼儿开展的综合性学前干预项目。该项目重点在于建立与儿童的亲密关系，并以此为基础促进儿童社交和沟通发展。ESDM 整合应用行为分析理论、发展和关系取向理论，通过在游戏中创建联合活动常规，激发儿童兴趣，给予儿童主导权，促进儿童社会能力、认知、语言、运动等多项能力的发展。Eapen 等人（2013）采用 ESDM 的课程内容和教学方法，与团体设置进行整合。每个参与者在每周 1 小时个体干预的基础上，进行 15 ~ 20 小时的团体干预。每个团体最多 10 名儿童，治疗师与儿童比例为 1∶4。治疗师需要在自然游戏和团体活动中激发儿童兴趣，让儿童主导游戏并在过程中促进其非言语、言语沟通技能的发展。单组前后测结果发现，这一团体对提升儿童语言能力具有显著效应。

由于特定的认知情绪特征和适应困难，ASD 个体容易继发抑郁、焦虑、强迫等各种心理问题。已有团体项目关注 ASD 继发情绪问题的处理。此类团体多为认知行为治疗取向或基于正念的团体。例如，Hesselmark 等人（2014）的认知行为团体则关注包括自尊、疾病认知、社交接触和日常生活等更为广泛的主题，通过目标设置、角色扮演、暴露练习和行为分析等多种认知行为技术，提升团体参与者的生活质量。Hartmann 等人（2019）运用认知行为治疗理论和技术，开发了持续 12 周的情绪调节团体干预。该团体关注 ASD 成人对焦虑和愤怒情绪的调节方式，采用认知重建、放松训练、行为技能训练等技术，提升 ASD 个体对消极情绪的调节能力。

正念干预在 ASD 儿童和成人中也有一定运用。现有初步证据支持，正念干预能够降低 ASD 个体的焦虑、抑郁和攻击行为，并提升社会反应性和总体心理健康。现有正念团体关注正念技能的学习和练习，包括正念呼吸、身体扫描、与此时此地的链接、非评判性接纳、正念瑜伽、处理愤怒和反刍等。需要注意的是，现有研究所报道的正念干预项目往往在 ASD 个体亲子对中同时平行进行，旨在促进整个家庭系统的积极改变。

第三节　孤独症儿童父母团体的方案与技术

针对 ASD 儿童父母的干预是 ASD 综合干预中的重要组成部分。对父母的干预目标主要包括两方面：①为父母提供心理支持，提升父母的适应能力和心理健康；②为父母赋能，帮助父母建立良好的教养行为，促进儿童康复。基于这两个目标，相关干预可分为两类：第一类是父母心理支持项目，此类项目直接关注父母，儿童是间接获益者；第二类项目是父母介导的干预（parent-mediated intervention），此类项目旨在培训父母对他们的孩子进行工作，儿童是直接获益者。有些项目则同时关注两个目标，成为父母心理支持和教养支持的混合性团体。

一、孤独症儿童父母心理支持团体

鉴于大众对孤独症的认知有限，提供高质量的权威信息是对 ASD 儿童父母的重要支持。因此，针对 ASD 的心理健康教育往往是父母支持团体的重要组成部分。Samadi 等人（2013）的父母支持团体重点聚焦对父母的心理健康教育。该团体共 7 次活动，通过讲授、团体讨论和录像观摩等方式，向父母介绍 ASD 的特征、病因、预后；讨论父母在得知诊断后的反应和积极应对方式；介绍现有相关干预方法和能够向父母提供支持的社会资源。研究结果发现，该团体能够降低家长压力，增加赋能感，而这些变化主要与家长间的非正式支持有关。

针对家长的认知行为团体则在心理健康教育的基础上，关注团体成员个体化的认知特征和行为模式对其心理适应的影响。Izadi-Mazidi 等人（2015）的认知行为团体共 7 次活动，主要内容包括对 ASD 的心理健康教育、讨论个体感受并探讨情绪相关想法、识别自动化想法、认知挑战和重建以及放松训练。涉及的技术包括角色扮演、团体讨论和家庭作业。单组研究结果表明，父母在干预后的教养压力显著降低。

正念减压团体在 ASD 儿童家长中也有广泛应用，其效果也得到了一定实证研究支持。例如，MYmind 项目是针对 ASD 儿童及父母群体改编的正念团体干预，该项目包括针对青少年自身的正念团体以及针对父母的正念教养团体。ASD 儿童父母的正念教养团体方案由 Bögels 等人（2013）的正念教养方案改编而来。原方案在经典正念减压团体方案的基础上，加入正念教养行为，如学习非评判地关注儿童，接纳儿童情绪以及自身在教养中的感受。每次团体练习一个正念教养技能。每次团体的流程高度结构化，以正念呼吸和家庭作业复习开始，接着引入本次主题和新的正念技能，以布置作业和正念冥想结束。此类正念教养团体活动安排的举例如表 13-1 所示。针对 ASD 儿童父母的版本则更加强调抚养孤独症儿童所面临的特殊困境及应对方法。该团体由两名经过正念教养团体培训、有与 ASD 家庭工作经历的心理咨询专业人员带领。研究发现，该家长团体联合 ASD 儿童的正念团体能够显著降低儿童的 ASD 症状，提升其情绪调节和心理适应能力，并能够提升父母的正念水平。为进一步提升项目可及性，研究者将已有正念团体改编为线上项目。例如，Lunsky 等人（2021）的线上正念团体干预以网络会议软件为平台开展，主要讲授正念技巧，包括呼吸冥想、身体扫描、正念瑜伽、正念行走和爱与关怀冥想。与线下团体相比，线上团体时间有所缩减，并会使用一些线上聊天和投票的交流模式。为保证团体能够顺利进行，在团体中增加一位工作人员负责网络技术问题。相关研究发现，家长对线上团体的接受度良好，且线上团体能够缓解家长的心理痛苦，效应能够维持到团体结束 3 个月。

表 13–1　父母正念教养团体项目大纲

次数	主题	主要活动
第一次	自动巡航式教养（automatic pilot parenting） 和非反应性教养（non-reactive parenting） 介绍正念和练习方法	团体成员自我介绍 讲解两种教养模式 正念练习："葡萄干"练习和身体扫描

续表

次数	主题	主要活动
第二次	“初心”教养（beginner mind parenting） 正念练习的障碍	家庭作业互评 正念的态度基础及“初心”教养 正念练习：身体扫描及 10 分钟聚焦呼吸的静坐冥想
第三次	在教养压力下审视身体 正念视觉（mindful seeing）	练习采用“新鲜”的视角观察 正念练习：20 分钟聚焦呼吸和身体感觉的静坐冥想
第四次	对教养压力的回应（responding）与反应性（reacting）	家庭作业互评 讨论养育中的消极事件 讨论应对：战斗 - 逃跑 - 木僵的舞蹈示范 正念练习：① 30 分钟静坐冥想；② 3 分钟呼吸空间、3 分钟应对空间
第五次	识别亲子模式 对自我和孩子的接纳	家庭作业互评 探讨如何与孩子讨论压力，练习情绪接纳，引导家长采用孩子的问题行为练习 3 分钟应对空间，讨论亲子模式 正念练习：40 分钟对呼吸、身体、声音及想法觉察的静坐冥想
第六次	处理困难的情绪	探讨如何与伴侣 / 孩子讨论应激情境 引导父母觉察与自身童年经历有关的自动化反应 正念练习：① 40 分钟对呼吸、身体、声音及想法觉察的静坐冥想；②行走冥想；③对应激性教养事件的冥想练习；④ 3 分钟应对空间练习；⑤情绪接纳冥想
第七次	破裂与修复 接纳和限制	亲子冲突的破裂和修复练习 引导关于限制的觉察 正念练习：40 分钟对呼吸、身体、声音及想法觉察的静坐冥想
第八次	内容复习及未来展望	家庭作业回顾 通过象征性物体和过程描述点评个体在团体中的经历 制订正念教养练习的 8 周计划 正念练习：①身体扫描；②对目标和希望的冥想
第九次	随访（8 周后）	讨论过去 8 周的家庭练习，进行未来 8 个月练习的动机激发 正念练习：高山冥想、石之冥想 对测试结果进行反馈及答疑

二、孤独症儿童父母的教养干预团体

父母教养干预团体本质上是父母介导的干预方案，旨在通过调整父母的教养行为，促进 ASD 儿童的积极发展并降低其问题行为。现有针对 ASD 儿童父母的教养干预团体方案有两个来源，一是从已有教养干预项目改编而来，如惊奇年代（incredible years，IY）项目和以依恋理论为基础的教养干预；二是根据 ASD 儿童特点并依据应用行为分析理念，为 ASD 儿童定制的，如基于儿童精神药理学和社会互动研究证据的父母养育行为培训（behavioral parental training for the Research Units of Pediatric Psychopharmacology and Psychosocial Interventions，RUPP BPT）。

惊奇年代（IY）项目是一个基于社会学习理论的团体教养干预项目，旨在通过提升亲子互动质量和父母教养能力，降低儿童的问题行为。原项目面向所有存在教养困难问题的父母。项目包含以下主题：游戏、社交训练、情绪和学习技能、表扬和奖励、有效的限制设置以及不良行为管理。团体活动围绕亲子互动录像展开，同时在相关主题内进行小组讨论，并通过角色扮演练习相关教养行为。团体带领者与父母一起设置每周目标，并需在家里练习新行为。近年来，研究者针对 ASD 儿童父母的需求，将 IY 项目修订为一个面向 ASD 和语言发展障碍的儿童父母的版本，即 IY-ASLD（the incredible years® autism spectrum and language delays）。IY-ASLD 保留原 IY 项目的主要形式和治疗技术，采用 ASD 儿童与父母的亲子互动录像作为切入点，讨论与 ASD 更为相关的教养技能和行为管理。IY-ASLD 项目主要面向 2 ～ 8 岁 ASD 儿童家长，旨在为儿童确诊早期的家长提供支持。已有初步研究证据支持，IY-ASLD 项目的可行性良好，且能够显著降低教养压力。

另一类关系取向的教养干预则以依恋理论为基础，重点在于提高父母与儿童的亲子关系，进而促进 ASD 儿童发展。近年来，基于父母心智化的干预在 ASD 父母干预中有所运用。例如，一项 ASD 儿童父母团体主要用于增强父母反思功能，即对儿童及自身心理状态的察觉和理解。该项目每周一次，为期 6 个月，共 24 次课程。随机对照试验结果发现，反思功能干预组父母的反思功能有显著提升，儿童的社会交往和沟通能力有显著改善。

与上述教养干预不同，RUPP BPT 是在应用行为框架下设计的行为分析干预。该项目是 ASD 行为干预中衍生出的父母课程，目的在于降低儿童的问题行为。RUPP BPT 包括 11 次核心课程，覆盖行为原则、强化、功能性沟通训练和服从训练（每次课程主题及主要活动如表 13-2 所示），另外还有多个可选课程和 2 ～ 3 次复习课程。核心课程的前一半用于介绍如何采用强化相关的策略降低问题行为，后一半关注如何教授新技能以及相关促进策略。可选课程包括喂养、睡眠、如厕、设置冷静期、代币使用和危机管理等。在团体实施过程中，常设置多次家访和阶段性测评。RUPP BPT 团体采用的技术包括目标设置、角色扮演、家庭作业等。在 RUPP BPT 项目中，两个接受行为治疗并有 ASD 家庭工作经历的咨询师担任带领者，其中一名带领者负责按照项目手册执行每个流程，另一名带领者则协助完成家庭作业复习和讨论等环节。已有初步研究验证，RUPP BPT 的可行性良好。单组前后测结果显示，该项目对降低 ASD 儿童问题行为具有显著效应。

表 13-2　RUPP BPT 核心课程简介

次数	主题	简要介绍
1	行为干预原则概论	介绍总体治疗目标、行为功能的概念、行为的前因和后果识别
2	预防策略	讨论行为问题出现的前因，发展预防性策略
3	日常日程	形成每日日程表，识别降低问题行为的切入点
4	强化 1	介绍强化的概念，增强依从性，增加好行为和学习新行为
5	强化 2	介绍“抓住孩子表现好的时刻” 通过孩子主导的游戏，教授游戏和社交技能
6	计划性忽略	探讨如何使用消退技术降低问题行为
7	服从性训练	介绍父母如何有效发出指令，使用有引导的服从技术增强服从行为、管理不服从行为
8	功能性交流训练	通过系统性强化技术，教授寻找备选项、沟通技能等技术替代问题行为
9	教育技术 1	采用任务分析，向父母提供用适宜性行为取代问题行为的方法
10	教育技术 2	讲授教育技术的同时，教授多种促进性流程
11	泛化和保持	形成巩固好行为及泛化新技能的策略

三、孤独症儿童父母的综合干预团体

有些针对 ASD 儿童父母的综合干预团体同时包含了父母心理支持和教养支持的相关内容，旨在更加全面地向父母提供帮助。其中，早鸟版（early bird，EB）和早鸟加强版（early bird plus，EBP）项目是此类团体中较有影响力的干预项目。EB/EBP 项目是英国孤独症协会从 1997 年到 2003 年开发的针对 ASD 儿童父母的团体项目，已在十多个国家广泛应用。该团体的目标在于：①在得到 ASD 诊断初期，对家长提供信息和心理支持；②为父母赋能，帮助父母发现 ASD 儿童的优势；③帮助父母建立良好教养行为。

EB 项目为学龄前 ASD 儿童的父母设计，EBP 则针对学龄阶段的 ASD 儿童父母。表 13-3 简要展示了 EB 项目的结构。从这一内容可见，EB 既包括对 ASD 的健康教育内容，也覆盖了游戏、视觉辅助、常规制定等 ASD 儿童特殊教养行为以及问题行为管理等教养干预内容。现有研究支持，这项干预的接受度良好，且能够有效提升父母的教养效能感、缓解父母压力，并对儿童发展有积极促进作用，但有效性的证据相对较弱，有待于未来更多研究验证。

表 13-3 早鸟版干预内容和结构

名称	主题	简要介绍
第一次	孤独症	孤独症是什么？ Early Bird 干预是什么？ 孤独症患者如何感知世界？ 孤独症患者如何理解世界？
第二次	孤独症和沟通	沟通能力的发展 孤独症患者的沟通
第三次	与你的孩子一起工作	促进学习的有效技术 与人的游戏
家访 A	与人的游戏	练习亲子游戏
第四次	视觉结构和支持	报告 / 分享亲子游戏体验 支持沟通 视觉支持和结构
第五次	问题预防和发展游戏常规（play routine）	高读症（hyperlexia）和书本使用 孤独症儿童和游戏 日常和游戏常规
家访 B	游戏常规	在家庭中练习使用常规
第六次	行为理解	分享游戏常规 使用冰山技术分析行为
第七次	行为管理 A	重复行为、特殊兴趣和强迫 发脾气和暴力行为 恐惧和恐怖症
家访 C	庆祝	父母选择活动 鼓励目标设定
第八次	行为管理 B	饮食 睡眠 如厕和卫生 总结和庆祝
随访（3 个月后）	复习	庆祝儿童和成人 3 个月来的进步

综合思考题

1. 根据孤独症谱系障碍儿童及家长的常见问题，团体干预的主要目标是什么?
2. 孤独症儿童与家长团体疗效的影响因素有哪些?
3. 孤独症儿童社交技能团体的方案设计和操作要点是什么?
4. 如何设计大龄孤独症儿童家长的心理支持团体?
5. 孤独症儿童家长的综合干预团体方案有何要点?

（周　婷）

参考文献

[1] 阿德勒. 自卑与超越［M］. 曹晚红，魏雪萍，译. 汕头：汕头大学出版社，2010.
[2] 利兹. 标准 EMDR 疗法流程应用指南：供治疗师、督导师和咨询顾问使用［M］. 吴薇莉，杨渝川，译. 成都：四川大学出版社，2019.
[3] Beck J S. 认知疗法：基础与应用［M］. 翟书涛，译. 北京：中国轻工业出版社，2001.
[4] Berne E. 人间游戏：人际关系心理学［M］. 田国秀，曾静，译. 北京：中国轻工业出版社，2006.
[5] Bieling P J，McCabe R E，Antony MM. 团体认知行为治疗［M］. 崔丽霞，译. 北京：世界图书出版社，2011.
[6] 陈珏. 进食障碍［M］. 北京：人民卫生出版社，2013.
[7] 陈丽云，樊富珉，梁佩如，等. 身心灵全人健康模式：中国文化与团体心理辅导［M］. 北京：中国轻工业出版社，2009.
[8] 达尔文. 人类和动物的表情［M］. 周邦立，译. 北京：北京大学出版社，2009.
[9] Ellis A，Maclaren C. 理情行为治疗［M］. 刘小箐，译. 成都：四川大学出版社，2005.
[10] Fear L M. 习得安全感［M］. 凌春秀，译. 北京：人民邮电出版社，2021.
[11] 樊富珉 . 团体心理咨询［M］. 北京：高等教育出版社，2005.
[12] 范北方，何倩，陈颜，等. 团体认知行为治疗改善慢性病患者抑郁与焦虑水平的效果评价［J］. 国际精神病学杂志，2022，49（3）：472-476.
[13] 弗洛伊德. 精神分析引论［M］. 高觉敷，译. 北京：商务印书馆，1984.
[14] Gilliland B E，James R K. 危机干预策略［M］. 肖水源，译. 北京：中国轻工出版社，2000.
[15] Gladding S T. 团体咨询与治疗权威指南：第 7 版［M］. 张英俊，郭颖，刘宇，译. 北京：中国人民大学出版社，2021.
[16] 郭怀珠，郑瑞茂. 神经性厌食症发病机理与治疗进展［J］. 生理科学进展，2020，51（6）：401-407.
[17] Hofmann SG. 认知行为治疗：心理健康问题的应对之道［M］. 王觅，余苗，赵晴雪，译. 北京：电子工业出版社，2014.
[18] Yalom I D. 团体心理治疗：理论与实践［M］. 蒋娟，李鸣，译. 北京：中国轻工业出版社，2005.
[19] Rogers C R. 卡尔·罗杰斯论会心团体［M］. 张宝蕊，译. 北京：中国人民大学出版社，2006.
[20] 荣格. 荣格文集：转化的象征：第二卷［M］. 孙明丽，石小竹，译. 北京：国际文化出版公司，2012.

[21] Leahy R L. 认知治疗技术：从业者指南［M］. 张黎黎，译. 北京：中国轻工业出版社，2005.
[22] 李晓靖，张岚，卢勤，等. 团体认知行为治疗在门诊 2 型糖尿病患者中的应用探索［J］. 精神医学杂志，2018，31（3）：177-180.
[23] 卢勤，张岚，李旭，等. 糖调节异常者认知行为团体心理治疗方案的编制及疗效［J］. 中国心理卫生杂志，2012，26（11）：808-813.
[24] 鲁小华，邹筱雯，孙沛. 羞耻与物质成瘾的关系及基于此的团体干预［J］. 中国药物依赖性杂志，2022，31（3），231-236.
[25] 陆林. 沈渔邨精神病学［M］. 6 版. 北京：人民卫生出版社，2017.
[26] 罗杰斯. 当事人中心治疗：实践、运用和理论［M］. 李孟潮，李迎潮，译. 北京：中国人民大学出版社，2004.
[27] 韦夏. 认知治疗学派创始人：贝克［M］. 廖世德，译. 上海：学林出版社，2007.
[28] 美国精神医学学会. 精神障碍诊断与统计手册：第 5 版［M］. 张道龙，译. 北京：北京大学出版社，2015.
[29] 魏斯曼，马科维茨，克勒曼. 人际心理治疗指南：更新扩增版［M］. 郑万宏，李卫晖，马静，译. 杭州：浙江工商大学出版社，2018.
[30] 蒲佳佳，Todd J. 神经性厌食症的生物 - 心理 - 社会模型［J］. 心理科学进展，2016，24（12）：1873-1881.
[31] 钱铭怡. 心理咨询与心理治疗［M］. 北京：北京大学出版社，1994.
[32] Schnyder U，Cloitre M. 抚平伤痛：创伤性心理障碍治疗指南［M］. 王建平，徐慰，徐佳音，译. 北京：中国人民大学出版社，2019.
[33] Stewart I，Joines V. 人际沟通分析练习法［M］. 易之新，译. 台北：张老师文化事业股份有限公司，1999.
[34] 唐文. 团体心理干预在社区高血压患者中的作用［J］. 社区医学杂志，2014，12（24）：58-59.
[35] William B，Shannon P. 进展期癌症患者意义中心团体心理治疗手册［M］. 唐丽丽，译. 北京：北京大学医学出版社，2021.
[36] 王向群，王高华. 中国进食障碍防治指南［M］. 北京：中华医学电子音像出版社，2015.
[37] 吴秀碧. 团体辅导的理论与实务［M］. 台北：品高图书出版社，2000.
[38] Yalom I D，Leszcz M. 团体心理治疗：理论与实践［M］. 李敏，李鸣，译. 北京：中国轻工业出版社，2010.
[39] 雅罗姆. 给心理治疗师的礼物：给新一代治疗师及其病人的公开信［M］. 张怡玲，译. 北京：中国轻工业出版社，2004.
[40] 艾里斯，麦克赖瑞. 理情行为治疗［M］. 刘小箐，译. 成都：四川大学出版社，2005.
[41] 余晓芳，许章英，胡婷婷. 团体心理干预结合健康教育对腹部肿瘤合并高血压患者心理弹性及应对方式的影响［J］. 实用心脑肺血管病杂志，2019（27）：13-16.
[42] 周婷，官锐园，浦浙宁，等. 新冠肺炎抗疫一线医护人员的急性应激反应及相关因素：有调节的中介模型分析［J］. 中国临床心理学杂志，2020，28（4）：751-755.
[43] Adams G，Turner H，Hoskins J，et al. Effectiveness of a brief form of group dialectical behavior therapy for binge-eating disorder：case series in a routine clinical setting［J］. International Journal of Eating Disorders，2021，54（3/4）：615-620.
[44] Adamson J，Leppanen J，Murin M，et al. Effectiveness of emotional skills training for patients with anorexia nervosa with autistic symptoms in group and individual format［J］. European Eating Disorders Review，2018，26（4）：367-375.
[45] Adamson J，Ozenc C，Baillie C，et al. Self-Esteem Group：Useful Intervention for Inpatients with Anorexia Nervosa?［J］. Brain Sciences，2019，9（1）：12.
[46] Bamuhair S S，Al F A，Althubaiti A，et al. Class attendance and cardiology examination performance：a study in problem-based medical curriculum［J］. Int J Gen Med，2016（9）：1-5.
[47] Baydoun M，Moran C，Mclennan A，et al. Mindfulness-Based Interventions in Cancer Survivors：A Systematic

Review of Participants' Adherence to Home Practice [J]. Patient Prefer Adherence, 2021 (15): 1225-1242.

[48] Beck, A. J. Cognitive therapy and the emotional disorders [M]. New York: International Universities Press, 1976.

[49] Beck, A. T., Rush, A. J., Shaw, B. F., et al. Cognitive Therapy of Depression [M]. New York: Guilford Press, 1979.

[50] Bion, W. R. Experiences in Groups [M]. London: Tavistock, 1961.

[51] Bisseling E M, Schellekens M, Spinhoven P, et al. Therapeutic alliance-not therapist competence or group cohesion-contributes to reduction of psychological distress in group-based mindfulness-based cognitive therapy for cancer patients [J]. Clin Psychol Psychother, 2019, 26 (3): 309-318.

[52] Blood L, Adams G, Turner H, et al. Group dialectical behavioral therapy for binge-eating disorder: outcomes from a community case series [J]. International Journal of Eating Disorders, 2020, 53 (11): 1863-1867.

[53] Blouet A, Zinger M, Capitain O, et al. Sexual quality of life evaluation after treatment among women with breast cancer under 35 years old [J]. Supportive care in cancer, 2019 (27): 879-885.

[54] Borsboom D, Cramer A, Kalis A. Brain disorders? Not really: Why network structures block reductionism in psychopathology research [J]. Behavioral and Brain Sciences, 2019 (42): e2.

[55] Burrell TL, Postorino V, Scahill L, et al. Feasibility of Group Parent Training for Children with Autism Spectrum Disorder and Disruptive Behavior: A Demonstration Pilot [J]. Journal of autism and developmental disorders, 2020, 50 (11): 3883-3894.

[56] Cachia RL, Anderson A, Moore DW. Mindfulness, Stress and Well-Being in Parents of Children with Autism Spectrum Disorder: A Systematic Review [J]. Journal of Child and Family Studies, 2015, 25 (1): 1-14.

[57] Carlson L E, Beattie T L, Giese-Davis J, et al. Mindfulness-based cancer recovery and supportive-expressive therapy maintain telomere length relative to controls in distressed breast cancer survivors [J]. Cancer, 2015, 121 (3): 476-484.

[58] Carlson L E, Tamagawa R, Stephen J, et al. Randomized-controlled trial of mindfulness-based cancer recovery versus supportive expressive group therapy among distressed breast cancer survivors (MINDSET): long-term follow-up results [J]. Psychooncology, 2016, 25 (7): 750-759.

[59] Chan KKS, Leung DCK. Linking Child Autism to Parental Depression and Anxiety: Mediating the Roles of Enacted and Felt Stigma [J]. Journal of autism and developmental disorders, 2021, 51 (2): 527-537.

[60] Chester M, Richdale AL, McGillivray J. Group-Based Social Skills Training with Play for Children on the Autism Spectrum [J]. Journal of autism and developmental disorders, 2019, 49 (6): 2231-2242.

[61] Charles S Cleeland, Fengmin Zhao, Victor T Chang, et al. The symptom burden of cancer: Evidence for a core set of cancer-related and treatment-related symptoms from the Eastern Cooperative Oncology Group Symptom Outcomes and Practice Patterns study [J]. Cancer, 2013, 119 (24): 4333-4340.

[62] Compare A, Calugi S, Marchesini G, et al. Emotionally focused group therapy and dietary counseling in binge eating disorder. Effect on eating disorder psychopathology and quality of life [J]. Appetite, 2013 (71): 361-368.

[63] Deblinger E, Pollio E, Dorsey S. Applying Trauma-Focused Cognitive Behavioral Therapy in Group Format [J]. Child Maltreatment, 2016, 21 (1): 59-73.

[64] Edwards GS, Zlomke KR, Greathouse AD. RUBI parent training as a group intervention for children with autism: A community pilot study [J]. Research in Autism Spectrum Disorders, 2019 (66): 101409.

[65] Flores PJ, Brook DW. Group Psychotherapy Approaches to Addiction and Substance Abuse [M]. New York: American Group Psychotherapy Association, 2011.

[66] Freeman, A. Cognitive therapy with couples and groups [M]. New York: Plenum Press, 1983.

[67] Frolli, A., Bosco, A., Carmine, F. D., et al. Parent Training and Therapy in Children with Autism [J]. Pediatric reports, 2021, 13 (2): 216-226.

[68] Grave R. D., Calugi S , Doll HA , et al. Enhanced cognitive behaviour therapy for adolescents with anorexia nervosa: An alternative to family therapy? [J]. Behaviour Research and Therapy, 2013, 51 (1): 9-12.

[69] Hoge E A, Acabchuk R L, Kimmel H, et al. Emotion-related constructs engaged by mindfulness-based interventions: A systematic review and meta-analysis [J]. Mindfulness (NY), 2021, 12 (5): 1041-1062.

[70] Insel, T. R., Cuthbert, B. N. Brain disorders? Precisely: Precision medicine comes to psychiatry [J]. Science, 2015, 348 (6234): 499-500.

[71] Juarascio A S, Manasse S M, Schumacher L, et al. Developing an Acceptance-Based Behavioral Treatment for Binge Eating Disorder: Rationale and Challenges [J]. Cognitive and Behavioral Practice, 2017, 24 (1): 1-13.

[72] Juarascio A, Lantz E L, Muratore A F, et al. Addressing Weight Suppression to Improve Treatment Outcome for Bulimia Nervosa [J]. Cognitive and Behavioral Practice, 2018 (25): 391-401.

[73] Kahl K G, Winter L, Schweiger U . The third wave of cognitive behavioural therapies [J]. Current Opinion in Psychiatry, 2012, 25 (6): 522-528.

[74] Kamody R C, Thurston I B, Pluhar E I, et al. Implementing a condensed dialectical behavior therapy skills group for binge-eating behaviors in adolescents [J]. Eating and weight disorders, 2019, 24 (2): 367-372.

[75] Kenne S E, Martensson L B, Andersson B A, et al. Mindfulness and its efficacy for psychological and biological responses in women with breast cancer [J]. Cancer Med, 2017, 6 (5): 1108-1122.

[76] Kleinberg J L. Handbook of group psychotherapy [M]. New Jersey: The Wiley Blackwell, 2011.

[77] Koenig H. G, Pearce M. J, Nelson B, et al. Religious vs. conventional cognitive behavioral therapy for major depression in persons with chronic medical illness: a pilot randomized trial [J]. J Nerv Ment Dis, 2015, 203 (4): 243-251.

[78] Kurzrok J, McBride E, Grossman RB. Autism-specific parenting self-efficacy: An examination of the role of parent-reported intervention involvement, satisfaction with intervention-related training, and caregiver burden [J]. Autism, 2021, 25 (5): 1395-1408.

[79] Lehnung M, Shapiro E, Schreiber M, et al. Evaluating the EMDR Group Traumatic Episode Protocol With Refugees: A Field Study [J]. Journal of EMDR Practice and Research, 2017, 11 (3): 129-138.

[80] Lengacher C A, Reich R R, Kip K E, et al. Influence of mindfulness-based stress reduction (MBSR) on telomerase activity in women with breast cancer (BC) [J]. Biol Res Nurs, 2014, 16 (4): 438-447.

[81] María Lleras de Frutos, Medina J C, Vives J , et al. Video conference vs face-to-face group psychotherapy for distressed cancer survivors: A randomized controlled trial [J]. Psychooncology, 2020, 29 (12): 1995–2003.

[82] Marilyn Luber (Editor). Eye Movement Desensitization and Reprocessing Scripted Protocols: special populations [M]. New York: Springer Publishing Company, 2010.

[83] Markowitz JC, Choo TH, Neria Y. Do Acute Benefits of Interpersonal Psychotherapy for Posttraumatic Stress Disorder Endure? [J]. Can J Psychiatry, 2018, 63 (1): 37-43.

[84] Markowitz JC, Neria Y, Lovell K, et al. History of sexual trauma moderates psychotherapy outcome for posttraumatic stress disorder [J]. Depress Anxiety, 2017, 34 (8): 692-700.

[85] Martin A, Naunton M, Kosari S, et al. Treatment Guidelines for PTSD: A Systematic Review [J]. Journal of Clinical Medicine, 2021, 10 (18): 4175.

[86] Martine Hébert, Isabelle V. Daignault, Claudia Blanchard-Dallaire. Adaptation of Trauma-Focused Cognitive Behavioural Therapy for cases of child sexual abuse with complex trauma A clinical case illustration [J]. International Journal of Child and Adolescent Resilience, 2020, 7 (1): 211-221.

[87] Mayes, S. D., Calhoun, S. L., Murray, M. J., et al. Variables Associated with Anxiety and Depression in Children with Autism [J]. Journal of Developmental and Physical Disabilities, 2011, 23 (4): 325-337.

[88] McMahon, C. M., Lerner, M. D., Britton, N. Group-based social skills interventions for adolescents with

higher-functioning autism spectrum disorder：a review and looking to the future [J]. Adolescent Health Med Ther，2013，4：23-28.

[89] Miller WR，Rollnick S. Motivational interviewing：preparing people for change [M]. New York：Guilford Press，2002.

[90] Nexhmedin Morina，Thole H. Hoppen，Ahlke Kip. Study quality and efficacy of psychological interventions for posttraumatic stress disorder：a meta-analysis of randomized controlled trials [J]. Psychol Med，2021，51（8）：1260-1270.

[91] Rothschild. The body remembers：The psychophysiology of trauma and trauma treatment [M].New York：W. W. Norton，2000.

[92] Safer DL，Telch CF，Chen EY. Dialectical behavior therapy for binge eating and bulimia [M]. New York：Guilford Press，2009.

[93] Samoil D，Abdelmutti N，Gallagher LO，et al. Evaluating the effect of a group pre-treatment chemotherapy psycho-education session for chemotherapy-naive gynecologic cancer patients and their caregivers [J]. Gynecologic oncology，2021，160（1）：234-243.

[94] Schaub A，Hippius H，Möller HJ，et al. Psychoeducational and Cognitive Behavioral Treatment Programs：Implementation and Evaluation From 1995 to 2015 in Kraepelin's Former Hospital [J]. Schizophr Bull，2016，42（Suppl 1）：S81-S89.

[95] Sethi R，Rodin G，Hales S. Psychotherapeutic approach for advanced illness：Managing Cancer and Living Meaningfully（CALM）therapy [J]. American journal of psychotherapy，2020，73（4）：119-124.

[96] Shapiro，F. Eye Movement Desensitization and Reprocessing（EMDR）Therapy Basic Principles，Protocols，and Procedures [M]. New York：The Guilford Press，2018.

[97] Sternheim L，Harrison A. The acceptability，feasibility and possible benefits of a group-based intervention targeting intolerance of uncertainty in adolescent inpatients with anorexia nervosa [J]. Cogent Psychology，2018，5（1）：144-159.

[98] Sun X，Allison C，Matthews FE，et al. Exploring the Underdiagnosis and Prevalence of Autism Spectrum Conditions in Beijing [J]. Autism Research，2015，8（3）：250-260.

[99] Tantillo M，Mcgraw J S，Lavigne M G，et al. A pilot study of multifamily therapy group for young adults with anorexia nervosa：Reconnecting for recovery [J]. International Journal of Eating Disorders，2019，52（7/8）：950-955.

[100] Van D，Vos J，Uden-Kraan C V，et al. Efficacy of meaning-centered group psychotherapy for cancer survivors：a randomized controlled trial [J]. Psychological Medicine，2017，47（11）：1-12.

[101] Walker LM，Wiebe E，Turner J，et al. The Oncology and Sexuality，Intimacy，and Survivorship Program Model：An Integrated，Multi-disciplinary Model of Sexual Health Care within Oncology [J]. Journal of cancer education，2019，36（2）：377-385.

[102] Weishaar，M. E.，Aaron T. Beck [M]. London：Sage，1993.

[103] Wong DFK，Ip PSY，Lee KM. A brief cognitive behavioural therapy psychoeducational group for Chinese people with chronic illnesses：an evaluation study [J]. British Journal of Guidance & Counselling，2017，45（3）：258-267.

[104] Yurtsever A，Konuk E，Akyüz T，et al. An Eye Movement Desensitization and Reprocessing（EMDR）Group Intervention for Syrian Refugees With Post-traumatic Stress Symptoms：Results of a Randomized Controlled Trial [J]. Front Psychol，2018（9）：493.

[105] Zhou T，Guan R，Sun L. Perceived organizational support and PTSD symptoms of frontline healthcare workers in the outbreak of COVID-19 in Wuhan：The mediating effects of self-efficacy and coping strategies [J]. Applied Psychology，Health and Well-Being，2021，13（4）：745-760.

中英文专业词汇索引

B

巴林特团体（Balint group） 78
暴食障碍（binge-eating disorder，BED） 101
本我（id） 26
辨证行为疗法（dialectical behavior therapy） 103

C

场论（field theory） 7,10
超我（superego） 26
创伤后应激障碍（post-traumatic stress disorder，PTSD） 114

D

动机访谈（motivational interviewing，MI） 112

G

孤独症谱系障碍（autism spectrum disorder，ASD） 146

H

患者（patient） 4

J

交互作用分析（transactional analysis，TA） 18
教育性团体干预（educational group intervention） 134
接纳与承诺疗法（acceptance and commitment therapy，ACT） 100，103
进食障碍（eating disorder，ED） 101
聚焦于夫妻的团体（couple-focused group，CFG） 134

K

跨理论模型（the trans-theoretical model，TTM） 97

L

来访者（client） 4
理性情绪疗法（rational emotive therapy，RET） 45
理性情绪行为疗法（rational emotive behavior therapy，REBT） 46

N

匿名戒酒者协会（alcoholics anonymous，AA） 97
匿名戒麻醉品者协会（narcotics anonymous, NA） 97

Q

情绪聚焦疗法（emotion focused therapy，EFT） 105

R

人本主义（humanism） 5
人际沟通（interpersonal communication） 14
认知疗法（cognitive therapy，CT） 45
认知行为疗法（cognitive behavioral therapy，CBT） 98

S

社会学习理论（social learning theory） 13
社交技能团体干预（group-based social skill intervention，GSSI） 149

神经性贪食症（bulimia nervosa，BN） 101
神经性厌食症（anorexia nervosa，AN） 101

T

团体凝聚力（group cohesiveness） 11
团体心理咨询与治疗（group counseling and psychotherapy） 2

X

心理动力学（psychodynamics） 5,23
行为主义（behaviorism） 5

Y

眼动脱敏与再加工（eye movement desensitization and reprocessing，EMDR） 61
意义中心团体心理治疗（meaning-centered group psychotherapy，MCGP） 134

Z

正念干预（mindfulness-based intervention，MBI） 112，134
支持 - 表达性团体心理治疗（expressive-supportive group psychotherapy） 134
治疗师（therapist） 4
咨询师（counselor） 4
自我（ego） 26